Remedios naturales para tratar la

DIABETES

La guía holística completa
para conocer la enfermedad
y mejorar tu vida

Sarah Brewer

Remedios naturales para tratar la

DIABETES

La guía holística completa
para conocer la enfermedad
y mejorar tu vida

alamah MEDICINA ALTERNATIVA

Título original: *Natural Approaches to Diabetes*. © 2005 by Sarah Brewer. Published by Piatkus Books Ltd.

alamah

De esta edición:
D. R. © Santillana Ediciones Generales, S.A. de C.V., 2006. Av. Universidad 767, col. del Valle. México, 03100, D.F. Teléfono (55 52) 54 20 75 30
www.**alamah**.com.mx

Argentina
Av. Leandro N. Alem, 720
C1001AAP Buenos Aires
Tel. (54 114) 119 50 00
Fax (54 114) 912 74 40

Bolivia
Avda. Arce, 2333
La Paz
Tel. (591 2) 44 11 22
Fax (591 2) 44 22 08

Colombia
Calle 80, nº10-23
Bogotá
Tel. (57 1) 635 12 00
Fax (57 1) 236 93 82

Costa Rica
La Uruca
Del Edificio de Aviación Civil 200 m
al Oeste
San José de Costa Rica
Tel. (506) 220 42 42 y 220 47 70
Fax (506) 220 13 20

Chile
Dr. Aníbal Ariztía, 1444
Providencia
Santiago de Chile
Telf (56 2) 384 30 00
Fax (56 2) 384 30 60

Ecuador
Avda. Eloy Alfaro, N33-347 y Avda. 6
de Diciembre
Quito
Tel. (593 2) 244 66 56 y 244 21 54
Fax (593 2) 244 87 91

El Salvador
Siemens, 51
Zona Industrial Santa Elena
Antiguo Cuscatlan - La Libertad
Tel. (503) 2 505 89 y 2 289 89 20
Fax (503) 2 278 60 66

España
Torrelaguna, 60
28043 Madrid
Tel. (34 91) 744 90 60
Fax (34 91) 744 92 24

Estados Unidos
2105 NW 86th Avenue
Doral, FL 33122
Tel. (1 305) 591 95 22 y 591 22 32
Fax (1 305) 591 91 45

Guatemala
7ª avenida, 11-11
Zona nº 9
Guatemala CA
Tel. (502) 24 29 43 00
Fax (502) 24 29 43 43

Honduras
Colonia Tepeyac Contigua a Banco
Cuscatlan
Boulevard Juan Pablo, frente al Tem-
plo Adventista 7º Día, Casa 1626
Tegucigalpa
Tel. (504) 239 98 84

México
Avda. Universidad, 767
Colonia del Valle
03100 México DF
Tel. (52 5) 554 20 75 30
Fax (52 5) 556 01 10 67

Panamá
Avda Juan Pablo II, nº 15. Apartado
Postal 863199, zona 7
Urbanización Industrial La Locería -
Ciudad de Panamá
Tel. (507) 260 09 45

Paraguay
Avda. Venezuela, 276
Entre Mariscal López y España
Asunción
Tel. y fax (595 21) 213 294 y 214 983

Perú
Avda. San Felipe, 731
Jesús María
Lima
Tel. (51 1) 218 10 14
Fax. (51 1) 463 39 86

Puerto Rico
Avenida Rooselvelt, 1506
Guaynabo 00968
Puerto Rico
Tel. (1 787) 781 98 00
Fax (1 787) 782 61 49

República Dominicana
Juan Sánchez Ramírez, nº 9
Gazcue
Santo Domingo RD
Tel. (1809) 682 13 82 y 221 08 70
Fax (1809) 689 10 22

Uruguay
Constitución, 1889
11800 Montevideo
Uruguay
Tel. (598 2) 402 73 42 y 402 72 71
Fax (598 2) 401 51 86

Venezuela
Avda. Rómulo Gallegos
Edificio Zulia, 1º. Sector Monte Cris-
to. Boleita Norte
Caracas
Tel. (58 212) 235 30 33
Fax (58 212) 239 10 51

Primera edición: abril de 2006.
ISBN: 970-770-458-6
Traducción: María Andrea Giovinne.
D. R. © Diseño de cubierta: Antonio Ruano Gómez.
Diseño de interiores: José Luis Trueba Lara.
Impreso en México.

índice

Agradecimientos

Gracias a todas las personas que han ayudado con este libro, ¡el cual se convirtió en una verdadera labor de amor! En particular, me gustaría darle las gracias a Barbara Kiser, quien me ha ayudado a dimensionar la magnitud de la información clínica y de investigación y hacerla más accesible. También me gustaría agradecer a los participantes del curso MSC de Medicina Nutricional en la Universidad de Surrey, sus esfuerzos son vitales para ayudar a crear conciencia sobre cuántas investigaciones hay en materia de enfoques nutricionales sobre bienestar y enfermedad.

Introducción

Como has elegido este libro, es muy probable que la diabetes haya tocado tu vida de alguna u otra manera. Tú o alguien cercano a ti, recientemente pudo haber sido diagnosticado con diabetes y quizá te sientas nervioso o asustado con este cambio repentino de pasar de estar "bien" a estar "enfermo". Tu mente puede estar llena de preguntas (por qué la padeces, si puedes seguir comiendo tus alimentos preferidos, cuáles son las posibles curas) y tal vez te encuentres revisando en librerías y en la red, sólo para acabar sintiéndote abrumado por la cantidad de información disponible.

Por otro lado, puede que hayas padecido la enfermedad por algún tiempo y simplemente te estés preguntando si el tratamiento que has seguido es el mejor para ti. En cualquier caso, quieres saber más.

Y eso es lo que aquí encontrarás: este libro es el único que necesitas para saber todo sobre la enfermedad y los mejores tratamientos para atenderla. Como médica general y profesional de la salud con experiencia, te doy la información más reciente y confiable sobre ambos tipos de diabetes, 1 y 2, así como sobre la enfermedad "prediabética" conocida como síndrome metabólico.

La mayor parte de este libro se enfoca en las nuevas formas de tratar la enfermedad, destacando entre ellas a los métodos naturales como es la dieta, el estilo de vida, los suplementos y las medicinas herbales.

La posibilidad de controlar la diabetes de manera holística es un descubrimiento relativamente reciente. No hace mucho tiempo, las inyecciones de insulina y las pastillas se consideraban la única forma de controlar la enfermedad. Pero en la década de 1990 se volvió cada vez más claro que comer bien, hacer ejercicio y usar las hierbas y micronutrientes adecuados pueden reducir la necesidad de medicamentos e inyecciones en muchas personas con diabetes tipo 2, y prevenir la enfermedad en los "prediabéticos". Para las personas con diabetes tipo 1, los tratamientos naturales funcionan en conjunto con las inyecciones para prevenir las graves complicaciones que pueden resultar de esta enfermedad potencialmente debilitadora y a veces mortal.

La estrecha relación entre dieta y ejercicio en lo referente a la diabetes tipo 2, se muestra claramente por el hecho de que el sobrepeso y la obesidad son factores fundamentales en el desarrollo de esta enfermedad. Las mujeres obesas, por ejemplo, tienen la impresionante cantidad de 27 veces más riesgo de desarrollar diabetes que quienes tienen un peso normal. Y es el incremento del sobrepeso y la obesidad lo que está originando una epidemia mundial de esta enfermedad.

Cerca de 1.4 millones de personas en el Reino Unido han sido diagnosticadas con diabetes, y se cree que en otro millón la enfermedad no ha sido diagnosticada. La cifra en Estados Unidos es mucho más alta, más de 6 por ciento de la población. La Organización Mundial de la Salud calcula que 150 millones de personas en todo el mundo padecen diabetes y predice que los números pueden duplicarse para el año 2025.

Es clara la necesidad apremiante de tratar la diabetes enuna forma que realmente funcione y que se encuentre relativamente exenta de efectos secundarios. Por fortuna, las opciones naturales y holísticas que presento en este libro ofrecen justo eso. Vivir, comer bien y bajar de peso si es necesario, son las bases. Luego está la riqueza de las vitaminas, minerales, antioxidantes y remedios herbales que surgen como tratamientos efectivos para la enfermedad. Si eso te suena abrumador, mantente tranquilo sabiendo que un plan de alimentación sensato es fácil de diseñar y llevar a la práctica, al tiempo que puede ser delicioso y fácil de lograr, mientras que los suplementos y remedios están disponibles de manera accesible.

A menudo, los libros de salud para el público en general contienen una gran cantidad de casos de pacientes que muestran de qué manera ciertos cambios en su dieta y estilo de vida los han ayudado. Aunque la evidencia anecdótica puede ser tranquilizante para muchas personas, he decidido no incluir historias personales en este libro que contiene más de 400 referencias publicadas, en su mayoría en diarios consultados por colegas;

muchas son pruebas controladas al azar, el estándar de oro para evaluar los beneficios que tú y tus médicos pueden utilizar al considerar si necesitas o no tomar ciertos suplementos o reducir tu consumo de carbohidratos. Además, cada persona es diferente, y eso es especialmente cierto para las personas con diabetes: lo que le resulta a alguien puede no ayudar a otro. Por esa razón es tan importante monitorear tus niveles de glucosa con mucho cuidado cuando haces algún cambio en tu dieta normal, ejercicio y suplementos.

La tendencia natural para tratar la diabetes

El enfoque convencional para controlar la diabetes se orienta principalmente a los macronutrientes; es decir, a carbohidratos, grasas y proteínas. Sin embargo, los micronutrientes —vitaminas, minerales y antioxidantes— son esenciales para la salud y algunos pueden bajar los niveles de glucosa e insulina, así como reducir el desarrollo de complicaciones en personas que padecen tanto diabetes tipo 1 como tipo 2. Por desgracia, sus ventajas no se discuten con frecuencia, pues muchos médicos y dietistas erróneamente creen que puedes obtener todas las vitaminas y minerales que necesitas mediante la comida.

Hoy sabemos que eso no es verdad. Las vitaminas pueden ser destruidas por un mal procesamiento, almacenamiento o método de preparación de los alimentos y, además, las personas con diabetes pueden tener una mayor necesidad de ciertos nutrientes, lo que los hace más propensos a padecer deficiencias. De hecho, la evidencia sugiere que la falta de algunas vitaminas y minerales puede afectar tu control de glucosa en la sangre e incrementar tu riesgo de desarrollar diabetes. En cualquier caso, muchas personas no logran obtener siquiera la cantidad diaria recomendada de muchos micronutrientes, como demuestra el número de personas con deficiencia de vitaminas y minerales (*ver la* Encuesta Nacional de Nutrición y Dieta de 2003 del Reino Unido, *página 189*). Todo lo anterior refuerza el punto de que es necesario tomar suplementos nutricionales adecuados.

Un interesante artículo[1] publicado en el diario *Medical Hypotheses,* por ejemplo, sugiere que ahora puede atenderse cada una de las anormalidades asociadas con la diabetes tipo 2 mediante suplementos nutricionales específicos. El texto explica que el mineral cromo en combinación con el ácido linoleico —ácido graso que se encuentra en carne y lácteos—, pueden ayudar a que las células del cuerpo superen la resistencia a la insulina (*ver página 37*); y que la vitamina B biotina puede disminuir la producción de nueva azúcar en la sangre dentro del hígado; además de que la producción de la coenzima Q10 puede mejorar el funcionamiento de las células del páncreas que producen insulina.

Incuso los suplementos sencillos pueden tener un efecto profundo. En un estudio, un grupo de hombres saludables de entre 42 y 60 años tomaron cantidades de vitamina E por encima del promedio durante cuatro años. En comparación con ellos, un grupo de control que tomó un suplemento por debajo del promedio resultó estar cuatro veces más propenso a desarrollar diabetes tipo 2 al final del periodo de prueba. Sin embargo, este es sólo uno de los sorprendentes hallazgos, que serán revelados más adelante en este libro.

Advertencia

Los métodos complementarios siempre deben apoyar el tratamiento recomendado por tu doctor y nunca reemplazar la atención médica normal; nunca dejes de tomar ningún medicamento recetado salvo si estás siguiendo su consejo; y sólo toma suplementos con su pleno consentimiento.

Siempre monitorea con atención tus niveles de glucosa cuando empieces a tomar un suplemento y discute con tu

Otro tema importante en el tratamiento de la diabetes de manera natural es la medicina herbal. Se han registrado más de 400 tratamientos tradicionales de plantas para la diabetes y, no obstante, la mayoría todavía no han sido evaluados. En el 2003,[2] una comisión de revisión de la evidencia de efectividad y seguridad con terapias herbales de vitaminas y minerales en personas con diabetes, analizó 108 pruebas clínicas que incluyeron a 4 565 personas con diabetes o problemas de tolerancia a la glucosa. Entre esos estudios estaban 58 pruebas clínicas controladas de ciertos tratamientos herbales. La evidencia de una mejoría en el control del azúcar de la sangre fue positiva en más de tres cuartos de las pruebas y se reportaron muy pocos efectos adversos.

Por fortuna, un número cada vez mayor de personas reciben este mensaje, como lo muestra una encuesta de 500 personas con diabetes, en la cual se encontró que 44 por ciento estaban tomando suplementos que se venden sin receta médica y que 31 doctor cualquier cambio de nivel. Debes asegurarte de que sabes qué hacer si tu nivel de glucosa cambia de alguna manera.

Sólo usa suplementos, en especial remedios herbales, bajo supervisión de un especialista o de un médico, si ya estás tomando medicamentos para bajar los niveles de glucosa de la sangre. Esto es muy importante para prevenir ataques de hipoglucemia.

Nota importante: este libro no está dirigido a mujeres embarazadas o que han desarrollado diabetes gestacional.

por ciento tomaban medicinas alternativas. Como escribió el autor: "El dinero gastado en suplementos alternativos que se venden sin receta médica casi equivale al que se gasta en medicamentos recetados. En vista del dinero gastado en esta área, ha llegado el momento de evaluar esos remedios y establecer qué mérito tienen."[3]

Yo, de todo corazón, estoy de acuerdo con ellos y en este libro muestro la investigación que hay detrás de ciertos suplementos que pueden resultar útiles para personas con diabetes. Gran parte de esto es nuevo y anuncia el nacimiento de inspiradores métodos para tratar esta enfermedad. Sin embargo, no es momento de adoptar un régimen completamente nuevo sin tomar en consideración varios factores. Si eliges tomar algún suplemento, es muy importante que leas la advertencia que se encuentra en la parte superior de esta página.

Cómo usar este libro

Si te diagnosticaron hace poco o si sientes que tu conocimiento sobre diabetes necesita actualizarse, te sugeriría que leyeras primero los capítulos iniciales para descubrir lo más posible sobre la enfermedad. El capítulo 1 te dice todo lo que necesitas saber sobre las causas y síntomas de la diabetes y el síndrome metabólico. En el capítulo 2 se analizan las complicaciones a largo plazo que se pueden desarrollar si no mantienes un estricto control de glucosa; mientras que en el capítulo 3 se hace una revisión del control médico día a día de esta enfermedad, en el que se incluyen las inyecciones de insulina. En el capítulo 4 se examinan formas de disminuir tu riesgo de desarrollar diabetes tipo 2 y síndrome metabólico.

No obstante, puedes pasar directo a las dietas o suplementos si lo deseas. Si sólo quieres saber reglas generales para comer de manera saludable, salta al capítulo 5. Las dietas para bajar de peso, que destacan los beneficios del enfoque de bajos carbohidratos, se encuentran en el capítulo 6, puesto que el sobrepeso y la obesidad son importantes factores de riesgo para desarrollar diabetes tipo 2. El resto del libro analiza qué deben ofrecer los suplementos nutricionales: antioxidantes, vitaminas, minerales, medicinas herbales y ácidos grasos esenciales.

Si eres nuevo con los suplementos, mantente tranquilo sabiendo que se encuentran disponibles fácilmente en farmacias, supermercados y tiendas naturistas. Para los que prefieren ordenar por correo electrónico, puedo recomendar The Nutri Centre y Health Span.

Los capítulos sobre nutrición están llenos de referencias de modo que puedes investigar más a fondo si lo deseas. Una mayor

información con respecto a la investigación, que siento es excep-
cionalmente importante, también se encuentra disponible en los
apéndices de este libro.

Capítulo uno

Diabetes y síndrome metabólico: las bases

Desarrollar una comprensión detallada de la diabetes o de la enfermedad prediabética conocida como síndrome metabólico puede parecer una tarea desafiante, en particular si acabas de ser diagnosticado. Quizá en este momento te sientas especialmente vulnerable y como si lo último que necesitaras fuera que "te lo restregaran en la cara". Pero pronto comprenderás que saber lo más posible sobre diabetes la hará parecer mucho menos intimidante y te dará las bases que necesitas para tomar decisiones informadas sobre planes de alimentación saludables y suplementos. No obstante, recuerda que, si bien el enfoque de este libro se encuentra en los métodos naturales, éstos están pensados para *complementar* el tratamiento de tu médico, no para reemplazarlo.

¿Qué es la diabetes?

La diabetes *mellitus* es un trastorno crónico descrito en el documento que se conoce como el más antiguo del mundo, el papiro *Ebers*, con 3 500 años de antigüedad y proviene de Egipto; de modo que esta enfermedad ha estado entre nosotros por lo menos desde entonces y probablemente desde hace más tiempo.

En esencia, la diabetes ocurre cuando los niveles de glucosa de tu torrente sanguíneo están demasiado altos de manera consistente. Sin embargo, para entender la enfermedad por completo, necesitamos desentrañar el funcionamiento de la glucosa y del otro jugador principal en este drama, la hormona insulina.

La insulina es producida por el páncreas, una glándula que reside detrás del duodeno; pero principalmente obtenemos glucosa, uno de los principales combustibles del cuerpo, a partir de los carbohidratos que comemos. Cuando se digieren cereales y otros carbohidratos, entran en el torrente sanguíneo como glucosa. El azúcar de la sangre es "escoltada" entonces por la insulina en su camino hacia los músculos y las células grasas, que la emplean como energía, mientras el exceso de glucosa se almacena como una sustancia semejante al almidón, conocida como glicógeno o como grasa. El siguiente cuadro da una imagen detallada de esta fascinante coreografía.

Insulina y glucosa: cuestión de equilibrio

Para entender la diabetes, es vital ver cómo funcionan juntas insulina y glucosa.

La insulina se produce en las células del páncreas llamadas beta, que se encuentran dentro de grupos de células especializadas conocidas como isletas de Langerhans. Normalmente, alrededor de un millón de esas isletas están diseminadas entre otras células del páncreas, que producen jugos gástricos.

La glucosa, que es la sustancia que nuestras células usan como combustible, se obtiene cuando los alimentos que contienen carbohidratos como papas, pan, pasta, arroz, azúcar y sus derivados se fragmentan en el proceso de digestión. Los alimentos con almidón o azúcar como el pan, por ejemplo, se descomponen directamente en glucosa, mientras que la fruta contiene el azúcar simple denominada fructosa y se convierte en glucosa durante la digestión. A medida que la glucosa viaja por tu estómago es absorbida por el torrente sanguíneo, primero al pasar por el hígado, donde se almacena una gran parte.

Cuando tus células beta detectan un nivel elevado de glucosa (después de comer un sándwich o una papa al horno, por ejemplo), liberan rápido un flujo de insulina durante algunos minutos. Como resultado, los niveles de insulina de pronto suben y luego bajan. Después, una segunda liberación de insulina, más sostenida, tiene lugar y continúa durante una hora o más antes de volver a disminuir. En consecuencia, la insulina es secretada a bajos niveles entre comidas y a niveles más altos durante las comidas.

Una vez secretada, la insulina escolta a la glucosa fuera del torrente sanguíneo y al interior de los músculos y células grasas. La hormona controla esta tarea vital al animar a los receptores a desplazarse desde el interior de la célula a las paredes celulares, donde permiten que entre la glucosa, como si fuera una puerta. Una vez dentro, la glucosa es quemada para obtener energía o es almacenada en el hígado y en los músculos como glicógeno, el cual actúa como una fuente de combustible de emergencia. El cuerpo puede usar el glicógeno cuando los niveles de glucosa en la sangre bajan, por ejemplo, cuando estás haciendo ejercicio en el gimnasio.

Así que, en esencia, la insulina es el regulador clave de nuestros niveles de azúcar en la sangre. Además de ayudar a conducir la glucosa a las células, la insulina también puede tener un efecto de equilibrio al suprimir o cambiar la producción de nueva glucosa dentro del hígado a partir del glicógeno almacenado (*ver página 36*). En cualquier momento, tus niveles de glucosa en la sangre dependen de la cantidad que absorbes de tus intestinos durante las comidas, más la cantidad de glucosa producida y liberada en tu hígado, menos la cantidad consumida por las células de tu cuerpo.

Esta tarea de la insulina y la glucosa, mantener en marcha el motor del cuerpo, está bien sincronizada. Sin embargo, la diabetes arroja una llave de tuercas a la maquinaria, alterando la producción y liberación de insulina.

Hay diferentes razones para que se dé esta alteración crítica, que corresponden a los distintos tipos de diabetes (*ver más abajo*). El páncreas puede dejar de producir insulina por completo, no producir suficiente para hacer frente a las necesidades del cuerpo o producir tanta que tus células no logren responder a ella, enfermedad conocida como "resistencia a la insulina" (*ver página 26*). El resultado final de todos esos escenarios es que demasiada glucosa permanece en el torrente sanguíneo.

Normalmente, tus niveles de glucosa se mantienen dentro de ciertos límites estrechos (justo debajo de 4 a 8 milimolas por litro, expresado como 4 mmol/ 8 mmol/l) y tienen un promedio de aproximadamente 5 mmol/l. Pero si padeces diabetes, la glucosa rápidamente se acumulará en tu torrente sanguíneo, en parte porque las células grasas y musculares no la absorben y en parte porque tu hígado sigue empujando nueva glucosa a la circulación. La diabetes se diagnostica cuando tus niveles de glucosa en la sangre se elevan por encima del nivel normal.

Tipos de diabetes
Tipos 1 y 2

Hay dos tipos principales de diabetes *mellitus:* tipo 1 y tipo 2.

Si tienes diabetes tipo 1, es muy probable que la hayas desarrollado relativamente joven y seas relativamente delgado. La

Resistencia a la insulina

La resistencia a la insulina y el sobrepeso van de la mano, y ambas pueden ser características de la diabetes tipo 2 o de la enfermedad prediabética conocida como síndrome metabólico (*ver página 46*). En esencia, alguien con sobrepeso u obesidad es propenso a comer muchos carbohidratos simples: pan blanco, pasteles y bizcochos azucarados, dulces, etcétera. Cada vez que reciben una buena ración de carbohidratos, sus células beta liberarán una descarga de insulina. Así que si comen este tipo de

diabetes tipo 1 tiende a afectar a niños y a personas jóvenes y se puede diagnosticar entre los 10 y los 15 años, aunque puede atacar en cualquier momento. Es una enfermedad crónica vitalicia y la más común de la infancia.

La diabetes tipo 1 se desarrolla cuando se tiene un nivel de insulina muy bajo; en consecuencia, se le ha llamado diabetes de "dependencia a la insulina", pues las personas que la padecen dependen de inyecciones regulares de esa hormona. Se considera una enfermedad autoinmune, lo cual significa que tu sistema inmunológico ataca algo dentro de tu mismo cuerpo, en este caso, la mayoría o todas las células betas del páncreas. La diabetes tipo 1 es sólo un quinto de los casos en Europa y América del Norte.

La diabetes tipo 2 es mucho más común en esas regiones y constituye el 80 por ciento restante. Llamada diabetes sin dependencia a la insulina o diabetes que inicia en la madurez, el tipo 2 tiende alimentos muchas veces al día, las células adiposas comenzarán a desensibilizarse al flujo de insulina y no lograrán responder a ella de manera adecuada. En otras palabras, se vuelven resistentes a la insulina.

Cuando esto sucede, la respuesta normalmente rápida a la glucosa del torrente sanguíneo se ve reducida, de modo que los niveles de glucosa permanecen más alto de lo normal, por más tiempo de lo normal, después de hacer una comida. Con el tiempo, se pueden desarrollar enfermedades prediabéticas o la diabetes tipo 2. (*Ver página 47 para una discusión más detallada de resistencia a la insulina.*)

a presentarse en personas de más de 30 años. Cuatro de cada cinco personas con este tipo de diabetes tienen sobrepeso y, tanto en el caso de hombres como de mujeres, el riesgo de desarrollar esta enfermedad aumenta conforme el peso sube. Sin embargo, no todos los que padecen diabetes tipo 2 tienen sobrepeso, así que de las personas que la padecen se dice que tienen diabetes tipo 2 con obesidad o sin obesidad.

Si padeces diabetes tipo 2 puedes seguir produciendo insulina, pero o no será suficiente para controlar tus niveles de azúcar en la sangre o, paradójicamente, será tanta que el cuerpo se volverá incapaz de responder a ella de manera adecuada. Esta última enfermedad, conocida como resistencia a la insulina, es muy común en las personas obesas o con sobrepeso.

También pueden surgir otros problemas en la diabetes tipo 2. La insulina que produces puede no estar bien "empacada", de modo que más bloques de construcción de insulina y más cadenas incompletas de insulina se liberen de las células beta, en lugar de la insulina normal, activa.

Otras formas de diabetes

Hay formas menos comunes de diabetes que se distinguen por tener origen en una enfermedad preexistente. Por ejemplo, si tienes una enfermedad del páncreas o problemas hormonales causados por medicamentos, anormalidades de insulina o sus receptores, o síndromes genéticos, tu diabetes puede clasificarse según esa causa subyacente.

Tomar corticoesteroides, los cuales copian las hormonas producidas por las glándulas adrenales, o diuréticos tiazidas, puede predisponerte a padecer diabetes. Más común es la forma de diabetes que se desarrolla en algunas mujeres durante el embarazo.

La diabetes durante el embarazo

Conocida como diabetes gestacional, este tipo se presenta cuando el páncreas no produce suficiente insulina para enfrentar las demandas adicionales que el embarazo impone al cuerpo. Es relativamente poco común y afecta a alrededor de 5 por ciento de mujeres no diabéticas (entre 1 y 2 por ciento de quienes se embarazan ya tienen diabetes). En la verdadera diabetes gestacional, los niveles de azúcar por lo general vuelven a la normalidad poco después de nacer el bebé. Pero algunas mujeres no tienen tanta suerte. Como la diabetes gestacional indica que el páncreas no

> **Advertencia**
>
> La diabetes durante el embarazo necesita ser monitoreada de cerca para prevenir una amplia gama de complicaciones. Debes notar que la información de este libro no está pensada para las mujeres embarazadas, ya sea que hayan tenido diabetes preexistente o la hayan desarrollado durante el embarazo. Esto se debe a que los efectos de muchos suplementos no se han evaluado en mujeres embarazadas y en gran medida se desconocen sus efectos —dañinos o benéficos— en el bebé que se desarrolla.

puede lidiar con la presión adicional, tres de cada cuatro mujeres que la desarrollan siguen con diabetes tipo 2 más adelante en su vida. Sin embargo, tomar medidas preventivas puede ayudar a aliviar o disminuir el riesgo de manera considerable.

Signos y síntomas

¿Cómo puedes saber si padeces diabetes? Algunas personas (y tú puedes ser una de ellas) no tienen ningún síntoma y su diabetes se diagnostica durante un examen de rutina en su clínica. No obstante, los síntomas de la diabetes, si los tienes, son muy variados. Si experimentas alguno de ellos, es vital que acudas con tu médico para que te haga un análisis inmediato.

Síntomas de la diabetes tipo 1

Como la diabetes tipo 1 ataca a niños tan a menudo, los padres de familia harían bien en familiarizarse con los síntomas.

Orina excesiva. La palabra diabetes significa "orina excesiva" y uno de los muchos síntomas de la diabetes tipo 1 que aún no se está atendiendo, es producir más orina de lo normal, enfermedad llamada poliuria. De modo que si vas al baño mucho más a menudo de lo habitual, sin estar tomando más agua de lo normal, toma en serio ese síntoma.

La poliuria ocurre con la diabetes tipo 1 porque el exceso de glucosa en tu sistema se extiende hacia los riñones y jala agua consigo debido al proceso de ósmosis. Como resultado, puedes producir cinco veces más orina de lo normal y necesitas ir al baño durante la noche así como durante el día. En el proceso, puede ser que también pierdas vitaminas y minerales solubles en agua, una de las razones por las cuales los niveles de micronutrientes a menudo se vacían en las personas con diabetes. Alguien que padece diabetes y no la atiende puede perder hasta 1 kilo de azúcar al día a través de la orina (el equivalente a 4 000kcal), de modo que también pueden experimentar disminución rápida de peso.

Sed. Como las personas que tienen diabetes tipo 1 pierden líquidos, pueden tener mucha sed e incluso sentir la boca seca a pesar de beber litros y litros de agua. Si bebes más agua de la que bebías normalmente sin poder realmente calmar tu sed, pon atención.

Pérdida de peso y agotamiento. A menudo, las personas con diabetes tipo 1 sienten mucha más hambre y comen más, pero pierden peso con rapidez. Como hemos visto, esto se debe sobre todo a la poliuria. La glucosa no puede entrar en las células del cuerpo y se acumula en la circulación hasta que alcanza un nivel en el cual se disemina por la orina. En consecuencia, te encuentras orinando una de las primeras fuentes de combustible de tu cuerpo, así que no es de sorprender que el cansancio, la falta de agudeza y la fatiga sean de los síntomas principales. Mientras tanto, el azúcar adicional en tu circulación puede fomentar infecciones como cistitis, aftas y ganglios inflamados.

Visión nublada. Algunas personas con diabetes no diagnosticada también se quejan de tener visión nublada. Esto sucede porque el exceso de glucosa en la sangre altera la consistencia de los líquidos del cuerpo y los cristalinos de los ojos pueden hincharse. Ello produce miopía temporal, que desaparece cuando los niveles de azúcar vuelven a estar bajo control.

Si padeces estos síntomas, no retrases tu visita al médico. La diabetes tipo 1 al final conducirá a un coma diabético si permanece sin diagnóstico o tratamiento. Esto se detona por una acumulación de químicos y ácidos en la sangre, enfermedad conocida como ketoacidosis, la cual se presenta cuando las células hambrientas, que no pueden obtener glucosa de tu circulación, desarrollan un metabolismo muy anormal. El coma diabético es una emergencia médica y requiere un cuidado intensivo inmediato.

Síntomas de la diabetes tipo 2

Los síntomas de la diabetes tipo 2 que no se controla son más o menos los mismos de la tipo 1, pero tienden a desarrollarse más lentamente y por lo general son menos severos. Así que si tienes diabetes tipo 2, probablemente la diagnosticaron durante un examen médico de rutina y no por medio de molestias específicas que hayas reportado.

Los síntomas de la diabetes tipo 2 también son menos específicos y pueden incluir falta de energía, falta de agudeza y cansancio general. La obesidad también es común. Al igual que con la diabetes tipo 1, puedes tener infecciones recurrentes (como resultado de altos niveles de glucosa en la sangre) y a menudo así se detecta y diagnostica.

En promedio, hay un retraso de entre 9 y 12 años antes de que se diagnostique la diabetes tipo 2. Esto es inaceptable; si sospechas que tienes síntomas de diabetes, pide que te examinen de inmediato.

¿Qué ocasiona la diabetes?

Como hemos visto, la diabetes se presenta cuando el páncreas no logra producir suficiente insulina para hacer frente a las necesidades de tu cuerpo. En la mayoría de las personas con diabetes tipo 1, la destrucción de las células beta que realiza el mismo sistema inmunológico del cuerpo abona el terreno para esta enfermedad. Todavía no sabemos qué desencadena esta reacción inmunológica.

La diabetes tipo 2 por lo general resulta de la resistencia a la insulina (*ver página 26*), una de cuyas características es la secreción anormal de insulina. De nuevo, la razón por la cual esto ocurre no se entiende por completo. La teoría más popular es que heredar ciertos genes te predispone a desarrollar diabetes, pero se necesita otro factor detonador para causar la enfermedad en sí. Este detonador puede ser una enfermedad viral que dañe de alguna forma las células beta que secretan insulina o inicie la producción de anticuerpos anormales que ataquen y destruyan las células beta.

Sea cual sea la causa, analicemos las investigaciones más recientes sobre lo que desencadena tanto la diabetes tipo 1 como la tipo 2.

Herencia

La diabetes tiende a correr en las familias y eso sugiere que ciertos genes están involucrados. Sin embargo, no todos los que heredan esos genes desarrollan diabetes. En general, las posibilidades de que un bebé con padre o madre diabético la desarrolle en algún punto de su vida son de alrededor de 1 en 100. Pero el niño tiene una mayor posibilidad de desarrollar diabetes (entre 1 en 20 y 1 en 40) si su padre es diabético; si sólo la madre padece diabetes, las posibilidades son entre 1 en 40 y 1 en 80. Si ambos padres son diabéticos, las posibilidades de que el niño la desarrolle en alguna etapa de su vida son de alrededor de 1 en 20.

Se han encontrado varios genes relacionados con la diabetes. Con la tipo 1, el nexo más fuerte es un gen llamado HLA-DR, involucrado en iniciar las respuestas inmunológicas, incluyendo una que puede atacar las células beta. En la diabetes tipo 2, también se han identificado varios genes que controlan la secreción y la acción de la insulina.

Entre gemelos idénticos jóvenes, si uno desarrolla diabetes tipo 1, sólo hay de 30 a 50 por ciento de probabilidad de que el otro gemelo la desarrolle también, aunque compartan genes idénticos. El nexo es mucho más alto para la diabetes tipo 2: hay una probabilidad de 90 por ciento de que si un gemelo se ve afectado, el otro también desarrolle la enfermedad.

El medio dentro del útero durante la evolución del feto puede desempeñar un papel en el riesgo de desarrollar diabetes. Por ejemplo, los bebés con el peso más bajo al nacer parecen más propensos a desarrollar diabetes tipo 2 en el futuro, posiblemente debido a la forma en que las células beta aprenden a responder a la insulina. Otros problemas de salud como las enfermedades coronarias, el síndrome metabólico y la presión alta también han sido relacionados con un peso bajo al nacer.

Antecedentes étnicos

El número de personas que padecen diabetes tipo 1 varía enormemente de un país a otro. Esta forma de diabetes está muy presente en Finlandia y Suecia, y muy poco en Japón, China y Corea. De hecho, alguien que vive en Finlandia es 10 veces más propenso a desarrollar diabetes tipo 1 en comparación con alguien que vive en Macedonia. En general, la diabetes tipo 1 es más común en europeos y la tipo 2 en latinos y afroamericanos. Lo que nos indica todo esto es que factores ambientales o étnicos, así como el material genético transmitido por nuestras familias, pueden influir en que alguien desarrolle o no diabetes.

Ataque inmunológico

En más de 90 por ciento de los casos, la diabetes tipo 1 es ocasionada por la destrucción de células beta en el páncreas ocasionada por el sistema inmunológico de la persona misma. Y cuando se examinan bajo un microscopio, las isletas de Langerhans (*ver página 23*) de las personas recién diagnosticadas con diabetes tipo 1 están muy inflamadas. En la mayoría de esas personas, los anticuerpos dirigidos contra algunas partes del cuerpo, como las células beta, la insulina o una enzima producida principalmente por células isleta que es conocida como ácido glutámico decarboxilasa, o AGD, por lo general, pueden detectarse también. Esos procesos inmunológicos destruyen las células productoras de insulina de modo que las personas con diabetes tipo 1 declarada, a menudo ya no tienen células beta en el páncreas. Sin embargo, en la diabetes tipo 2 no hay evidencia de ningún involucramiento del sistema inmunológico. En este tipo de diabetes, por lo general cerca de 50 por ciento de las células isleta permanecen intactas.

Acumulación de amilina

Si tienes diabetes tipo 2, la principal anormalidad visible bajo un microscopio es una acumulación de amilina —sustancia insoluble tipo almidón hecha de azúcar y proteína— alrededor de las células isleta. La amilina se produce en las células beta y es secretada junto con la insulina, pero por alguna razón, puede acumular e inhibir la secreción de insulina en algunas personas. La razón de que esto suceda y el papel que desempeña en causar diabetes tipo 2 sigue siendo tema de intenso estudio.

Medicamentos

Mencioné antes (*ver página 28*) la manera en que algunas formas de diabetes pueden ser detonadas por medicamentos. Se sabe que varios medicamentos de prescripción incrementan los niveles de glucosa en la sangre, incluyendo los corticosteroides y los medicamentos empleados para tratar presión alta. En particular, los médicos fueron advertidos recientemente contra prescribir una combinación de dos medicamentos empleados para la presión alta: un diurético tiacido y un betabloqueador, porque investigadores que analizaron información de siete pruebas que incluyeron a más de 70 000 personas, han encontrado que quienes los toman juntos tienen 20 por ciento más probabilidades de desarrollar diabetes tipo 2 en comparación con quienes están en otros tratamientos. Los dos tipos de medicamentos por ahora deben usarse en conjunto sólo cuando se considera que los beneficios serán mayores que los riesgos.

Clima frío

Resulta interesante notar que es más común diagnosticar la diabetes tipo 1 en invierno que en verano. Esto puede deberse a que la necesidad de insulina aumenta con el clima frío (por ejemplo, para que entre más glucosa en las células musculares, para generar calor al temblar) o puede relacionarse con factores ambientales como la exposición a infecciones invernales o a niveles de vitamina D.

Infecciones virales

Los científicos han notado que las infecciones como paperas, rubeola o virus Coxsackie B (que ocasionan enfermedades que van de molestias estomacales leves a problemas cardiacos) pueden relacionarse con el desarrollo de diabetes, pero aún no hay evidencia en los seres humanos que demuestre conexión. Sin embargo, se sabe que en ratones y ratas, un virus que ataca el corazón y el cerebro ocasiona diabetes (a menudo tres días después de la infección) porque a los virus les gusta vivir y crecer dentro de las células beta, que entonces son atacadas y destruidas por el sistema inmunológico.

Dieta

Algunas evidencias sugieren que si una mujer come demasiada carne ahumada en la época de la concepción tiene más probabilidades de tener un hijo que desarrolle diabetes tipo 1. Esto puede deberse a la presencia de químicos dañinos, nitrosaminas, que se encuentran en los alimentos ahumados. Cambiar pronto la leche materna por leche de vaca también puede aumentar el riesgo de que un niño desarrolle diabetes tipo 1, posiblemente porque el cuerpo produce anticuerpos contra la proteína albúmina de la leche, que entonces puede reaccionar en contra y atacar a las células beta. Pero insisto, esto no se ha demostrado.

Con la diabetes tipo 2, la dieta es mucho más claramente un detonador en las personas susceptibles. Si comes muchos carbohidratos, en particular refinados, alimentos azucarados como pan blanco, pasteles, bizcochos y dulces tienes más probabilidades de tener sobrepeso o volverte obeso y desarrollar la enfermedad prediabética conocida como síndrome metabólico, así como la diabetes tipo 2.

Toxinas

Se sabe que algunas toxinas detonan la diabetes en animales, y el veneno para ratas puede ocasionar diabetes tipo 1 en seres humanos. Entonces, es posible que las toxinas del ambiente que aún no se han identificado ocasionen diabetes en algunas personas. Pero todavía no existe ninguna investigación conclusiva.

Edad

Como hemos visto, la diabetes tipo 1 es una enfermedad que ataca esencialmente a los jóvenes. Cuanto más envejeces, mayor es el riesgo de desarrollar diabetes tipo 2, de ahí los nombres antes usados para la diabetes como una enfermedad "de inicio en la madurez" o "de inicio en la adultez". De hecho, la mayoría de las personas que la padecen son diagnosticadas después de los 40 años, mientras la edad clímax de diagnóstico es alrededor de los 60 años. En el mundo industrializado, entre 10 y 20 por ciento de personas con más de 65 años padecen diabetes tipo 2.

Por desgracia, la epidemia de obesidad, la alimentación poco saludable y los estilos de vida sedentarios que se están apoderando de Occidente, provocan que la diabetes tipo 2 se comience a ver en edades tan tempranas como son los 13 años de edad.

Obesidad

Como ya hemos visto, si tienes obesidad debes estar consciente de que es un factor de riesgo importante para la diabetes tipo 2. En comparación con las personas dentro del rango saludable para su estatura, un hombre obeso es siete veces más propenso a desarrollar diabetes tipo 2, mientras una mujer obesa se encuentra dentro de la sorprendente cifra de 27 veces con más probabilidades de desarrollar esta enfermedad.

De hecho, el mayor factor de riesgo para desarrollar diabetes tipo 2 es la obesidad "con forma de manzana", en la cual el exceso de grasa se almacena en la región media del cuerpo. Este patrón

de almacenamiento de grasa se ve más a menudo en los hombres,
pero se está volviendo también común en las mujeres.

Para más información sobre el nexo entre obesidad, diabetes
y síndrome metabólico, ver el capítulo cuatro.

Niveles de actividad

Tu nivel de actividad cotidiano es un factor real en la diabetes. Si
usas tu auto todo el tiempo en lugar de caminar, si no haces deporte, no te apareces en el gimnasio y poco a poco adoptas el
estilo de vida de estar todo el tiempo viendo la televisión y comiendo en el sofá, incrementas de manera significativa el riesgo
de desarrollar diabetes tipo 2. La razón es que el ejercicio incrementa la sensibilidad de las células musculares en relación con

los cuales se considera que ocasionan resistencia a la insulina (*ver página 26*) para estimular la producción de glucosa en el hígado y para reducir la tomada por las células musculares y que es empleada como combustible. Esos factores conducen a una secreción de insulina reducida (o a veces incrementada), a niveles de glucosa más altos y, como resultado, a un aumento significativo del riesgo de desarrollar diabetes tipo 2.

la insulina. Las personas delgadas que hacen ejercicio tienen casi cinco veces menos probabilidades de desarrollar diabetes que las personas con sobrepeso y vidas sedentarias.

Más información sobre por qué el ejercicio habitual puede prevenir la diabetes se encuentra en el apéndice 1.

Diagnóstico

La ruta para el diagnóstico puede ser larga e incluir muchas desviaciones. Puedes tener sobrepeso o experimentar sed poco común, necesidad constante de orinar y otros síntomas enlistados en las páginas 30 a 32. Acudes con tu doctor, quien sospecha que puede ser diabetes. O al sentirte raro o "indispuesto", puede que hayas visitado a tu médico, quien sumando los síntomas puede decidir hacerte análisis. O bien, pueden hacerte los análisis como parte de una revisión de rutina. En cualquier caso, a continuación hay una lista del tipo de análisis a los que debes someterte. Todos son simples y relativamente rápidos.

Análisis de orina

Tu médico primero puede emplear los análisis de orina, cuyos resultados quizá indiquen la necesidad de hacer más análisis. Se verifica una muestra de orina para ver el nivel de azúcar mediante un papel secante sensible a la glucosa. Ésta llega a la orina sólo en algunas ocasiones: cuando se cuela de la sangre filtrada a través de los riñones; cuando los niveles en la sangre alcanzan el llamado "umbral renal". El umbral renal promedio se encuentra en un nivel de glucosa en la sangre de 10 mmol/l, pero el rango es amplio, de 7 a 13 mmol/l. Por tanto, un análisis de orina para verificar la glucosa no es conclusivo y medirla en la sangre es una forma mucho más precisa de diagnosticar la diabetes.

Análisis de glucosa en la sangre

Los resultados de un análisis de glucosa en la sangre dependen de si has comido o no. El análisis de glucosa en la sangre llamado "sin ayuno" o "aleatorio" se puede llevar a cabo, pero tal vez muestre un nivel de glucosa más alto si recientemente has comido alimentos ricos en carbohidratos. Así que es mejor hacerte un análisis de glucosa "en ayunas" a primera hora de la mañana, antes de haber comido. Esto te dará una medida más precisa de qué tan bien maneja el azúcar tu cuerpo.

Análisis posteriores

Dependiendo de los resultados de tu análisis de glucosa en la sangre, tu médico puede seguir haciendo análisis. Criterios antiguos basados en un consenso internacional en materia de diabetes, presentado por la Organización Mundial de la Salud en 1980, sugieren que en las personas con señales y síntomas clásicos de diabetes y un nivel elevado de glucosa en la sangre, es decir, más de 15 mmol/l, se puede diagnosticar diabetes sin necesidad de realizar más pruebas. Sin embargo, si el nivel de glucosa en la sangre es intermedio (8 a 15 mmol/l), los criterios sugieren que la persona debe ser canalizada a un análisis oral de tolerancia a la glucosa (OGTT, por sus siglas en inglés).

En 1997, la Asociación Norteamericana para la Diabetes sugirió modificar los criterios de la OMS bajando el nivel de glucosa en la sangre en ayunas, para diagnosticarla en 7 mmol/l. Los lineamientos de la Asociación sugieren que la diabetes puede ser diagnosticada si una persona tiene:

- síntomas clásicos, más un nivel aleatorio de glucosa en la sangre mayor o igual a 11.1 mmol/1; o,
- un nivel de glucosa en la sangre en ayunas mayor o igual a 7 mmol/l; o si,

Un diagnóstico definitivo: El OGTT

Al realizarte un análisis oral de tolerancia a la glucosa debes:

- ayunar, comenzando la noche anterior;
- hacerte un análisis del nivel de azúcar en la sangre a la mañana siguiente;
- beber una solución saborizada con 75 g de glucosa;
- mantenerte razonablemente inactivo durante dos horas (de modo que el exceso de glucosa no sea metabolizado a través del ejercicio) y no fumar;
- hacerte un segundo análisis de sangre dos horas después de haber tomado la solución de glucosa para analizar cómo ha lidiado con ello el cuerpo.

Si el nivel de azúcar en la sangre al momento del ayuno es mayor a 7.8 mmol/l y/o el nivel excede 11.1 mmol/l, dos horas después de haber tomado los 75 g de glucosa, entonces se diagnostica diabetes. Si en esas dos horas el nivel de glucosa en la sangre se encuentra entre 7.8 y 11.1 mmol/l, se diagnostica tolerancia deficiente a la glucosa, a veces llamada "cuasi diabetes".

- un análisis oral de tolerancia a la glucosa muestra un nivel mayor o igual a 11.1 mmol/l, dos horas después de tomar una solución con 75 g de glucosa.

Tu nivel de glucosa en la sangre en ayunas por lo general será confirmado el día posterior al análisis, para verificar de nuevo el resultado.

Los criterios de la Asociación también definen un nivel de glucosa en la sangre en ayunas como "deficiente" si se encuentra entre 6.1 y 7.0 mmol/l. Se calcula que cada año hasta 5 por ciento de las personas con tolerancia deficiente a la glucosa desarrollan diabetes. Pero algunas a quienes se les vuelven a hacer análisis muestran un regreso a un nivel normal de tolerancia a la glucosa, en especial si han escuchado la advertencia y realizado los cambios adecuados en su dieta y estilo de vida.

Si te han diagnosticado diabetes

El diagnóstico de diabetes puede provocar un gran impacto y debes sentir confusión y mucha ansiedad. Pero debes estar tranquilo: tienes más control sobre la diabetes del que te imaginas. Los cambios en dieta y estilo de vida realmente marcan la diferencia.

Si tú o tu hijo padecen diabetes tipo 1, una dieta muy bien cuidada, ciertos suplementos e insulina pueden ayudarte a controlar la enfermedad con mucha eficacia. Y si se trata de diabetes tipo 2 es posible, dependiendo de qué tan bien te apegues a los cambios que recomiendo, dejar de tomar pastillas o incluso de inyectarte insulina, aunque sólo debes hacerlo con plena autorización y apoyo de tu médico o especialista. Esbozo todo lo que necesitas hacer a partir del capítulo cuatro. Pero primero analicemos la enfermedad cada vez más propagada y conocida como "síndrome metabólico", que puede ser un precursor de la diabetes declarada tipo 2.

Síndrome metabólico

El síndrome metabólico aumenta y aparece mucho en las noticias. En Estados Unidos se calcula que 24 por ciento de la población lo padece, mientras que en el Reino Unido y Dinamarca las cifras son de 20 y 16 por ciento, respectivamente. Pero exactamente, ¿qué es esta enfermedad?

También llamado síndrome x o síndrome de Reaven, por Gerald Reaven, médico que lo reconoció por primera vez a finales de los años ochenta, el síndrome metabólico en realidad es un conjunto de factores de riesgo; entre los principales se encuentran: obesidad, presión alta, niveles altos de triglicéridos (un tipo de grasa en la sangre), niveles bajos de colesterol "bueno" y alto nivel de azúcar en la sangre. Todos los analizaremos en detalle, junto con otros, más adelante.

El síndrome metabólico a veces se llama "prediabetes", pues hace que quienes lo padecen tengan muchas probabilidades de desarrollar diabetes tipo 2. Y al igual que en ésta, el síndrome está relacionado con genes heredados, dieta y factores del estilo de vida como comer cantidades excesivas de carbohidratos refinados y no hacer suficiente ejercicio.

Síntomas entrelazados

La base: resistencia a la insulina. La causa subyacente al síndrome metabólico es la resistencia a la insulina. Puede ser una enfermedad heredada, causada por genes que afectan la producción de insulina y/o los receptores celulares que detectan su presencia. O, como hemos visto, presentarse cuando comes demasiados azúcares o carbohidratos refinados durante un periodo largo. Esos excesos de glucosa en la sangre detonan excesos repetidos de insulina.

Al final, las células de tu cuerpo no responden adecuadamente a la hormona, en otras palabras, se vuelven resistentes a la insulina. Esto hace que tu páncreas produzca más insulina para empujar el exceso de glucosa hacia las células musculares y grasas. Esto puede llevar a sobrepeso y obesidad, en particular en la región abdominal (*ver cuadro de la página 48*). Y la obesidad, señal clásica de síndrome metabólico, a su vez puede conducir a un deterioro posterior de la sensibilidad a la insulina.

Las personas que padecen síndrome metabólico básicamente se encuentran recibiendo sobredosis de glucosa e insulina y, como resultado, desarrollan varios síntomas, incluyendo dificultad para bajar de peso, cansancio constante y antojos de azúcar, el famoso círculo vicioso del síndrome metabólico.

El resto de los factores de riesgo. Además de la resistencia a la insulina, niveles altos de insulina, sobrepeso y obesidad (en especial la variedad de forma de manzana), los demás descubrimientos clínicos a los que se asocia el síndrome metabólico incluyen:

Insulina y obesidad

Cuando la insulina permite que la glucosa entre en tus células musculares, se emplea como combustible o se convierte en glicógeno —sustancia almacenada tipo almidón— para usarse en el futuro. Sin embargo, en las células grasas, la insulina favorece la conversión de glucosa en triglicéridos, un tipo de grasa de la sangre, para almacenamiento. También detiene la liberación de los ácidos grasos y glicerol (ambos componentes de los

- presión alta;

- tolerancia deficiente a la glucosa (niveles altos de azúcar en la sangre pero no tanto como en la diabetes);

- niveles altos de colesterol "malo", la variedad de muy baja densidad de lipoproteínas (colesterol VLDL);

- niveles bajos de colesterol "bueno", colesterol HDL;

- niveles altos de triglicéridos en el torrente sanguíneo, en especial después de comer; y,

- aumento en los factores de coagulación de la sangre, haciendo que sea más densa.

triglicéridos), a partir de tus reservas de grasa, al inhibir una enzima, lipasa sensible a la hormona, requerida para mobilizar la grasa antes de ser liberada y quemada para obtener energía. Tus células grasas responden a niveles más bajos de insulina que tus células musculares, de modo que la insulina promueve el traslado de la glucosa fuera del torrente sanguíneo hacia las reservas de grasa y, al detener la liberación de grasa de tus células grasas, favorece de manera activa el sobrepeso y la obesidad (*ver página 105*).

Todos estos padecimientos son importantes factores de riesgo independientes para las enfermedades cardiacas y el infarto; evidencias recientes sugieren que son más que "la suma de las partes", pues interactúan para producir más daños en las paredes arteriales de los que podrían esperarse de sus efectos sumados.

Actualmente, por ejemplo, hay evidencia de que niveles elevados de insulina, como sucede en la resistencia a la insulina, fomentan el endurecimiento y recubrimiento de las arterias (enfermedad conocida como aterosclerosis) al estimular el crecimiento, la proliferación y el movimiento de células musculares suaves en recubrimientos arteriales, así como al incrementar el consumo de colesterol LDL en las paredes arteriales. El exceso de insulina también puede aumentar la presión sanguínea, que a su vez daña los recubrimientos arteriales y puede incrementar la densidad de la sangre y generar procesos de coagulación anormal.

En consecuencia, el síndrome metabólico se ha descrito como "bomba de tiempo cardiovascular".

Sin embargo, como es precursor de la diabetes tipo 2, el síndrome también se puede ver como una guía para identificar personas con riesgo de desarrollar tanto el síndrome como enfermedades cardiovasculares, dándoles el tiempo necesario para ajustarse y hacer los cambios adecuados en la dieta y el estilo de vida.

Diagnóstico del síndrome metabólico

Como por lo general se trata de un conjunto de síntomas, el síndrome metabólico sólo se diagnostica cuando están presentes tres o más de los factores de riesgo. Todavía no hay consenso en cuanto al diagnóstico, pero en 1999 el Grupo Europeo para el Estudio de la Resistencia a la Insulina sugirió la siguiente definición (las medidas descritas como "ayuno" se toman antes de los alimentos a primera hora de la mañana):

- niveles de insulina en la sangre tomados en ayuno, que se encuentren en el rango de 25 por ciento más alto válido para cualquier parte de la población;

Además de cualquiera de los siguientes puntos:

- obesidad en la región central (forma de manzana) con una medida de cintura alta, mayor o igual a 94 cm en los hombres y 80 cm en las mujeres;

- niveles de glucosa mayores o iguales a 6.1 mmol/l (pero menos de 7.0 mmol/l, lo cual indicaría diabetes);

- niveles anormales de grasa en la sangre (niveles altos de triglicéridos en ayunas mayores a 2.0 mmol/l o colesterol HDL de menos de 1.0 mmol/l); y,

- presión alta mayor a 140/90 mmHg.

Esto se ve como una lista apabullante. Pero como verás posteriormente, mis recomendaciones para comer saludable, llevar un estilo de vida activo y consumir suplementos efectivos, constituyen la mejor forma natural de equilibrar tus niveles de glucosa en la sangre y volverte a poner bajo control, pasos que traerán consigo una cascada de efectos benéficos, incluyendo los de bajar tus niveles de triglicéridos y tu presión sanguínea. Y este estilo de vida también es inmejorable para evitar caer en la diabetes tipo 2.

Desde el punto de vista cardiovascular, hay evidencia excelente de que si disminuyes los factores de riesgo aislados como presión sanguínea, niveles elevados de glucosa o anormales de colesterol, puedes reducir tu riesgo de padecer ataque cardiaco o infarto. De hecho, varios investigadores están interesados en determinar si el hacer cambios drásticos en dieta y estilo de vida en una etapa temprana del desarrollo del síndrome metabólico, incluso empleando medicamentos contra la obesidad, pueden prevenir el desarrollo de esos factores de riesgo. A la fecha, la pérdida de peso es la única intervención que ha demostrado mejorar todos los factores de riesgo cardiovascular en personas con síndrome metabólico.

Consulta el capítulo cuatro para una discusión detallada sobre cómo disminuir tu riesgo de desarrollar síndrome metabólico y diabetes tipo 2.

Capítulo dos

Complicaciones a largo plazo

La diabetes no impide tener una vida plena y maravillosa. La clave es controlarla, y el primer paso es aceptar que tienes una enfermedad seria. Luego, necesitas comprometerte a seguir el tratamiento que prescriba tu médico, así como las sencillas reglas para una vida saludable que esbozo en este libro. Si subestimas la enfermedad o no logras modificar cualquier hábito perjudicial para la de salud adquirido con los años (beber demasiado alcohol, fumar, no hacer ejercicio), puedes desarrollar varias complicaciones a largo plazo.

La información de este capítulo no pretende asustarte. Simplemente pone en la balanza los hechos, de modo que sepas qué estarás evitando al cuidarte de manera óptima.

Es vitalmente importante, sobre todo, mantener constantes tus niveles de glucosa en la sangre, entre 4 y 7 mmol/l (*ver página 94*). Si tus niveles de glucosa superan esta medida, incrementarás drásticamente tu riesgo de desarrollar complicaciones.

Las personas con más riesgo de complicaciones por lo general habrán tenido diabetes durante más de una década, son obesas o no alcanzarán un control de glucosa a largo plazo. Las probabilidades son altas: si no eres disciplinado en cuanto al control de la enfermedad, tu esperanza de vida bajará en 25 por ciento.

Pero hay muy buenas noticias. Como verás cuando discutamos las complicaciones potenciales, hay una gama de enfoques disponible para tratarlas. Me extiendo en los tratamientos naturales mencionados más adelante en el libro.

Por qué los niveles altos de glucosa son dañinos

En la diabetes, como hemos visto, tus niveles de glucosa en la sangre están constantemente elevados. Cuando esto sucede, la glucosa interactúa con las proteínas de tu circulación para formar complejos de azúcar y proteínas. Este proceso, la glicolización, es muy dañino para las células. Tu metabolismo también se volverá anormal y generará grandes cantidades de "radicales libres", átomos o moléculas formados a partir del proceso de combustión, incluyendo la "quema" de combustible en tu propio cuerpo.

Tanto esos complejos de azúcar y proteínas como los radicales libres son dañinos y pueden perjudicar los vasos sanguíneos en todo tu cuerpo. El daño a los vasos sanguíneos grandes incrementa el riesgo de endurecimiento y recubrimiento de las arterias (aterosclerosis) que a su vez aumenta el riesgo de presión alta, enfermedades coronarias como angina de pecho o ataque cardiaco, infarto, impotencia, ulceración de piernas, gangrena y amputación, así como diferentes tipos de demencia, incluyendo Alzheimer. Este daño se desarrolla más rápido si tu presión se sale de control, si fumas o tienes en la sangre niveles anormales de colesterol, triglicéridos o la homocisteína de los aminoácidos (*ver página 261*). Si padeces diabetes tipo 2, niveles altos de glucosa y resistencia a la insulina, ello puede llevarte a niveles anormales de grasa en la sangre (en especial triglicéridos) que incrementan tu riesgo de padecer complicaciones.

Aunque los niveles elevados de glucosa dañan los vasos sanguíneos pequeños de todo tu cuerpo, tres sitios son especialmente vulnerables: las retinas, el tejido sensible a la luz en la parte posterior de tus ojos encargado de enviar imágenes a través del nervio óptico hacia el cerebro; los riñones, en especial las unidades de filtración conocidas como glomeruli, y las capas que rodean las fibras nerviosas, hechas de una sustancia grasa conocida como mielina.

Las complicaciones principales

Hemos visto cómo demasiada glucosa circulando por el torrente sanguíneo, si no se controla, puede dañar muchas partes del cuerpo. Las complicaciones de la diabetes varían de leves a letales, e incluyen:

La importancia del control de glucosa

Un estudio de 1993 con 1440 personas, conocido como Prueba de Complicaciones y Control de Diabetes, mostró sin dejar lugar a dudas que las personas con diabetes tipo 1 bajo un régimen intensivo, tenían un control de glucosa mucho mejor y menor riesgo de desarrollar complicaciones que quienes seguían un régimen tradicional.

El régimen intensivo incluía tres o más inyecciones de insulina al día o de infusión subcutánea continua de insulina, más un automonitoreo frecuente de la glucosa en la sangre para ajustar la dosis de insulina, visitas clínicas mensuales, llamadas telefónicas de control semanales, dieta y programa de ejercicios.

El régimen tradicional empleaba una o dos inyecciones de insulina al día, tres visitas clínicas al mes y ningún ajuste de la dosis de insulina según el monitoreo de glucosa en la sangre.

En un periodo de nueve años, el régimen intensivo disminuyó el riesgo de daño ocular (retinopatía, *ver página*

- enfermedades oculares;
- enfermedades renales;
- problemas nerviosos;
- presión alta;
- enfermedades coronarias;

58) hasta en 75 por ciento y también redujo el desarrollo de problemas nerviosos.

De manera similar, el Estudio Prospectivo sobre Diabetes de 1998, que incluyó a 3 867 personas recién diagnosticadas con diabetes tipo 2, mostró que quienes llevaban un régimen intensivo (un medicamento sulfonilureo, que incrementa la secreción de insulina, o insulina misma, tomado de inmediato) dio mejores resultados que los tratados de manera convencional (dieta inicial y añadiendo sulfonilurea o insulina sólo si el control era pobre). El régimen intensivo redujo el riesgo de complicaciones como retinopatía en 25 por ciento. Quienes también mantuvieron su presión bajo control tuvieron mejores resultados que los que no tenían un control tan bueno. Varios enfoques nutricionales pueden complementar esos enfoques médicos intensivos al tratamiento y ayudar a mejorar complicaciones si se desarrollan.

- infarto;
- demencia;
- enfermedad periférica vascular;
- problemas en los pies;
- disfunción eréctil, incluyendo impotencia;

- ketoacidosis diabética; y,
- coma hiperglicémico.

En las siguientes secciones analizaremos cada complicación por separado: los síntomas, peligros y tratamientos, tanto naturales como tradicionales. Debes notar que todos los suplementos y remedios herbales que enlisto con cada enfermedad se analizan exhaustivamente, empezando en el capítulo siete, en el que también se da una guía relativa a las dosis habituales. Sin embargo, sigue las instrucciones de tu nutriólogo, pues las dosis varían según las necesidades individuales.

También hay un grupo de enfermedades relacionadas específicamente con el síndrome metabólico y la diabetes tipo 2, las cuales se discuten al final de cada capítulo.

Enfermedad ocular

Síntomas y riesgos. Los exámenes oculares regulares son esenciales cuando padeces diabetes, pues esta enfermedad puede afectar tu visión en varias formas. Niveles altos de glucosa en la sangre afectan el equilibrio de agua en los cristalinos, estructura transparente al frente del ojo que enfoca la luz. Esto puede ocasionar visión borrosa y también acelera la formación de cataratas, que en los pacientes diabéticos se desarrollan de 10 a 15 años antes que en las demás personas. El daño a los vasos sanguíneos en la retina puede afectar tu visión o incluso ocasionar ceguera si afecta la mácula (parte de la retina responsable de la visión fina) o si se asocia con el crecimiento de nuevos vasos sanguíneos, que también incrementan el riesgo de glaucoma, presión elevada de líquido en el ojo. Los nervios que controlan tus movimientos oculares también se pueden dañar por los niveles altos de glucosa en la sangre.

La retina de tu ojo es un área del cuerpo donde los vasos sanguíneos pequeños se pueden ver directamente. Cuando un especialista examina la parte posterior del ojo, usando un instrumento conocido como oftalmoscopio, busca varios cambios en esos vasos pequeños. Si revelan cualquier daño, es seguro que los vasos sanguíneos pequeños de todo tu cuerpo, incluyendo riñones y cerebro, también habrán recibido un daño similar.

Esos cambios incluyen engrosamiento, pequeños "desvanecimientos" conocidos como microaneurismas, fugas de fluido rico en proteínas a lo largo de los vasos hacia los tejidos circundantes, áreas blancas llamadas "puntos de algodón" —ocasionadas por la elevación de una capa de fibra nerviosa subyacente debido a una falta de oxígeno— y microhemorragias que producen formas que se asemejan a flamas, puntos o manchas. Los vasos sanguíneos pueden asemejarse a un hilo con cuentas que se enreda o muestra ramificaciones anormales, o puede crecer en exceso para producir nuevas ramificaciones en un intento por mejorar la entrega de oxígeno a la retina. Esos nuevos vasos sanguíneos se encuentran sobre los vasos de la retina y pueden romperse cuando el fluido del ojo, el gel vitreo, se contrae. En casos avanzados, la retina puede rasgarse o desprenderse y se puede desarrollar glaucoma, mientras que el daño al nervio óptico y a la mácula puede llevar a pérdida de visión.

Esta enfermedad, conocida como retinopatía diabética, es una de las causas principales de ceguera en el mundo occidental. Si tienes diabetes, necesitas estar consciente de que las complicaciones oculares son extremadamente comunes después de padecer esa enfermedad por más de 20 años.

Tratamientos naturales. Aquí la prevención es vital, y un buen control, tanto de los niveles de glucosa como de la presión sanguínea, puede evitar las complicaciones oculares y las de otro tipo. La terapia láser puede tratar algunas complicaciones en los ojos, como el crecimiento desmedido de nuevos vasos sanguíneos, daño macular y desprendimiento potencial de la retina.

También puedes tomar varios suplementos para ayudar a proteger tus ojos, como:

- vitamina C;
- vitamina E;
- carotenoides como la luteína;
- Pycnogenol® (un poderoso antioxidante derivado de la corteza del pino marítimo);
- vitaminas del grupo B;
- arándano; y,
- ginkgo.

Medicamentos y otros tratamientos. Resulta interesante que, incluso si tienes diabetes y presión normal, el tratamiento con un medicamento contra la hipertensión (un inhibidor ACE como el lisinopril) puede reducir notablemente tu riesgo de desarrollar retinopatía.

Enfermedades renales

Síntomas y riesgos. La enfermedad renal ocasionada por la diabetes se conoce como neuropatía diabética. Se trata de una enfermedad seria, pues los riñones realizan una serie de tareas vitales en el cuerpo como filtrar la sangre, producir ciertas hormonas, deshacerse de desperdicios y exceso de agua e incluso ayudar a regular la producción de los glóbulos rojos.

La diabetes puede afectar tus riñones en varias formas. El endurecimiento y recubrimiento de arterias pequeñas que suministran sangre a las unidades de filtrado de los riñones pueden reducir el suministro de sangre hacia los riñones, dañando su funcionamiento adecuado. Mientras tanto, los niveles altos de glucosa en la sangre pueden fomentar el desarrollo de infecciones del tracto urinario, que pueden conducir a cicatrices en los riñones.

Con el tiempo, niveles elevados de glucosa pueden dañar las unidades de filtración de los riñones, los glomeruli, engrosando su recubrimiento. Este proceso puede empezar dos años después de haber desarrollado diabetes y puede reducir la cantidad de líquido que tus riñones son capaces de filtrar.

La primera señal de que tienes daño renal suele ser la presencia de proteínas en la orina, que se desarrolla a medida que los glomeruli engrosados empiezan a tener fugas y permiten que la albúmina, proteína de la sangre, pase a través de ellos. Al mismo tiempo, pueden no ser capaces de filtrar los desechos. Después de 20 años de tener diabetes tipo 1, alrededor de una de cada tres personas tendrán proteína en la sangre, enfermedad conocida como proteinuria. Tu médico puede hacerte análisis empleando un papel secante para orina sencillo.

Una vez que la proteína se encuentra en la orina de manera persistente, tu función renal por lo general disminuirá lentamente. La producción de orina cae y en dos de cada tres personas puede presentarse falla renal.

Tratamientos naturales. Puedes ayudar a reducir el riesgo de desarrollar neuropatía diabética manteniendo tu presión y tu nivel de glucosa en la sangre bien balanceado. Controlar los factores asociados con el daño circulatorio también es importante, así que necesitarás controlar tus niveles de colesterol malo y el aminoácido homocisteína, bajar de peso si tienes sobrepeso o eres obeso y aumentar tus niveles de actividad. Esas medidas pueden reducir tu riesgo de desarrollar enfermedades renales o disminuir su progresión si ya las padeces. Tu médico puede recomendar que modifiques tu dieta y comas menos proteínas.

Varios suplementos nutricionales pueden ayudar a proteger tus riñones, incluyendo:

- ácido alfalipóico (ALA), poderoso antioxidante, y
- vitaminas del grupo B.

Medicamentos y otros tratamientos. Para quienes padecen diabetes tipo 2, cambiar a un tratamiento con insulina en vez de usar medicamentos orales es lo sugerido comúnmente. Cuando la función renal se deteriora de manera significativa, necesitarás diálisis. En algún momento, quizá debas considerar un transplante de riñón.

Problemas nerviosos

Síntomas y riesgos. La diabetes puede dañar la capa grasa de mielina que rodea tus fibras nerviosas, que a su vez disminuye tus señales nerviosas. Esto se conoce como neuropatía diabética y a menudo se inicia con sensaciones de quemazón o punzadas en áreas suministradas por los nervios afectados. Como resultado, puede que encuentres más difícil sentir vibración, dolor o temperaturas extremas, en especial en los pies. El riesgo se eleva cuando una cortada o ampolla pasa inadvertida; una herida pequeña puede ulcerarse e infectarse, exacerbada por una circulación pobre y niveles de glucosa elevados. Un síntoma relacionado es el de "piernas inquietas", en el cual hay una sensación desagradable en los miembros inferiores, acompañada por hormigueo, punzadas, sensación de quemazón o dolor, además de la necesidad irresistible de mover las piernas. La neuropatía también puede ocasionar debilidad o desgaste de los músculos y deformidades como dedos tipo "martillo" (donde una punta asume una posición de garra, enfermedad que puede llevar a úlceras) y contribuir a ocasionar impotencia en los hombres.

Tratamientos naturales. Investigaciones con personas que padecen diabetes tipos 1 y 2 han mostrado que un buen control a largo plazo de los niveles de glucosa en la sangre puede reducir el riesgo de desarrollar neuropatía diabética. Pero si la padeces querrás alivio pues puede ser una enfermedad terriblemente dolorosa.

El tratamiento con analgésicos simples como aspirina, paracetamol o fosfato de codeína por lo general no es útil, pero algunas personas encuentran alivio con una crema que contiene extracto de chile (capsaicina), el cual reduce las señales enviadas por fibras nerviosas de dolor en el área tratada. Puedes obtenerla con una receta de tu médico. También pueden resultar útiles los instrumentos que ayudan a tener los pies en alto en la cama.

Los calambres en las piernas, un efecto secundario ocasional de neuropatía, a veces pueden ser aliviados mediante terapia magnética, la cual mejora el flujo de sangre hacia las áreas afectadas y mejora la oxigenación. Un tratamiento alternativo digno de considerarse en el caso de las piernas con este padecimiento es la coenzima Q10 (*ver página 231*).

Varios suplementos nutricionales pueden ayudar a mejorar la neuropatía diabética. Entre ellos se encuentran:

- ALA;
- vitaminas del grupo B, incluyendo la biotina; y,
- aceite de prímula.

Medicamentos y otros tratamientos. Los antidepresivos, que afectan los niveles de ciertos químicos en el cerebro, a menudo ayudan a reducir la percepción del dolor, en especial las sensaciones de quemazón. Las punzadas, a menudo descritas como choques eléctricos, pueden reducirse mediante medicamentos anticonvulsivos como carbamazepina o phenytoin.

Las piernas con este padecimiento pueden tener alivio mediante el medicamento de benzodiazepina llamado clonazepam. Los calambres en los músculos de las piernas pueden recibir alivio mediante tabletas de sulfato de quinina.

Presión alta

Síntomas y riesgos. Si padeces diabetes, tienes el doble de probabilidades de desarrollar presión alta que alguien sin diabetes. Entre 10 y 30 por ciento de las personas con diabetes tipo 1, y entre 30 a 60 por ciento de las personas con diabetes tipo 2, tienen presión alta.

Se piensa que la neuropatía diabética (*ver página 61*) contribuye al problema porque cuando el fluido y sales en exceso del cuerpo no se filtran, se acumulan en la circulación y esto eleva la presión. La enfermedad renal también puede aumentar la secreción de la hormona renina, que es problemática, puesto que está involucrada con la regulación de la presión.

En la diabetes tipo 1, la presión por lo general empieza a elevarse cuando la proteína puede detectarse en la orina (*ver página 61*), mientras en el tipo 2, la presión alta está más estrechamente relacionada con la resistencia a la insulina, la obesidad y el desarrollo de niveles anormales de grasa en la sangre.

En combinación, la diabetes y la presión alta tienen un efecto muy dañino en tu circulación y son un fuerte factor de riesgo en las complicaciones de los vasos sanguíneos pequeños. En el Estudio Prospectivo sobre Diabetes realizado por el Reino Unido en 1998, 1 148 personas con diabetes tipo 2 e hipertensión fueron sometidas a dietas estrictamente controladas para bajar la presión de la sangre (de modo que su presión promedio durante nueve años fuera de 144/82 mmHg), o menos controladas (de modo que su presión sanguínea promedio durante nueve años fuera de 154/87 mmHg). Quienes tenían un régimen más estricto tuvieron 44 por ciento menos probabilidades de padecer infarto y 37 por ciento menos probabilidades de desarrollar ojo diabético y problemas renales.

Tratamientos naturales. Si te diagnostican presión alta, es vital que hagas los cambios necesarios en dieta y estilo de vida. Si fumas, necesitas dejar de hacerlo; si tienes sobrepeso, necesitas bajar el exceso y si eres demasiado liberal con la sal y el alcohol, deberás reducir tu consumo de ambos. Aumentar tus niveles de actividad y aprender técnicas de relajación, también son cruciales para atacar la hipertensión. Es tan importante controlar la presión sanguínea cuando tienes diabetes que se recomienda mantener la presión constantemente más baja de 130/80 mmHg, si tu función renal es normal o menos de 125/75 mmHg, cuando hay más de 1 g de proteínas por 24 horas en la orina. Para lograr esos objetivos, por lo general es necesario tomar más de un medicamento antihipertensivo.

Para más información sobre presión alta, ve a la página 112.

Varios suplementos nutricionales pueden ayudar a reducir la presión alta. Entre ellos se encuentran:

- coenzima Q10;
- potasio;
- antioxidantes;
- magnesio;
- ajo; y,
- ácidos omega-3 de pescado.

Enfermedades coronarias

Síntomas y riesgos. Si tienes diabetes, habrá de 2 a 6 veces más posibilidades de desarrollar enfermedades coronarias que alguien que no la padece. Las enfermedades coronarias se presentan cuando tus arterias se endurecen y se recubren, privando al corazón de la sangre rica en oxígeno. Esto detona un dolor conocido como angina, que por lo general:

- se siente detrás del esternón;
- es firme y opresivo, como un abrazo de oso;
- se describe como un dolor que se extiende a través del pecho y puede radiar en dirección al cuello y la mandíbula o en dirección al brazo izquierdo;
- puede ocasionarse por exceso de actividad; y,
- puede aliviarse con descanso.

Si el músculo del corazón continuamente se ve privado de oxígeno, algunas de sus células morirán, detonando un ataque cardiaco, el cual se siente semejante a la angina, pero dura más, es más intenso, puede suceder en cualquier momento y se ve aliviado mediante el descanso. Por lo general, está acompañado por sudoración, palidez y falta de aliento.

Un dolor repentino en el pecho siempre se debe tomar con seriedad y se debe buscar asistencia médica sin demora. Sin embargo, es importante saber que la percepción del dolor en el corazón puede no ser tan aguda en personas con diabetes, quizá debido al daño a los nervios que suministran al corazón. Si algunas personas con diabetes desarrollan malestar, sudoración, experimentan falta de aliento y se sienten desvanecer, siempre se debe sospechar que está ocurriendo un ataque cardiaco, incluso si no tienen dolor en el pecho. Debes estar consciente de que esos síntomas son similares a los del ataque hipoglucémico, así que si se trata de un ataque cardiaco, el diagnóstico puede retrasarse.

Las enfermedades coronarias son particularmente comunes en personas con diabetes tipo 2. El riesgo de desarrollar problemas cardiacos es más alto si, además de la diabetes, tienes presión alta, niveles anormalmente elevados de colesterol y un nivel elevado de homocisteína (*ver página 256*); si fumas, tienes sobrepeso y haces poco ejercicio.

Las personas con diabetes también tienen mayor propensión a desarrollar un problema en el corazón conocido como cardiomiopatía: las cámaras del corazón no se contraen para bombear sangre con la misma eficacia de siempre. Al final, esta enfermedad puede llevar a que el corazón falle.

Tratamientos naturales. Un control estricto de los niveles de glucosa es vitalmente importante para alguien que padece diabetes y enfermedades coronarias.

Varios suplementos nutricionales pueden ayudar a la aterosclerosis y las enfermedades cardiacas. Entre ellos se encuentran:

- vitamina C;
- vitamina E;
- coenzima Q10;
- té (verde, negro, blanco u oolong);
- selenio;
- vitaminas del grupo B;

- cromo;
- cobre;
- magnesio;
- ajo;
- aceites de pescado omega-3; y,
- aceite de prímula.

Medicamentos y otros tratamientos. Entre los medicamentos empleados para las enfermedades cardiacas se encuentra la aspirina (que reduce la coagulación de la sangre), los betabloqueadores (que disminuyen la taza cardiaca para reducir la carga de trabajo del corazón), los inhibidores ACE (con varias acciones que reducen la carga de trabajo del corazón) y las estatinas (que bajan los niveles de colesterol). Si padeces diabetes tipo 2 y enfermedades cardiacas, debes estar consciente de que si no usas insulina todavía quizá debas hacerlo.

Infarto

Síntomas y riesgos. Un infarto sucede cuando hay una repentina interrupción del suministro de sangre a una parte del cerebro, lo cual conduce a la pérdida de control de una o más partes o funciones del cuerpo. Las personas que padecen diabetes tienen de dos a cuatro veces más probabilidades de padecer un infarto que quienes no la padecen.

Hay tres tipos principales de infarto: una trombosis, en la cual se forma un coágulo en una arteria del cerebro (45 por ciento de los casos); una embolia, en la cual se forma un coágulo en cualquier otro punto de la circulación y viaja en el torrente sanguíneo para alojarse en el cerebro (35 por ciento) o una hemorragia, en la cual un vaso sanguíneo roto ocasiona sangrado dentro o en la superficie del cerebro (20 por ciento).

También puede presentarse un "mini infarto", donde los síntomas se resuelven por completo en un marco de 24 horas. Conocido como ataque isquémico transiente (AIT), se cree que este tipo de infarto sucede cuando pequeños grumos de plaquetas se alojan en el cerebro para bloquear de manera temporal la circulación hacia algunas células del cerebro. Sin embargo, los coágulos de plaquetas se deshacen y resuelven antes de que haya neuronas que mueran por falta de oxígeno. Un AIT es una señal de advertencia importante de que puede ocurrir un infarto en el futuro. Si un AIT se trata (digamos, administrando un medicamento que disminuya la densidad de las plaquetas), a menudo puede prevenirse un infarto completo.

Tratamientos naturales. Un infarto puede matar o incapacitar a una persona, de modo que la prevención es muy importante. Algunas investigaciones sugieren que las personas con un buen consumo de vitamina C tienen la mitad de probabilidades de padecer un infarto que quienes tienen un consumo menor a 28 mg de vitamina al día. Puede parecer sorprendente, ¡pero beber un vaso de jugo de naranja o toronja al día puede reducir de manera significativa tu riesgo de padecer infarto hasta en 25 por ciento!

La Asociación para el Infarto anima a las personas a comer de cinco a seis porciones de fruta y verdura al día, puesto que eso puede reducir el riesgo de infarto hasta en 30 por ciento. Incluso si no logras reducir el riesgo en un porcentaje tan alto, incrementar tu consumo habitual en tan sólo una ración diaria ha demostrado disminuir el riesgo de infarto en cerca de 6 por ciento (en personas que no padecen diabetes). Un control de glucosa estricto sigue siendo de vital importancia también, lo cual puede influir en tu elección de fruta y verdura (*ver página 151*).

Varios suplementos nutricionales pueden reducir el riesgo de padecer un infarto y también son benéficos si antes has experimentado un infarto. Entre ellos se encuentran:

- vitamina C; y,
- vitaminas del grupo B.

Medicinas y otros tratamientos. Alguien que ha padecido un infarto puede requerir diferentes grados de ayuda. Algunas personas pueden ser controladas en casa, mientras otras necesitan cuidados intensivos. En algunos casos se requiere de tratamientos específicos, como una aspirina para reducir la formación de pequeños coágulos de plaquetas o un medicamento anticoagulante (trombolítico) para disolver un coágulo más grande. La fisioterapia, la terapia de lenguaje y la ocupacional ayudarán a restaurar la pérdida de movimiento, los problemas para hablar y ayudarán con la rehabilitación.

Demencia

Síntomas y riesgos. La demencia actualmente afecta a más de 700 000 personas en el Reino Unido. La forma más común es el Alzheimer, el cual afecta a un estimado de 385 000 personas.

Como somos una población que está envejeciendo, se calcula que para el año 2010 habrá cerca de 462 000 personas con Alzheimer en el Reino Unido, cifra que se elevará a 825 000 para el 2050.

La causa exacta de la demencia sigue siendo desconocida. Probablemente resulta de una combinación de diferentes factores como el envejecimiento, la dieta, el medio ambiente y los genes heredados que provocan una destrucción progresiva de las neuronas.

Los primeros síntomas de la demencia por lo general son olvidos ligeros al tratar de recordar hechos recientes o nombres de amigos, familiares o cosas comunes. Sin embargo, la memoria a un plazo más largo relacionada con hechos de la infancia puede no verse afectada en lo absoluto. También se puede volver más difícil resolver sumas sencillas o encontrar las palabras adecuadas para describir lo que se quiere decir. Aunque esos síntomas a menudo son normales en personas mayores y en quienes están estresadas o tienen demasiado trabajo, en algunas personas con demencia los síntomas se vuelven mucho peores con el tiempo y la desorientación y confusión empiezan a causar preocupación. Se presentan problemas con el cuidado personal, se desarrolla confusión al hablar, leer, pensar y llevar a cabo las actividades cotidianas y obviamente esto puede llevar a ansiedad, cambios de ánimo y en ocasiones agresividad. Al final, alguien que padece demencia necesitará cuidado y atención totales.

Tratamientos naturales. Algunas investigaciones sugieren que incrementar tu consumo de ácido fólico puede protegerte del Alzheimer. El ácido fólico se necesita para generar algunos químicos cerebrales, pero su papel de protección proviene de su habilidad para bajar los niveles del aminoácido llamado homocisteína (*ver página 256*), relacionado con varias formas de demencia. Las personas que poseen elevados niveles de homocisteína parecen tener el doble de probabilidades de desarrollar Alzheimer que quienes tienen niveles bajos.

Algunos investigadores han encontrado que tomar vitamina E, puede ayudar a hacer más lento el progreso de algunos síntomas del Alzheimer durante un tiempo limitado.

Los extractos herbales de las hojas de Ginkgo Biloba mejoran el flujo de sangre hacia el cerebro y pueden ayudar a mejorar la memoria en algunas personas que padecen Alzheimer.

Medicamentos y otros tratamientos. Por desgracia, no hay un tratamiento que pueda curar o prevenir el progreso de la demencia, aunque los medicamentos conocidos como inhibidores de colinesterasa (como donepezil, rivastigmina, galantamina) están disponibles para quienes tienen Alzheimer suave o moderado. Esos medicamentos ayudan a prevenir la ruptura de un químico cerebral llamado acetilcolina, involucrado con la memoria y el pensamiento y algunas personas con demencia que toman un medicamento inhibidor de la colinesterasa notan una importante mejora en su habilidad para pensar y además, durante un tiempo limitado, puede ayudar a evitar que los síntomas empeoren.

Recientemente se pensaba que la inflamación en el cerebro puede contribuir al Alzheimer y algunos médicos se encuentran investigando si medicamentos antiinflamatorios no esteroideos (relacionados con la aspirina) podían ayudar a hacer más lento su progreso, aunque no parecen ayudar a personas con síntomas avanzados.

Enfermedad vascular periférica

Síntomas y riesgos. Si tus arterias se vuelven cada vez más duras y recubiertas, se puede reducir el flujo de sangre hacia las extremidades, resultando en enfermedad vascular periférica. Esta enfermedad es cuatro veces más común en personas con diabetes que en quienes no la padecen.

Las piernas son lo más afectado en la enfermedad vascular periférica. Como el flujo de sangre se reduce, puedes experimentar dolor en las corvas al hacer ejercicio (circulación intermitente), mientras la falta de oxígeno y nutrientes hacia los tejidos puede ulcerar las piernas. Si tus vasos sanguíneos se cierran por completo, los tejidos pueden morir e infectarse, ocasionando gangrena. La enfermedad vascular periférica también puede contribuir a la impotencia (*ver página 78*).

Tratamientos naturales. Controlar tus niveles de glucosa, de presión sanguínea y de colesterol es la mejor manera de prevenir la enfermedad vascular. Mantener bajos los niveles de homocisteína (*ver página 261*) también es importante, puesto que este aminoácido se encuentra relacionado con problemas circulatorios.

Varios suplementos nutricionales pueden ser útiles en relación con la enfermedad vascular periférica. Entre ellos se encuentran:

- vitamina C;
- vitaminas del grupo B;
- arándano;
- ajo; y,
- ginkgo.

Problemas en los pies

Síntomas y riesgos. La razón más común por la cual las personas con diabetes son ingresadas al hospital es algún problema en los pies, como úlceras. La neuropatía diabética o problemas nerviosos (*ver página 65*), un suministro pobre de sangre e infecciones que se diseminan pueden ocasionar úlceras en los pies.

Los problemas nerviosos aumentan el riesgo de desarrollar úlceras en los pies en varias formas. Un suministro nervioso anormal hacia los músculos de los pies puede provocar arcos altos, dedos de garra o en martillo, lo cual produce una presión desigual al caminar. Una reducción en la sensación de los pies también puede implicar que las personas tiendan a caminar de manera más pesada. Cualquiera de estos cambios puede aumentar la formación de callos, fricción y daño de los tejidos que, debido a la reducción en la sensación, pueden pasar inadvertidos. Con el tiempo, la presión continua puede conducir a la ulceración.

Como hemos visto, tener diabetes significa que la habilidad para curarse de tu piel se ve reducida debido al pobre suministro de sangre, a medida que tus tejidos reciben menos oxígeno y nutrientes de los necesarios. Así que detectar ulceración en los pies en una etapa temprana es extremadamente importante. Si no se trata pronto y por completo, puede llevar a diseminar infecciones de tejidos suaves (celulitis), abscesos, infección del hueso subyacente (osteomielitis), envenenamiento de la sangre (septicemia) o gangrena. Esas complicaciones pueden requerir la amputación de los dedos, el pie o parte de la pierna debajo de la rodilla. Es una pena pero las personas con diabetes tienen 6 veces más probabilidades de necesitar la amputación de una pierna que quien no padece esta enfermedad.

Tratamientos naturales. Como una herida diminuta puede escalar hasta requerir de una amputación, este es otro caso en el que la prevención es de lo más importante. Si padeces diabetes, cuidar con atención tus pies es una gran prioridad. Revísalos a diario en busca de señales de enrojecimiento, ampollas, cortadas u otras heridas como pie de atleta. Si esto es difícil, pídele a un amigo o pariente que te los revise para que cualquier signo de infección o inflamación sea reportado de inmediato. Las úlceras de los pies tienden a desarrollarse en puntos de presión o a sus lados, en la parte superior de los huesos del metatarso (justo donde los dedos se unen al pie), en las puntas o en el talón. Las úlceras también pueden presentarse en los lados debido al uso de zapatos inadecuados.

Varios suplementos pueden ser útiles en relación con las úlceras de los pies. Entre ellos se encuentran:

- magnesio;
- aloe vera; y,
- zinc.

Las cápsulas de polvo de ajo y el Ginkgo biloba mejorarán el flujo de sangre a través de diminutos vasos sanguíneos, lo cual a su vez mejorará la circulación en la base de la úlcera y fomentará la curación. Incluye pescados oleosos como salmón, sardinas, caballa o arenque en tus menús semanales o toma suplementos de aceite de pescado, pues esto puede ayudarte a adelgazar la sangre y promover la curación de úlceras en las piernas.

Medicamentos y otros tratamientos. Si desarrollas úlcera en el pie, es de vital importancia controlar tus niveles de azúcar y prevenir complicaciones que puedan resultar de una pobre circulación hacia los pies. Una buena higiene es esencial, puesto que de otro modo existe el peligro de que una infección haga que la amputación sea necesaria. Te aconsejarán que te laves los pies a diario con jabón suave o con solución salina y que mantengas la úlcera cubierta con vendas limpias y secas.

El cuidado de la úlcera por lo general dependerá de una enfermera del consultorio de tu médico general e incluso es probable que debas estar en cama. Al principio, necesitarás antibióticos a la primera señal de infección. Investigaciones recientes sugieren que usar larvas para limpiar el tejido muerto es sorprendentemente benéfico, pues ayuda a limpiar la herida y permite que sane más rápido que con el tratamiento convencional. Sin embargo, este tratamiento no está disponible de manera rutinaria y su uso dependerá de los intereses individuales de los médicos que te traten. El uso de mieles médicas para curar heridas también está ganando popularidad.

Disfunción eréctil e impotencia

Síntomas y riesgos. La diabetes es una causa importante de disfunción eréctil en los hombres. Hasta un cuarto de los hombres que padecen diabetes y tienen de 30 a 34 años se ven afectados, cifra que aumenta a 70 por ciento entre quienes tienen de 60 a 64 años. Algunos reportes sugieren que la impotencia llega a afectar a cerca de uno de cada dos hombres con diabetes. Pero como verás más adelante, ahora hay varios tratamientos efectivos para esa enfermedad y la importante tarea de controlar los niveles de glucosa, a largo plazo debería hacer que cualquier problema para tener y mantener una erección fuera menos propenso a desarrollarse en primer lugar.

Una diabetes mal controlada se relaciona con impotencia porque niveles persistentemente elevados de glucosa inciden tanto en la circulación sangüínea del pene (al acelerar el recubrimiento de las arterias) como en el suministro nervioso (reduciendo la sensación y afectando señales nerviosas necesarias para controlar el inicio de las erecciones). Los efectos secundarios de medicamentos empleados para tratar enfermedades coexistentes como presión alta y problemas cardiacos también pueden contribuir al problema.

No es de sorprender que la impotencia tenga un efecto grave en una relación de pareja. Más de 20 por ciento de los hombres que padecen disfunción eréctil culpan a la enfermedad por la ruptura de su relación; no obstante, muchos hombres evitan pedir ayuda por vergüenza o miedo a los análisis invasivos o incómodos.

Sin embargo, en la mayoría de los casos sólo se requieren algunas preguntas simples y un breve examen físico; a menudo, las únicas investigaciones necesarias son medir la presión sanguínea y un análisis de orina y de sangre sencillos. Varias opciones de tratamiento se encuentran disponibles actualmente para esta enfermedad, incluyendo suplementos, medicamentos y tratamientos nuevos muy prometedores.

Tratamientos naturales. Varios suplementos nutricionales pueden ayudar a mejorar la disfunción eréctil, incluyendo:

- vitamina C;
- coenzima Q10;
- Ginkgo; y,
- ginseng.

Medicamentos y otros tratamientos. El tratamiento de la impotencia se ha visto revolucionado con el advenimiento de nuevas terapias como medicamentos de acción local (incluyendo píldoras uretrales de alprostadil) y tabletas orales como sildenafil (Viagra), tadalafil (Cialis), vardenafil (Levitra) y apomorfina (Uprima).

Cuando los medicamentos no tienen efecto o no son recomendables debido a problemas de salud, se encuentran disponibles ayudas mecánicas (artefactos de vacío e implantes). También es posible realizar una cirugía vascular para destapar los bloqueos del flujo de sangre al pene o corregir las venas con fuga que ocasionan que demasiada sangre se drene del pene durante la erección. Como resultado, más de 9 de cada 10 hombres con dificultades para tener una erección son capaces de recuperar potencia con uno de los muchos tratamientos ahora disponibles.

Ketoacidosis diabética

Síntomas y riesgos. Si una persona que padece diabetes tipo 1 por alguna razón no logra aumentar sus niveles de insulina, puede desarrollar diabetes severa y descontrolada con niveles de glucosa peligrosamente altos. Debido a que las células musculares y grasas no pueden absorber glucosa con poca o nada de insulina disponible, su metabolismo se vuelve anormal y en cambio debe quemar ácidos grasos y proteínas para conseguir combustible. Como resultado, ácidos y ketones (productos de la ruptura de grasa) se acumulan en la circulación junto con el exceso de glucosa y se deshidratan severamente, produciendo un estado conocido como ketoacidosis diabética. Esta enfermedad tiene una tasa de mortandad de 5 a 10 por ciento y es una emergencia médica que requiere un tratamiento inmediato en cuidados intensivos. Es más común en personas más jóvenes, pero es más peligrosa para las de más edad, quienes tienen menos probabilidades de sobrevivir.

La ketoacidosis se desarrolla por lo general en personas cuya diabetes no ha sido diagnosticada o declarada, en las que no están siendo tratadas adecuadamente o que desarrollan una infección que estimula la liberación de hormonas del estrés e incrementa la necesidad de insulina. Sin embargo, en muchos casos no se identifica ninguna causa obvia. Los síntomas y señales de ketoacidosis incluyen:

- sed excesiva y producción de orina;
- deshidratación;
- olor a "acetona" en el aliento;

- debilidad;
- visión borrosa;
- pulso acelerado;
- respiración rápida;
- dolor abdominal (en especial en niños);
- calambres en las piernas;
- pérdida de peso;
- náusea y vómito;
- confusión y mareo;
- presión baja;
- temperatura baja.

Tratamiento. Si no se trata, la ketoacidosis puede conducir a un coma. El tratamiento incluye administrar líquidos y sales por infusión, más insulina de acción lenta, hasta que los niveles de glucosa bajen. Pueden necesitarse antibióticos si se sospecha una infección.

Coma hiperglucémico

Síntomas y riesgos. En las personas con diabetes tipo 2, los niveles de glucosa en la sangre pueden elevarse mucho, pero siguen produciendo un poco de insulina, de modo que no desarrollan ketoacidosis. Los niveles de glucosa muy altos pueden llevar a síntomas como:

- sed excesiva y producción de orina;
- deshidratación;

- debilidad;
- visión borrosa.

Si una persona con diabetes tipo 2 que en este estado desarrolla una infección, toma medicamentos para reducir la retención de líquido o bebe muchos líquidos ricos en glucosa en un intento por saciar su sed inusualmente severa, pueden entrar en un coma hiperglucémico, que se asocia con niveles muy altos de glucosa (en oposición al coma hipoglucémico, que puede resultar de niveles de glucosa muy bajos).

Tratamiento. El tratamiento para el coma hiperglucémico es similar al de la ketoacidosis e incluye rehidratación con un líquido y una infusión salina más una dosis baja de insulina hasta que los niveles de glucosa bajen. Pueden necesitarse antibióticos si se sospecha que hay una infección. Después, se administran inyecciones habituales de insulina durante unos meses. Pero muchas personas pueden decidir entonces entre seguir una dieta y un régimen de ejercicio con o sin un medicamento hipoglucémico oral.

Enfermedades relacionadas con la diabetes tipo 2 y el síndrome metabólico

Aunque las complicaciones enlistadas antes son riesgos con la diabetes tipo 1 o la tipo 2 severa, varias enfermedades se relacionan fuertemente con el síndrome metabólico y la diabetes tipo 2.

Enfermedad de hígado graso

Una acumulación de grasa en las células del hígado puede provocar una enfermedad conocida como de hígado graso no ocasionada por alcohol. Esta enfermedad afecta a una cifra tan alta como 20 por ciento de la población y está tan estrechamente ligada con la resistencia a la insulina que se ha sugerido como manifestación del síndrome metabólico en el hígado.

Una forma de inflamación del hígado conocida como esteatohepatitis es un tipo de enfermedad de hígado graso, también relacionada con niveles elevados de insulina y resistencia a la insulina. Todavía no se sabe si la enfermedad de hígado graso es causa o resultado de la resistencia a la insulina, pero es probable que la resistencia en células grasas aumente la cantidad de ácidos grasos en el torrente sanguíneo que, a su vez, son absorbidos por el hígado, donde ocasionan inflamación.

El tratamiento apunta a corregir factores de riesgo y puede incluir medicamentos que ayuden a proteger el hígado. Esto es importante, pues quienes tienen inflamación en el hígado son seis veces más propensos a desarrollar cirrosis.

Uno de los enfoques naturales más exitosos para mejorar la enfermedad de hígado graso es seguir una dieta baja en carbohidratos (esbozada en el capítulo seis).

Síndrome de ovario poliquístico

La diabetes tipo 2, la tolerancia deficiente a la glucosa y el síndrome metabólico en las mujeres, se relacionan con una posibilidad más alta de desarrollar la enfermedad ginecológica denominada síndrome de ovario poliquístico. Puede deberse a que niveles elevados de insulina estimulan la producción de hormonas masculinas (andrógenos) en los ovarios. Las mujeres con síndrome de ovario poliquístico pueden subir de peso, tener vello en exceso y desarrollar periodos irregulares.

Trabajar duro para mantener el azúcar de la sangre en equilibrio y seguir una dieta baja en carbohidratos constituye el mejor tratamiento natural para este padecimiento.

El tratamiento médico con el medicamento metformina (*ver página 92*), que reduce la resistencia a la insulina, también se está volviendo popular.

Capítulo tres

Control médico

Aunque comer bien, mantenerte en forma y mejorar tu salud con vitaminas, minerales y hierbas efectivos es vital para tu control cotidiano de la diabetes, el tratamiento y análisis médicos también pueden entrar en el esquema. Procedimientos como inyecciones de insulina y análisis de glucosa son parte esencial del control de la diabetes tipo 1 y en algunos casos puede requerirse insulina o medicamentos para tratar la tipo 2 y el síndrome metabólico.

Así que recorreré el rango de tratamientos médicos que puedes encontrarte. Dependiendo del tipo y severidad de tu diabetes, algunos pueden (junto con dieta, ejercicio y suplementos) constituir la columna vertebral de tu régimen diario. Este capítulo también cubre el tratamiento para niños con diabetes tipo 1.

Tratamientos para la diabetes tipo 1

Cuando te diagnostican con diabetes tipo 1 tu estilo de vida cambia. Por ejemplo, conscientemente debes hacer algo que tu cuerpo ha hecho por ti hasta ahora: activar el páncreas, que es incapaz de producir suficiente insulina para mantener tu glucosa de la sangre en un nivel uniforme. Así que necesitarás inyectarte insulina y, como las personas con diabetes tipo 2, también debes monitorear cuidadosamente tus niveles de glucosa en la sangre, hasta varias veces al día (*ver página 94 para saber cómo verificar tus niveles de glucosa*).

Tratamiento con insulina

Si estás empezando tu programa de insulina, habrás recibido instrucciones de tu médico o enfermera y sabrás qué esperar. No obstante, esto no necesariamente significa que el proceso no parecerá extraño al principio, quizá incluso intimidante. Puedes sentirte abrumado por la idea de pasar toda la vida inyectándote insulina o asustado por meter la pata al inyectarte tú mismo. Esta sección pretende desmitificar el proceso que durante las últimas décadas ha cambiado para hacerse mucho más rápido y fácil.

¿Por qué inyectarse? La insulina no puede tomarse de manera oral pues los jugos gástricos la fragmentan antes de ser absorbida. Necesitarás inyectarla. Si te sientes nervioso o asustado por el proceso, no te preocupes. Cualquier idea de que te estarás clavando una aguja enorme o experimentando mucho dolor es una exageración. Actualmente, las inyecciones se aplican a través de delgadas agujas que apenas pinchan al entrar. Las jeringas y las llamadas "plumas", que incorporan un cartucho, son pequeñas, fáciles de llevar y de usar.

Tipos de insulina y cómo almacenarla. Aunque la insulina animal, de puercos o vacas por ejemplo, sigue estando disponible, es mucho más probable que te inyectes insulina "humana" producida al insertar el gen relevante en cultivos de bacterias u hongos (o modificando insulina de puerco para hacer insulina humana idéntica).

La insulina viene en formas transparentes o no transparentes. La primera actúa más rápido, mientras la segunda tiene una acción retardada. Dependiendo de lo que decida tu médico, puedes necesitar una dosis de insulina transparente antes de cada comida, o no transparente una o dos veces al día. El programa de inyecciones de insulina que recomendará tu médico está dirigido a imitar los niveles de insulina que el cuerpo tendría normalmente. Con el tiempo, tú y tu médico necesitarán ajustar la frecuencia de las inyecciones conforme te acostumbras al régimen y verificas el patrón de tus niveles de glucosa.

Tu insulina puede venir en botella de autoaplicación o en cartucho y tendrá fecha de caducidad. No se "echará a perder" en condiciones normales, pero debes protegerla de temperaturas muy bajas o altas. Mantenerla en el refrigerador entre 2 y 10° C es lo óptimo.

Cuándo y cuánta se necesita. Por lo general, necesitarás inyectar una dosis de insulina de una a cuatro veces al día. El patrón de inyección estará determinado por tus necesidades individuales y también dirigido a imitar la forma en que la insulina se secreta de manera natural.

En personas que no padecen diabetes, la insulina por lo general es secretada mediante un bombazo inmediatamente después de cada comida (lo cual estimula a las células grasas y musculares a absorber glucosa), seguido por un aumento más lento, y prolongado en los niveles de insulina, que caen a un nivel fijo entre comidas y durante la noche. Así que por lo general necesitarás combinar una insulina de acción breve, para imitar el clímax normal de producción después de una comida, con una insulina de acción prolongada para mantener sus niveles entre comidas.

La insulina empieza a funcionar cerca de 15 minutos luego de la inyección y puede aplicarse hasta 15 minutos antes o después de una comida. Sus efectos duran de 2 a 5 horas.

La insulina de acción breve (regular o soluble) es de acción rápida y sus efectos llegan al punto más alto entre 2 y 4 horas después de una inyección; se van difuminando de manera gradual y uniforme en el torrente sanguíneo en un lapso de 24 horas. Sólo se necesita una inyección diaria. Esto proporciona un nivel uniforme de glucosa en la sangre a lo largo del día, sin altas o bajas pronunciadas, lo cual puede reducir el riesgo de hipoglucemia.

Dónde inyectar. Los mejores sitios por lo general son bajo la piel de tus antebrazos, nalgas y la parte baja del abdomen y los muslos. La absorción es más rápida desde el abdomen. Necesitarás rotar el lugar donde te inyectas, pues de otro modo, puede haber fragmentación o acumulación de grasa en el área inyectada.

Nueva generación de artefactos para insulina. Avances tecnológicos recientes en el campo de la aplicación de insulina incluyen el desarrollo de artefactos que continuamente liberan infusión de esta sustancia bajo la piel. Esto se conoce como infusión subcutánea de insulina e imita más fielmente los patrones naturales de secreción de insulina en el cuerpo, sin embargo, no es para todo el mundo, tu médico te aconsejará al respecto. Los bombazos de insulina implantados bajo la piel también se encuentran en desarrollo, al igual que los implantes de isletas celulares.

Cómo tratar a tus hijos con diabetes tipo 1

Cuando un menor tiene diabetes, toda la familia se involucra. La idea de clavar agujas en un niño evidentemente es algo que horroriza a los padres, pero los niños son muy adaptables y pronto aceptarán las inyecciones como parte normal de su vida.

Si tu hijo es muy pequeño al momento del diagnóstico, puede ser útil acostumbrarlo a la idea de la inyección mediante juegos, como inyectar a su osito con su propia aguja o incluso inyectarte tu mismo (sin insulina). Muchos niños, incluso desde los seis años, son capaces de inyectarse bajo supervisión y ahora se encuentran disponibles plumas para insulina divertidas, coloridas y modernas. Las pruebas realizadas mediante un pinchazo en la piel para revisar los niveles de glucosa son sorprendentemente poco dolorosas con los artefactos automáticos actuales, los cuales se usan en un lado de la punta del dedo, tobillo o lóbulo de la oreja. Haz que tu hijo participe dándole opciones: deja que elija el lugar de la inyección o de qué dedo tomar una gota de sangre.

Es vital considerar la política escolar sobre el análisis de sangre (si es que se realiza en el salón de clases o en la clínica) y la facilidad acceso a tabletas de glucosa o azúcar en caso de emergencia. Cerciórate de que tu hijo comerá su almuerzo y un refrigerio a media mañana y media tarde a una hora fija. Refrigerios adicionales o glucosa pueden ser necesarios antes y después de hacer ejercicio. Asegúrate de que sus maestros estén conscientes de los síntomas de un ataque de hipoglucemia (*ver página 97*), de que saben cómo tratarlo y están al tanto de que si se sospecha de un ataque de hipoglucemia nunca debe quedarse solo; cerciórate de que la escuela sepa a quién llamar en una emergencia.

Tratamientos para la diabetes tipo 2

Para entre el 10 y el 20 por ciento de personas que padecen diabetes tipo 2, la dieta y el ejercicio bastan para mantener estables los niveles de glucosa en la sangre. Sin embargo, algunas personas necesitarán tabletas que fomenten la producción de insulina, ayuden al cuerpo a usar la insulina de una manera más eficaz, reduzcan la producción de nueva glucosa en el hígado o hagan más lenta la tasa en que la glucosa es absorbida por los intestinos, de modo que el cuerpo pueda manejarla.

Un patrón común para alguien con diabetes tipo 2 es pasar de manejar la enfermedad sólo con dieta y ejercicio a tomar uno, dos y a veces tres medicamentos orales para disminuir los niveles de glucosa, antes de que al final requiera de inyecciones de insulina. Unos cuantos necesitarán insulina además del medicamento oral metformina. Pero este enfoque tradicional al tratamiento puede no ser tan efectivo para reducir el futuro desarrollo de complicaciones como un régimen más intenso en el cual la medicación empiece cuanto antes (*ver página 55*).

Sin embargo, este patrón de tomar medicamentos adicionales no es inevitable. Pasar a una dieta más baja en carbohidratos, con más de los suplementos mencionados en este libro, puede mejorar el control de glucosa en la diabetes tipo 2. En muchos casos, esto puede reducir tu necesidad de medicamentos, pero nunca debes reducir ni dejar de tomar cualquier medicamento sin plena autorización y supervisión de tu médico.

Medicamentos hipoglucémicos

Los medicamentos hipoglucémicos, o que bajan la glucosa, descritos en el siguiente cuadro se encuentran disponibles en forma de píldora. Tienen ciertas contraindicaciones y posibles efectos secundarios; tu médico te informará al respecto antes de prescribirlos.

Medicamentos comunes empleados para tratar la diabetes tipo 2

Sulfolinúreas

Estos medicamentos (que incluyen glibenclamida, conocida como gliburida en Estados Unidos, gliclazida, glimepirida, glipizida y gliquidona) estimulan la secreción de insulina de tus células beta. Algunas, como la glimepirida, también incrementan la actividad de la insulina. Varios de esos medicamentos pueden causar hipoglucemia. Un efecto secundario de las sulfolinúreas puede ser el aumento de peso, de modo que son más útiles en personas que no tienen sobrepeso al momento del diagnóstico.

Metformina

Es el único medicamento disponible en la categoría conocida como "buguanidas". Incrementa la entrada de glucosa en las células musculares y reduce la producción de nueva glucosa en el hígado y su absorción por los intestinos. Esto baja los niveles altos de glucosa en la sangre sin incrementar los de insulina ni ocasionar hipoglucemia. Un posible efecto secundario es la acidosis láctica, que es la acumulación de ácido láctico en la sangre. Como éste también es un efecto secundario de los problemas renales, la metformina no puede ser usada por personas con diabetes tipo 2 con ligeros problemas en los riñones.

Uno de los principales beneficios de la metformina es que no provoca aumento de peso, razón por la cual es la primera opción para personas con sobrepeso que padecen diabetes tipo 2. No obstante, puede llevar a niveles elevados del aminoácido potencialmente dañino llamado homocisteína (*ver página 256*) al interferir con la absorción de vitaminas.[4] En un estudio, el tratamiento con metformina demostró reducir los niveles de ácido fólico y vitamina B12, resultando en un modesto aumento en los niveles de homocisteína (*ver página 264*).[5] Sin embargo, esto se trata fácilmente tomando suplementos de ácido fólico (*ver página 256*).[6]

Glitazonas

Incluyen pioglitazona, rosiglitazona y otros; incrementan la sensibilidad de las células musculares y grasas hacia la insulina de modo que más glucosa es consumida por los tejidos y empleada como combustible. También reducen la fragmentación de los triglicéridos de la sangre para producir ácidos grasos libres lo cual, a su vez, significa que los músculos queman más glucosa y el hígado la produce en menor cantidad. Estos medicamentos por lo general se prescriben junto con metformina o una sulfonúrea. Las personas que los toman deben ser monitoreadas para asegurarse de que no desarrollen problemas del hígado ni del corazón. Las glitazonas pueden causar aumento de peso como efecto secundario.

Reguladores de glucosa durante las comidas

Como las sulfonúreas, estos medicamentos, que incluyen nateglinida y repaglinida, también estimulan la liberación de insulina de las células beta. Tienen una acción rápida pero breve y se toman justo antes de cada comida principal. Esto significa que ayudan a aumentar la secreción de insulina cuando se requiere, en el momento en que los niveles de glucosa están en su punto más alto justo después de una comida, pero no entre comidas, de modo que es menos probable que ocasionen hipoglucemia (*ver abajo*) como lo hacen las sulfonúreas.

Acarbosa

Inhibidor de la alfaglucosidasa, la acarbosa se toma con una comida y funciona disminuyendo la absorción de glucosa por los intestinos. Se logra bloqueando la acción de una enzima digestiva, la alfaglucosidasa, que normalmente descompone carbohidratos complejos en azúcares simples para su absorción. La acarbosa puede tener efectos secundarios como flatulencia, hinchazón, diarrea y dolor debido a la fermentación de carbohidratos en el intestino grueso. A las personas que emplean acarbosa además de una sulfonúrea se les aconseja llevar siempre consigo tabletas de dextrosa (en vez de sucrosa) en caso de hipoglucemia (*ver abajo*), pues la acarbosa hace más lenta la absorción de la sucrosa.

Cómo evaluar los niveles de glucosa

Todas las personas que padecen diabetes tipo 1 y las que tienen diabetes tipo 2 y toman insulina o un medicamento hipoglucémico deben medir sus niveles de glucosa varias veces al día. Tu médico debe especificar con qué frecuencia debes medirla y en qué momento. También te aconsejarán analizarla si tienes diabetes tipo 2 y la estás controlando bien sólo con dieta y ejercicio. La prueba que usas generalmente medirá los niveles de glucosa de tu sangre en vez de los de tu orina. Los niveles de glucosa ideales para las personas con diabetes por lo general son:

- 4-7 mmol/l antes de las comidas;
- 4-10 mmol/l cuando se analizan 90 a 120 minutos después de una comida;
- 7-10 mmol/l antes de comer un refrigerio antes de acostarse; y,
- 3.5-7 mmol/l si se analiza a media noche (alrededor de las 3 a.m.).

Si lo estás haciendo bien, tus niveles de glucosa siempre se encontrarán entre 4 y 7 mmol/l. Este tipo de equilibrio reducirá el riesgo de complicaciones. Si tus niveles de glucosa regularmente se muestran demasiado altos o demasiado bajos, tu médico te dirá cómo aumentar o reducir tu consumo de alimentos y/o tratamiento de insulina (insulina de acción breve y/o de acción retardada) para mantener tus niveles de glucosa equilibrados en un punto óptimo a largo plazo.

Tus análisis diarios

Las pruebas caseras de glucosa proporcionan hoy en día resultados altamente precisos, como debe ser, pues son clave para tu salud. Tu médico te aconsejará dónde encontrar los suministros que necesitas para uso diario: lancetas o agujas para pinchar los dedos, tiras que cambian de color e indicadores.

Necesitas una gota de sangre cada vez que haces un análisis y un dedo es lo más a mano para obtenerla, aunque algunas personas usan los lóbulos de la oreja. Las lancetas o agujas estériles para pinchar los dedos y que se emplean una sola vez, hacen el trabajo de manera admirable y con poco dolor. Entonces colocas la gota en una tira que cambia de color como se explica en las instrucciones que las acompañan. Después, necesitas poner la tira en tu indicador (muchos ya tienen dispensadores de tiras integrados). Debes obtener una lectura en aproximadamente 15 segundos. La mayoría de los indicadores almacenan las lecturas, pero si el tuyo no, necesitarás registrarlas en un cuaderno.

Por fortuna, el equipo para medir la glucosa se vuelve cada vez menos invasivo. Por ejemplo, se ha desarrollado láser para tomar la muestra de sangre, lo cual ha hecho que el proceso sea aún menos doloroso. Es una buena idea mantenerse al tanto de los nuevos desarrollos en materia de equipo para medir la glucosa, pues todo lo que facilite esas lecturas diarias esenciales obviamente es bienvenido.

Análisis de hemoglobina glicosilada y fructosamina

Aparte de llamar a tu médico cuando surja un problema relativamente urgente, es una buena idea visitarlo con regularidad (por lo menos cuatro veces al año) para una revisión general y para los análisis especiales que te darán "fotografías instantáneas" de tu control de glucosa en las últimas semanas o meses. Considera que esos análisis no sustituyen tu prueba diaria de sangre.

El análisis de hemoglobina glicosilada analiza los niveles de una sustancia que se forma cuando la glucosa que circula en el torrente sanguíneo interactúa con el pigmento rojo de la sangre o hemoglobina. El principal componente es HbA1c y un análisis de sangre para medir niveles de esa sustancia da una excelente idea de tu control de glucosa en los dos o tres meses anteriores. La meta es mantener el nivel de HbA1c glicosilada en menos de 7 por ciento.

O bien, tu médico puede administrar otra prueba de fructosamina, sustancia formada cuando la glucosa reacciona con la proteína de la sangre llamada albúmina. Los análisis de fructosamina muestran qué tan bueno ha sido tu control en las últimas dos o tres semanas.

Cuando las cosas salen mal: hipoglucemia

Es importante tratar de mantener tu nivel de glucosa en más de 4 mmol/l. Si los niveles bajan demasiado, puedes experimentar un ataque de hipoglucemia, lo cual es muy común, y si dependes de inyecciones de insulina puedes tener varios al año. Necesitarás aprender cuáles son los primeros signos de un ataque de hipoglucemia para tratarlo cuanto antes.

Oficialmente, la hipoglucemia se define como un nivel de glucosa en la sangre de menos de 2.5 mmol/l. Cuando estás en los albores de un ataque puedes:

- sentir mucha hambre;
- sentirte mareado;
- ponerte pálido;
- sudar;
- tener palpitaciones;
- ver doble;
- tiritar o temblar;
- tener dificultad para hablar;
- experimentar náusea;
- desarrollar dolor de cabeza;
- ponerte irritable;
- sentirte débil,
- falto de coordinación, y,
- mareado o confundido.

Un ataque hipoglucémico resulta cuando hay un desequilibrio entre el tiempo o dosis de la insulina u otro medicamento para bajar la glucosa y la cantidad de comida consumida. Hacer ejercicio o beber demasiado alcohol pueden ocasionar un ataque de este tipo, los cuales se vuelven más comunes también cuanto más tiempo tengas diabetes, en especial el tipo 1, porque estar consciente de los primeros signos de advertencia de la enfermedad parecen hacerse más leves con el tiempo.

La hipoglucemia se debe tratar con urgencia antes de que conduzca a una pérdida de conciencia, tomando un poco de azúcar (glucosa, sucrosa o dextrosa). Así que si dependes de la insulina, necesitarás llevar siempre contigo tabletas de glucosa. Hazles saber a todos tus amigos, colegas y/o maestros que necesitarás azúcar en esas circunstancias y que deberán buscar consejo médico si actúas raro, te ves "soñoliento" o sufres un colapso.

Si empiezas a sentir que tu concentración disminuye, te sientes más lento o débil; tienes un fuerte antojo de algo dulce como una paleta de caramelo y, no obstante, te da náusea pensar en comida; tu visión se vuelve borrosa y "de la nada" empiezas a sentirte muy sensible emocionalmente… En pocas palabras, si empiezas a experimentar uno o más de los síntomas antes enlistados, debes tomarlo como la primera señal de ataque hipoglucémico. Necesitas poner manos a la obra de inmediato. (Los primeros signos de advertencia de la hipoglucemia pueden ser menos pronunciados en personas que emplean insulina "humana" que en quienes usan insulinas producidas de fuente animal.)

Si eres capaz de pasar saliva, debes tomar una bebida con carbohidratos (*no* la versión dietética) como limonada o refresco de cola y/o tomar tabletas de glucosa / dextrosa. Después debes comer una fuente de carbohidratos de más larga duración como una rebanada de pan. Explica a tus amigos y seres queridos que si no puedes tragar, deben colocar mermelada en tus encías y en el interior de tus labios o mejillas para proporcionar un poco de azúcar mientras esperan ayuda médica. Un médico por lo general te pondrá una inyección de la hormona llamada glucagón, que eleva rápidamente los niveles de azúcar.

Si tienes un ataque debido a una severa pérdida de glucosa, un consumo sustancial de alcohol o una enfermedad del hígado (en la cual el glucagón en realidad no funciona bien), por lo general se administrará una infusión de glucosa o dextrosa. Recuerda: la mayoría de las personas con diabetes en algún momento padecen un ataque hipoglucémico y alrededor de una de cada cuatro personas con diabetes tienen uno o más ataques severos (que requieren la ayuda de alguien más) cada año.

Advertencia

Si estás tomando algún medicamento (tabletas o inyecciones) para la diabetes, es importante que sigas cuidadosamente las instrucciones de tu médico sobre la frecuencia con que debes tomarlo. Si quieres hacer cambios en tu dieta o empezar a tomar suplementos de vitaminas, minerales o hierbas, es importante que lo discutas primero con tu médico. Debes estar completamente consciente de cómo monitorear tus niveles de glucosa en la sangre con regularidad y tener confianza en cómo ajustar tu medicamento si tu control de glucosa mejora (o empeora).

Capítulo cuatro

Cómo disminuir el riesgo

En el presente capítulo, estaremos echando un vistazo a factores de riesgo para la diabetes, cómo controlarlos y consejos básicos sobre cómo reducirlos (el resto del libro cubre los detalles). El enfoque está, inevitablemente, dirigido a la diabetes tipo 2 y el síndrome metabólico, que ofrecen mucho más rango para la prevención. Sin embargo, la investigación está revelando de qué manera las nuevas madres pueden ser capaces de disminuir el riesgo de que sus hijos desarrollen diabetes tipo 1.

Protección contra la diabetes tipo 1

Se ha descubierto que si las madres amamantan a sus bebés durante los primeros dos meses de su vida, los niños reciben alguna protección contra la diabetes tipo 1. Un estudio realizado en Yorkshire, por ejemplo, encontró que los casos de bebés que sólo habían sido amamantados se asociaban con un tercio menos de probabilidades de desarrollar diabetes tipo 1 más adelante en la vida, en comparación con bebés que no habían sido amamantados.[7] Y un estudio australiano encontró evidencias de una asociación entre diabetes tipo 1 y la leche de vaca en los primeros meses de vida; darla al bebé antes de cumplir tres meses incrementaba de manera significativa el riesgo de padecer diabetes, mientras amamantar durante tres meses o más se asociaba con un efecto protector.[8] Así que parece justo decir que en los primeros meses beber leche materna y evitar la de vaca puede disminuir el riesgo que tiene el bebé de desarrollar diabetes tipo 1. En cualquier caso, este régimen es un consejo médico estándar.

Los consumos óptimos de algunas vitaminas y minerales también parecen tener un efecto protector contra el desarrollo de diabetes en encuestas epidemiológicas. Niveles bajos de vitamina D, por ejemplo, pueden incrementar el riesgo de padecer diabetes, lo cual puede explicar por qué el diagnóstico es menos común en los meses de verano, cuando la vitamina D de manera natural se produce en la piel al exponerse a la luz del sol. La razón se desconoce, pero un estudio encontró que dar suplementos de vitamina D a un niño (2000iu diarios) puede reducir el riesgo de desarrollar diabetes tipo 1 en más de 80 por ciento.[9]

Protección contra el síndrome metabólico y la diabetes tipo 2

La diabetes tipo 2 puede estar en aumento, pero la buena noticia es que no debes sumarte a esa ola, incluso si la enfermedad corre en tu familia. Un mensaje central de este libro es que puedes ayudar a posponer o incluso prevenir el desarrollo del síndrome metabólico y la diabetes tipo 2 al tomar las medidas necesarias para mejorar tu dieta, mantener un peso saludable y hacer ejercicio con regularidad.

Hemos visto de cerca cómo hay un lazo entre obesidad y la diabetes tipo 2; por ejemplo: cerca de 75 por ciento de las personas con este tipo tienen sobrepeso y se ha calculado que hasta 85 por ciento de los casos pudo preverse logrando y manteniendo un peso óptimo. Hasta ahora, las pruebas clínicas han sugerido que bajar de peso, aumentar niveles de actividad y mejorar tu dieta pueden retrasar el inicio de diabetes tipo 2 e incluso reducir tu riesgo de desarrollarla en 58 por ciento.

Como vimos en el capítulo uno, la obesidad es sólo parte de la historia. Recordarás que el síndrome metabólico es una combinación de presión alta niveles altos de grasas en la sangre y un conjunto de otros factores, incluyendo a la obesidad, que pueden predisponerte a desarrollar diabetes tipo 2. De modo que si te han diagnosticado síndrome metabólico, o si tu médico descubrió que tienes presión alta o niveles altos de triglicéridos durante una revisión de rutina, controlar esos problemas puede disminuir tus probabilidades de caer en la diabetes tipo 2.

Estaremos analizando los factores de riesgo principales uno por uno y de qué modo atacarlos. El tratamiento del síndrome metabólico de manera holística, con un régimen que tome en consideración su característico conjunto de signos y síntomas se discute en el capítulo trece.

Sobreponiendo la obesidad

Desde 1980, el número de personas con obesidad ha aumentado mucho en Occidente y por lo menos 20 por ciento de mujeres y 25 por ciento de hombres son obesos. Muchos más padecen sobrepeso, lo cual hace que el total de personas con demasiado peso sea de dos tercios en el caso de hombres y más de la mitad en el de mujeres. Y como hemos visto cada vez más en las noticias, la obesidad en los niños también está en aumento.

En el capítulo uno vimos cómo la obesidad actualmente se reconoce como el factor de riesgo más importante, modificable e independiente para desarrollar diabetes tipo 2. La obesidad también duplica el riesgo de muerte prematura por varios problemas de salud graves —incluyendo enfermedades coronarias e infarto— y reduce siete años de tu vida, seas hombre o mujer, fumador o no fumador.

El aumento de peso más peligroso es el de forma de manzana, el tipo de "llanta" o panza con forma de jarrón, donde el peso se acumula alrededor de la cintura, porque las personas con esta enfermedad tienen un mayor riesgo de desarrollar síndrome metabólico. Llamada de distintas formas como obesidad visceral, central, truncal o androide, indica una talla de cintura de más de 94 cm en hombres y 80 cm en mujeres. Una vez que la talla de la cintura es mayor a 102 cm en hombres y 88 en mujeres, las

Obesidad y síndrome metabólico: la historia desde adentro

La relación exacta entre obesidad y síndrome metabólico no se ha entendido por completo todavía. La teoría más plausible es que altos niveles de ácidos grasos libres en personas con sobrepeso interfieren con su metabolismo de la glucosa. Si tus niveles de estos ácidos se elevan, las células musculares pueden quemarlos como una fuente alternativa de combustible y tomar y usar menos glucosa. Esto a su vez puede hacer que tus niveles de glucosa se eleven. Niveles altos de ácidos grasos libres también tienden a promover la producción de nueva glucosa en tu hígado, que a su vez entra en tu circulación y puede entonces elevar los niveles de azúcar más aún si las células no pueden absorberlo y usarlo adecuadamente.

Otra teoría es que cuando las reservas de grasa están llenas, envían una señal que trata de reducir la cantidad de glucosa que entra en esas células. Esto produce resistencia a la insulina. La señal todavía no ha sido identificada, pero varias sustancias producidas por reservas de grasa son posibles candidatos, incluyendo una hormona llamada "resisitina". Dos hormonas celulares grasas, la adiponectina y la leptina, pueden estar involucradas.

Investigaciones recientes también sugieren que la obesidad se relaciona con una inflamación diseminada por todo el cuerpo. La enfermedad coronaria también se asocia con inflamación, lo cual proporciona una posible conexión causativa entre ambas enfermedades.

Índice de masa corporal

El llamado índice de masa corporal (IMC) o índice Quetelet,
ayudará a dar una imagen precisa de tus reservas de grasa.
Obtienes el IMC al dividir tu peso (en kilogramos) entre el
cuadrado de tu altura (en metros):

$$\text{IMC} = \frac{\text{peso (kg)}}{\text{altura x altura (m2)}}$$

Cuando has calculado tu IMC, puedes usar la siguiente tabla
basada en los lineamientos de la Organización Mundial de
la Salud, para interpretar resultados:

IMC	Rango de peso
= 18.5	Peso bajo
18.5-24.9	Rango saludable
25-29.9	Sobrepeso
30-39.9	Obeso
= 40	Extremadamente obeso

probabilidades de tener síndrome metabólico son muy altas. En
el caso de los hombres asiáticos, el riesgo es mayor en quienes
tienen una circunferencia de cintura de más de 90 cm y, en el de
las mujeres asiáticas, el riesgo incrementa de manera significativa
cuando supera 80 cm.

Cómo medir el sobrepeso y la obesidad. Hay varias formas de
medir el sobrepeso y la obesidad. El índice de masa corporal, por
ejemplo, es una forma bastante confiable de medir tu cantidad

Digamos que tu altura es de 1.57 m (5 pies y 7 pulgadas) y pesas 76 kg (168 libras). Tu IMC se calcula de la siguiente forma: 76 dividido entre 1.7 x 1.7 = 26.3 kg / m2 , lo que significa que tienes un ligero sobrepeso.

Como puedes ver a partir de la tabla anterior, un IMC de 30 kg/m2 clasifica a una persona como obesa. Este cálculo a veces conduce a errores. Por ejemplo, los fisicoculturistas con excesiva masa muscular pueden tener un IMC más alto que esta cifra y, no obstante, en realidad no tienen sobrepeso ni son obesos. Además, para las personas de 60 años o más, un IMC de hasta 27 es aceptable, pues no parece reducir la esperanza de vida.

total de grasa (en oposición al simple peso). Si tienes sobrepeso o piensas que puedes ser obeso, es importante medir tu IMC: las personas con obesidad significativa (es decir, un IMC mayor a 35 kg/m2) son 40 veces más propensas a desarrollar diabetes que quienes tienen un peso normal.

Aunque no hay un indicador preciso de la obesidad, una gráfica que muestra el rango de peso saludable que corresponde a tu altura también puede ser útil.

Altura

Metros	Pies	Kg
1.47	4'10"	40.0-53.8
1.50	4'11"	41.6-56.0
1.52	5	42.7-57.5
1.55	5'1"	44.5-59.8
1.57	5'2"	45.6-61.4
1.60	5'3"	47.4-63.8
1.63	5'4"	49.2-66.2
1.65	5'5"	50.4-67.8
1.68	5'6"	52.2-70.3
1.70	5'7"	53.5-72.0
1.73	5'8"	55.4-74.5
1.75	5'9"	56.7-76.3
1.78	5'10"	58.6-78.9
1.80	5'11"	59.9-80.7
1.83	6	62.0-83.4
1.85	6'1"	63.3-85.2
1.88	6'2"	65.4-88.0
1.90	6'3"	66.8-89.9
1.93	6'4"	68.9-92.8

Basado en un rango 18.5-24.9 kg/m2 con cifras
redondeadas hacia arriba

Cómo perder el exceso de peso. La pérdida de peso es ahora una industria y si te has enfrentado a ella en tu vida habrás encontrado que existe una amplia gama de métodos "infalibles" para bajar esos kilos de más.

Sin embargo, la mejor forma de vencer la obesidad de manera permanente es cambiar a una mejor forma de alimentación sin sentir que estás en una dieta formal. Míralo como un plan saludable para el resto de tu vida, en vez de una fase de adelgazamiento temporal. Si padeces sobrepeso y te preocupa desarrollar síndrome metabólico o diabetes tipo 2 o si ya estás viviendo con esas enfermedades, los capítulos cinco y seis ofrecen consejos sensatos y fáciles de seguir en materia de alimentación diseñados específicamente para ti. Encontrarás información actualizada sobre pérdida de peso que compara de qué manera el enfoque clásico de alimentación baja en grasa/alta en fibra y las dietas muy bajas en calorías son cada vez más populares, junto con la alimentación alta en proteínas apoyada por el doctor Atkins.

También se ha encontrado que el ejercicio por sí solo puede ayudar a prevenir la diabetes, de modo que combinar tu nueva dieta saludable con el plan de ejercicio adecuado sin lugar a dudas puede ofrecer protección contra la enfermedad. Pero, ¿cuánto peso necesitas perder para reducir el riesgo de manera eficaz? Han surgido diferentes pruebas con diversos resultados.

En la mitad de los adultos con riesgo de desarrollar diabetes, un nivel efectivo de ejercicio es uno que vaya de moderado a intenso (como caminata), y que varíe entre 30 minutos diarios y 150 minutos semanales. Se ha descubierto que tanto el ejercicio aeróbico como el entrenamiento de resistencia aumentan la sensibilidad a la insulina y, en consecuencia, el consumo de glucosa de las células. ¡De hecho, un poco de ejercicio puede aumentar la sensibilidad a la insulina por lo menos durante 16 horas! También debes observar que los músculos ejercitados con regularidad son más sensibles a la insulina. (*Ver el apéndice 1 para una descripción completa de la investigación sobre ejercicio y diabetes*).

En consecuencia, es importante hacer por lo menos 30 minutos de ejercicio en tu horario diario. Esos 30 minutos ni siquiera deben ser todos juntos, puedes dividirlos en tres bloques de 10,

Consejos sobre cómo incrementar tus niveles de actividad sin dolor

- Sube escaleras caminando o corriendo en vez de tomar el elevador o las escaleras eléctricas.

- Elige una tarde a la semana en que no veas la televisión: ve al gimnasio, juega con una pelota, haz bicicleta, practica natación.

- Camina o recorre en bicicleta un parque local o plaza de tu zona durante el fin de semana.

- Cuando te quedes en casa, pon más esfuerzo en las labores domésticas, la limpieza y la jardinería.

siempre y cuando se trate de ejercicio moderado, suficiente como para hacerte sentir ligeramente falto de aliento. Para decir si estás haciendo ejercicio al nivel adecuado, realiza la prueba de habla: si no puedes hablar mientras haces ejercicio, estás haciéndolo en exceso.

Si puedes elegir, intenta hacer ejercicio durante la mañana, pues así tu metabolismo quema grasa más rápido durante el resto del día y puede ayudarte a perder más peso en general. Evidencias recientes sugieren que algunos medicamentos pueden ayudar a que algunas personas obesas bajen de peso y a disminuir signi-

- Toma un pasatiempo activo como baile de salón, boliche, natación, golf, ciclismo o equitación y haz nuevos amigos.

- Camina o recorre en bicicleta distancias razonables en vez de usar el auto.

- Recupera la vieja tradición de una caminata familiar después del almuerzo del domingo, patea hojas, busca piedras, arroja un *frisbee*... ¡diviértete!

- Desentierra una vieja cuerda para saltar, un trampolín u otro aparato para ejercicio que ya tengas y esté por ahí llenándose de polvo. Úsalo mientras ves las noticias de la noche.

ficativamente su riesgo de desarrollar diabetes tipo 2. (*Ver el apéndice 2 para una discusión al respecto.*)

Beneficios añadidos al de perder peso. Si después de adoptar tu nuevo estilo de vida activo y sólido en cuanto a nutrición pierdes al menos 10 kg de peso, verás varios efectos benéficos impresionantes: bajarás tu presión en un promedio de 10/20 mmHg, reducirás tus triglicéridos en 30 por ciento y tus niveles de colesterol dañino LDL, en 15 por ciento, al tiempo que incrementarás tu colesterol bueno HDL, por lo menos en 8 por ciento. En otras palabras, estarás desmantelando o previniendo el síndrome metabólico, así como reduciendo tu riesgo global de muerte prematura en 20 por ciento y de muerte relacionada con la diabetes en 30 por ciento. Además, tu calidad de vida mejorará: experimentarás menos dolor de espalda y de articulaciones, menos falta de aliento y mejorarás tu fertilidad y tu sueño.

Ahora veamos en más detalle los demás factores de riesgo relacionados.

Cómo bajar la presión

La presión sanguínea es necesaria: mantiene la sangre en circulación. Cuando es normal, tu presión varía de manera natural a lo largo del día, sube y baja en respuesta a tus emociones y nivel de actividad. Mas si tienes presión alta o hipertensión, permanece siempre elevada, incluso en reposo.

La hipertensión a menudo se denomina "asesina silenciosa" porque, incluso cuando está peligrosamente alta, puedes sentirte relativamente bien. También puede hacerte sentir mareado, indispuesto o con punzadas de dolor de cabeza. Pero la mayoría de las personas no sienten nada en absoluto.

En general, se calcula que en el Reino Unido más de 1 de cada 3 adultos (37 por ciento de hombres y 34 por ciento de mujeres), padecen hipertensión, un total de 16 millones de personas. De ellas, dos de cada 3 con diabetes desarrollan hipertensión, de modo que si tienes síndrome metabólico o diabetes, revisa regularmente tu presión. Sin embargo, si no es así y no has revisado tu presión en los últimos años, haz una cita ahora mismo, en especial si la presión alta, la diabetes o los problemas cardiacos corren en las venas de tu familia.

Cómo medir tu presión. La presión se mide de acuerdo con la longitud que puede aguantar una columna de mercurio, así que las unidades usadas son "milímetros de mercurio" o mmHg. Las lecturas de la presión se dan según la fórmula de una cifra más alta sobre una cifra más baja, como 120/80 mmHg. La cifra más alta es la presión de tu circulación cuando tu corazón se contrae para bombear sangre. La cifra más baja es la presión de tu sistema entre los latidos del corazón cuando está en descanso.

Tu médico medirá tu presión durante una revisión normal. Las farmacias también venden monitores para la presión de uso casero y algunos farmacéuticos incluso te revisan como parte del servicio.

Si tienes presión alta y mides tu presión en casa con un monitor de muñeca, debes estar consciente de que una lectura precisa sólo se obtiene después de estar sentado en calma durante unos minutos, con la muñeca sostenida al mismo nivel del corazón. También debes mantener quieto el cuerpo (y en especial el brazo) al hacer el movimiento para tomar la presión. La nueva tecnología ha hecho que sea más fácil obtener una medida precisa.

Cómo evaluar tu riesgo. Recientemente, la Sociedad Británica de la Hipertensión anunció nuevos lineamientos sobre la forma en que los médicos deben tratar la presión alta, pues también es importante enfocarse en otros factores de riesgo de enfermedades cardiacas, incluyendo niveles elevados de colesterol y riesgo de desarrollar coágulos sanguíneos. Ellos recomiendan que los adultos se tomen la presión por lo menos cada cinco años hasta la edad de 80. Quienes tengan niveles "altos normales" de 130/85 a 139/89 mmHg, y quienes hayan tenido lecturas altas en cualquier momento, deben revisar su presión anualmente. El promedio de dos lecturas en cada visita debe usarse para decidir si se realizará un tratamiento o no. Se recomienda un tratamiento con medicamento cuando la presión se mantiene constantemente en 160/100 mmHg o más, mientras que quienes tienen una lectura de 140/90 a 159/99 mmHg, deben recibir tratamiento si presentan complicaciones como diabetes o síndrome metabólico que incrementen su riesgo de problemas cardiacos o circulatorios.

Si padeces diabetes, tu médico buscará bajar tu presión a menos de 130/80 mmHg, si tu función renal es normal o a menos de 125/75 mmHg, si hay más de 1g de proteína por 24 horas en tu orina. Por lo general, se necesita más de un medicamento contra la hipertensión para lograr esas metas.

Los nuevos tratamientos sugieren qué medicamentos deben emplear los médicos, con base en la llamada regla AB/CD. Quienes tienen menos de 55 años y no son de raza negra, deben empezar con grupos de medicamentos A (un inhibidor ACE o bloqueador de los receptores de angiotensina) o B (un betabloqueador), mientras que quienes tienen 55 años o más, o son negros, deben recibir al principio medicamentos C (bloqueadores del canal del calcio) o D (un diurético).

Esto se debe a que personas más jóvenes y que no son negras tienden a niveles más altos de una enzima, la renina, que es inhibida por los grupos de medicamentos A y B, mientras que personas de más edad y de raza negra tienden a niveles bajos de renina y, en consecuencia, no responden igual de bien a esos grupos de medicamentos. Sin embargo, la mayoría de las personas requerirán más de un medicamento y si la presión no mejora satisfactoriamente con este tratamiento inicial, los medicamentos A o B pueden combinarse con los C o D. Pero no se recomienda la combinación de medicamentos del grupo B (un betabloquador) y D (un diurético), pues un efecto secundario de esta combinación es la elevación del riesgo de desarrollar diabetes tipo 2. Las personas en los dos grupos que requieren tres medicamentos para controlar su presión, recibirán en consecuencia medicamentos de los grupos A, D y C.

Bajar la presión alta es esencial por el daño masivo que puede ocasionar. Cuando la sangre se ve obligada a pasar por tu sistema a presión alta, daña el recubrimiento de arterias importantes. Esto puede llevar a un infarto cuando los vasos sanguíneos del cerebro se dañan, a angina o ataque cardiaco cuando las arterias coronarias se dañan, y a falla cardiaca cuando al corazón le resulta difícil bombear sangre hacia un torrente sanguíneo con presión alta. También puede dañar tu vista cuando los vasos sanguíneos de los ojos se ven afectados y ocasionar falla renal cuando los de los riñones se dañan, en especial en personas con diabetes.

Así que bajar la presión, como bajar de peso si eres obeso, aumentan la salud de diversas formas. Al quitar uno de los "bloques constructores" dañinos del síndrome metabólico, reduces de manera significativa tus posibilidades de desarrollar diabetes.

Causas. Una de las principales causas de la presión alta es la edad, la cual endurece y constriñe las arteras. Algunas causas del "estilo de vida" incluyen el sobrepeso y la obesidad, fumar, beber demasiado alcohol, comer demasiada sal, el estrés, la falta de ejercicio y los efectos secundarios de ciertas drogas. Algunas enfermedades pueden ocasionarla y también corre por las venas de algunas familias. La presión alta se relaciona asimismo con niveles altos de grasas en la sangre, incluyendo el colesterol y los triglicéridos, y los niveles anormalmente elevados del aminoácido llamado homocisteína, que puede dañar recubrimientos de los vasos sanguíneos (*ver página 256*).

Cómo controlar la presión sanguínea. Si te diagnostican hipertensión, necesitas cambiar tu dieta y estilo de vida lo más pronto posible. Los beneficios serán tremendos.

Tu médico puede prescribir medicamentos contra la hipertensión. Se encuentran disponibles seis tipos de medicamentos para

Hipertensión y síndrome metabólico: la historia desde adentro

Todavía no estamos seguros del nexo preciso entre presión alta y síndrome metabólico. Concentraciones más altas de insulina, como se encontró en personas con este síndrome, pueden estimular la reabsorción de sodio y agua por parte de los riñones, afectar el movimiento de sales como sodio y calcio al interior y al exterior de las células, incrementar el espasmo y la contracción de células musculares en las paredes de las arterias o tener un efecto en los nervios u otros mecanismos que ayudan a regular la presión de la sangre.

bajar la presión alta y, dependiendo de la severidad de tu hipertensión, tu médico puede prescribir varios o uno.

El Estudio Prospectivo de Diabetes a 20 años del Reino Unido investigó tratamientos para mejorar el control y prevenir complicaciones en más de 5 000 personas diagnosticadas con diabetes tipo 2. Los resultados mostraron que un control estrecho de la presión alta reducía de manera significativa el riesgo de cualquier complicación relacionada con la diabetes en casi un cuarto (24 por ciento), las muertes relacionadas con diabetes en 32 por ciento, el infarto en 44 por ciento y el fallo cardiaco en 56 por ciento. El estudio del Tratamiento Óptimo para la Hipertensión de 1998, encontró que las personas con diabetes que lograron una presión diastólica de 81.1 mmHg, mostraron una reducción de 51 por ciento en ataque cardiaco e infarto y otra de 60 por ciento en muertes ocasionadas por problemas cardiovasculares importantes.

Así que, ¿qué necesitas hacer para bajar tu presión de manera significativa? A continuación están los pasos y puedes encontrar información más detallada en los capítulos cinco y seis:

- *Si fumas, intenta dejarlo.* Los químicos de los cigarros pueden dañar los recubrimientos de las arterias y elevar tu presión. Veinte minutos después de haber dejado de fumar, tu presión y tu pulso caerán de manera significativa. Ocho horas después, los niveles de monóxido de carbono de tu sangre bajarán a un nivel normal y los de oxígeno de tu sangre se elevarán. Cuarenta y ocho horas después, tu sangre se adelgazará lo suficiente para reducir riesgo de ataque cardiaco o infarto. Y tres meses después, el suministro de sangre a tus miembros, manos y pies se habrá incrementado.

- *Ponte activo.* Trata de caminar lo más que puedas y usa las escaleras en lugar del elevador. Trata de hacer ejercicio por lo menos 30 minutos, cinco veces a la semana y de preferencia todos los días. El ejercicio tonifica tu corazón y tu circulación, mejora la fuerza y eficacia del bombeo de sangre del corazón y te ayuda a mantener un peso saludable. Nota que el ejercicio por lo general no ocasiona hipoglucemia en personas con diabetes tipo 2, así que los carbohidratos adicionales por lo común no se necesitan. Las personas con diabetes tipo 1 no deben iniciar un programa de ejercicios sin buscar primero asesoría médica para ajustar su régimen de insulina y consumo de carbohidratos.

- *Baja el peso que tengas de más.* Esto a veces puede disminuir tu presión lo suficiente para evitar cualquier tratamiento con medicinas.

- *Deja de beber en exceso.* No todos se dan cuenta de que el exceso de alcohol puede afectar el corazón, la circulación y el hígado. Limítate a un máximo de dos o tres unidades de alcohol por día, y no bebas diario.

- *Libérate del estrés.* Evita situaciones estresantes y date un tiempo para relajarte y sobreponerte a los efectos de las hormonas del estrés. También vale la pena probar la meditación. Un estudio publicado en *Hipertensión* (el diario de la Asociación Cardiaca Norteamericana) mostró que la meditación trascendental podía reducir la presión sistólica en un promedio de 11 mmHg, y la diastólica en 66 mmHg, en tres meses. Además de reducir el estrés, la meditación trascendental disminuye la ansiedad y el colesterol elevado, mejora la calidad de tu sueño, te ayuda a dejar de fumar, disminuye tu consumo de alcohol y te mantiene alejado de las drogas recreativas.

- *Eleva tu consumo de frutas y verduras.* Trata de comer por lo menos de cinco a ocho o hasta nueve porciones de verduras y frutas al día.

- *Reduce la sal.* No agregues sal al cocinar o en la mesa. Si sigues este consejo puedes bajar la presión por lo menos en 5 mmHg. Actualmente existe un consenso general de que el consumo de sal debería reducirse a menos de 6 g al día en el caso de los adultos, pero en promedio consumimos de 10 a 12 g al día. Se ha calculado que reducir la sal a menos de 6 g al día podría prevenir 60 000 ataques cardiacos e infartos al año en el Reino Unido, 50 por ciento de ellos fatales. Cuando la sal sea esencial, usa la de roca rica en minerales en lugar de la de mesa o emplea una marca rica en potasio y baja en sodio. En un estudio, quienes estaban tomando medicamentos contra la hipertensión, fueron capaces de reducir la dosis a la mitad bajo supervisión médica, simplemente aumentando el contenido de potasio de su comida.

- *Consume grasas saludables en cantidades sensatas.* El aceite de semilla de colza, olivo, linaza, pescado y nueces tiene efectos benéficos en los niveles de colesterol.

- *Bebe té verde, "blanco" o negro.* El té tiene efectos benéficos en la circulación debido a los poderosos antioxidantes que contiene. Quienes toman por lo menos cuatro tazas de té al día tienen la mitad de probabilidades de ataques cardiacos que quienes no lo toman, y son menos propensos a sufrir de presión alta.

- *Considera tomar magnesio, ajo y la coenzima Q10,* pues pueden ayudar a bajar la presión.

Cómo bajar la grasa de la sangre

Como hemos visto, las grasas de la sangre principalmente están constituidas de colesterol y triglicéridos. En esencia, el colesterol es una sustancia necesaria para hacer membranas celulares y hormonas, y puede ser benéfico o dañino, según el tipo de que se trate.

Hay dos fuentes principales, el que se produce en el hígado a partir de grasas saturadas de la dieta (alrededor de 800 mg al día) y el que obtienes prefabricado de tu dieta (alrededor de 300 mg al día). El colesterol de lipoproteínas de baja densidad (LDL) y el colesterol de lipoproteínas de muy baja densidad (VLDL) son colesteroles "malos", pues se relacionan con el endurecimiento y recubrimiento de las paredes arteriales, presión alta y enfermedades coronarias. El colesterol de lipoproteínas de alta densidad (HDL) a menudo se denomina "bueno", pues protege contra las enfermedades cardiacas al transportar LDL y VLDL fuera de las arterias y de regreso al hígado para que sea procesado.

Si padeces síndrome metabólico, tendrás un nivel más alto de colesterol malo y más bajo del bueno. Por lo general, tendrás un nivel elevado de colesterol total y VLDL, triglicéridos elevados, niveles reducidos de colesterol benéfico HDL y niveles relativamente normales de colesterol LDL. Aunque el nivel de colesterol LDL puede no haber cambiado, el equilibrio entre las partículas de colesterol LDL probablemente sí lo hizo. Así que habrá más partículas pequeñas y densas de grasa, más fuertemente relacionadas con el endurecimiento y recubrimiento de las arterias y menos de las partículas más grandes, más densas y menos dañinas de LDL.

Cómo medir tus niveles de grasa en la sangre. Si tienes diabetes o síndrome metabólico, necesitas observar tus niveles de grasa en la sangre, los cuales deben ser revisados por lo menos cada año. Los niveles de las personas con diabetes, como sugirió la Fuerza de Tarea Internacional para la Prevención de las Enfermedades Coronarias, son los siguientes:

Niveles seguros de grasa en la sangre para personas con diabetes

Tipo de grasa	Ninguna evidencia de enfermedad arterial	Evidencia de enfermedades arteriales
Colesterol LDL	< 3.4 mmol/l	< 2.6 mmol/l
Colesterol HDL	> 0.9 mmol/l	> 0.9 mmol/l
Triglicéridos	< 1.8 mmol/l	< 1.8 mmol/l

En personas con diabetes tipo 2, los niveles de triglicéridos y los reducidos del colesterol menos benéfico HDL están más fuertemente asociados con enfermedades coronarias que el LDL total.

Cómo controlar la grasa de la sangre. Para muchas personas, la dieta y los cambios de estilo de vida por sí solos pueden disminuir sus niveles de colesterol. Comer bien y hacer ejercicio de manera sensata son importantes y, empezando en el capítulo siete, encontrarás muchos suplementos herbales y nutricionales que tratan directamente los niveles de colesterol.

Sin embargo, a menudo hay factores genéticos que dificultan bajar los niveles de colesterol y triglicéridos sólo mediante dieta y ejercicio, a menos que estés preparado para hacer un cambio drástico como seguir el tratamiento nutricional bajo en carbohidratos del doctor Atkins (*ver capítulo seis*) o una dieta similar baja en contenido glicémico. Las dietas bajas en grasa por sí mismas normalmente no son suficientes, pues siguen proporcionando el exceso de carbohidratos a partir de los cuales tu cuerpo produce glucosa y triglicéridos. De modo que si tienes niveles altos de grasas en la sangre, acaso necesites tratamiento con medicamentos para reducir el riesgo de muerte prematura, en especial si tienes otros factores de riesgo para enfermedades cardiacas, por ejemplo, si eres diabético, fumas, tienes sobrepeso y/o presión alta.

Hasta hace poco, las medicinas disponibles para bajar los niveles de colesterol se enfocaban a producirlo en el hígado. Entre ellas se encuentran las estatinas (incluyendo atorvastina, fluvastina, pravastina, simvastina, rouvastina), los secuestradores de ácido biliar (como colestiramina, colestipol) y los fibratos (bezafibrato, ciprofibrato, fenofibrato, gemfibrozil). Por desgracia, esos medicamentos no están libres de efectos secundarios y también son responsables de bloquear la producción de una sustancia importante en el cuerpo, la coenzima Q10 (*ver página 231*). Si tú y tu médico deciden que una estatina es lo correcto, entonces es buena idea tomar suplementos de CoQ10 para asegurar que tengas suficiente para el funcionamiento saludable de tus músculos, en especial del corazón.

Recientemente se desarrolló un nuevo tipo de medicamento para bajar los niveles de colesterol. Conocido como inhibidor de absorción de colesterol, la ezetimiba bloquea la absorción de colesterol en los intestinos. Los inhibidores de absorción de colesterol están diseñados para tomarse junto con estatina, de modo que tanto la producción de colesterol en el hígado como su absorción en los intestinos se reducen.

El enfoque de tratamientos múltiples para el síndrome metabólico

Hasta aquí hemos analizado una por una las enfermedades que constituyen el síndrome metabólico, así como factores de riesgo para desarrollar diabetes tipo 2. Y, de hecho, el tratamiento médico del síndrome metabólico ha tendido a enfocarse en factores sencillos como presión alta, obesidad y niveles anormales de grasa en la sangre. Sin embargo, como es un conjunto de enfermedades, el tratamiento múltiple es un enfoque sensato. Actualmente se sabe que tratar de manera simultánea múltiples factores de riesgo es muy efectivo para la mayoría de las personas.

Primero necesitas seguir mis sugerencias de ejercicio y una dieta adecuada de bajo índice glicémico (*ver página 131*).

El tratamiento puede incluir dosis bajas de aspirina (para reducir los coágulos de la sangre) y una estatina (para reducir los niveles de colesterol aun si no están demasiado elevados), además de fijar metas más estrictas para controlar la presión y la tolerancia deficiente a la glucosa. Este enfoque combinado puede reducir el riesgo de ataque cardiaco o infarto por lo menos en 50 por ciento. Un tipo de medicamentos orales hipoglucémicos, las glitazonas (*ver página 93*), son particularmente benéficos, pues no sólo bajan los niveles de glucosa, sino que también tienen efectos benéficos en presión, niveles de grasa de la sangre e inflamación. El tratamiento con un medicamento contra la obesidad (como orilstat o sibutramina) también es útil para reducir la obesidad en forma de manzana; consulta el apéndice 2 para una discusión completa sobre estos medicamentos, incluyendo investigaciones recientes al respecto.

Capítulo cinco

Alimentación saludable: las bases

Si te acaban de diagnosticar diabetes o síndrome metabólico podrías pensar que, en lo que concierne a la comida, los buenos tiempos se han terminado. Ahora, imaginas, te enfrentas a una dieta "para diabéticos" sumamente restringida, tremendamente aburrida durante el resto de tu vida.

No es así. Las dietas especiales "para diabéticos" ya no existen. En cambio, simplemente necesitas seguir los mismos lineamientos de alimentación saludable recomendados para todas las personas. Eso significa una dieta alta en fibra y baja en grasas procesadas, por lo menos cinco raciones de fruta y verdura al día y evitar el azúcar excesiva, los carbohidratos refinados, el alcohol y la sal. El enfoque debería estar en alimentos enteros frescos, lo menos procesados posible y lejos de comidas ya hechas, que se consiguen en los estantes del supermercado, cargadas de sal, grasas trans, azúcar y conservadores. Las personas que padecen síndrome metabólico o diabetes tipo 2 pueden tener aún mejores resultados con una dieta baja en carbohidratos, más alta en proteínas, pues cada vez hay más evidencias de lo bien que equilibran el azúcar de la sangre.

El enfoque tradicional en la alimentación saludable

Hablando en general, una dieta saludable tradicional recomienda dividir tus necesidades de energía diaria, como son las calorías, de la siguiente manera:

- 50 a 55 por ciento provenientes de carbohidratos, principalmente carbohidratos almidonados como los de las papas al horno y el arroz café, en vez de carbohidratos refinados y procesados como los de la harina blanca y el azúcar;
- 30 a 35 por ciento de grasa; y,
- 10 a 15 por ciento de proteínas.

Es importante no saltarte ninguna comida, pues el hambre puede llevarte al camino fácil de comer carbohidratos refinados (un pan, un pastelillo, una galleta) para obtener energía rápida, "sólo por esta vez". Y eso, por supuesto, es un desastre para cualquier forma de diabetes o enfermedad prediabética. Hacer comidas regulares que incluyan una amplia variedad de alimentos altos en fibra te ayudará a mantener tu azúcar en equilibrio. Esas cinco raciones de fruta o verduras al día te darán abundantes vitaminas y otros micronutrientes, así como importante fibra dietaria. Y, finalmente, necesitas mantenerte hidratado, así que bebe 2 a 3 litros de agua al día (cantidad que puede incluir té e infusiones).

Una dieta de bajo índice glicémico incluirá los llamados carbohidratos "lentos" que se procesan relativamente con lentitud en el cuerpo. Como resultado, producen menos cambios drásticos en la glucosa de la sangre. Un menú típico de un día tomado de una dieta de bajo índice glicémico será más o menos como esto:

Desayuno
- Cereal (Weetabix) o algún otro relativamente sin procesar, libre de azúcar, con manzana picada y leche semidescremada; o,
- dos rebanadas de pan integral o de centeno con un huevo poché o cocido y una manzana, pera o un puñado de moras; o,
- frijoles bajos en azúcar u horneados en casa en pan integral o de centeno; y,
- una taza de té con un chorrito de leche semidescremada.

Almuerzo
- papa al horno rellena de atún, frijoles horneados bajos en azúcar o ensalada de pollo con una ensalada mixta o vegetales verdes; o,
- sardinas en aceite de oliva o salmón con pan de centeno o pasteles de avena y ensalada; o,

- sándwich hecho con pan integral o pita café y pollo, pavo, queso cottage o atún, con ensalada mixta; y,
- manzana, pera o un puñado de moras; y,
- una taza de infusión.

Cena
- Una pieza de carne magra (pollo, pavo o aves de corral), pieza de tofu o pescado; y,
- verduras multicolores (espinacas, zanahorias, pimientos rojos, apio, jitomates y similares), sancochados o en ensalada; y,
- manzana, pera o puñado de moras; y,
- una taza de té.

En contraste, un plan de carbohidratos controlados como el que proporciona el enfoque del doctor Atkins, limita los consumos de carbohidratos de una manera más estricta y el menú típico de un día. Las primeras fases de un plan de carbohidratos controlados, podría verse de la siguiente manera:

Desayuno
- Omelette con dos huevos, queso y hongos.
- Dos rebanadas de tocino, ensalada.
- Plato de moras frescas (moras azules, frambuesas, fresas).
- Café americano con crema.

Almuerzo

- Filete de salmón a la parrilla servido con ensalada de hojas mixtas, queso parmesano y aderezo para ensalada César.
- Bandeja de queso con uvas y avellanas (sin galletas ni pan).
- Una taza de infusión.

Cena

- Filete de res a la parrilla con ajo y mantequilla de hierbas Y verduras multicolores (espinacas, zanahorias, pimientos rojos, apio, jitomates y similares, sancochados o en ensalada.
- Mousse de chocolate preparado con endulzante artificial.
- Taza de té.

A medida que progreses en el enfoque nutricional Atkins, introducirás más carbohidratos provenientes de verduras, frutas de bajo contenido glicémico, quesos añejos, nueces, semillas y granos enteros hasta que alcances tu meta de peso. Al final, puede que seas capaz de comer hasta 120 g de carbohidratos netos al día o más, y puedas incluir en tu dieta pequeñas cantidades de alimentos ricos en carbohidratos como papas, arroz, pasta e incluso pan.

Aceites de oliva, avellana u otros tipos de aceites recomendados (*ver página 137*) pueden emplearse en aderezos para ensalada al seguir cualquiera de los dos planes de alimentación.

Ahora analizaremos en detalle los aspectos más importantes de la alimentación saludable desde la perspectiva de la diabetes.

Eso significa encontrar cuáles alimentos equilibran la glucosa de la sangre y cuáles no. Para ello me he concentrado en los carbohidratos, proteínas, grasas y antioxidantes cruciales que se encuentran en frutas, verduras y otras fuentes.

Todo sobre los carbohidratos

Mantener tu glucosa en equilibrio es tu principal prioridad en materia de salud. Y como los carbohidratos son la fuente principal de glucosa, necesitas estar seguro de que estás obteniendo los del tipo que facilitará la tarea. Los carbohidratos refinados como el azúcar blanca de pasteles y dulces contiene azúcares simples como glucosa, que rápidamente elevan los niveles de azúcar en la sangre. Necesitas evitarlos. Los carbohidratos sin refinar como los almidones que se encuentran en avenas o el espagueti integral están hechos de cadenas de azúcares simples, que al principio deben fragmentarse en unidades más básicas antes de afectar los niveles de glucosa de la sangre. Esos carbohidratos de "liberación lenta" por lo general son los mejores para ti.

Las personas que padecen diabetes tipo 1 pueden verse animadas por sus médicos a contar los gramos de carbohidratos que consumen durante el día, pues esto les ayuda a comer una gama más amplia de alimentos al combinar los que tienen otra más alta de carbohidratos con los que tienen una cuenta más baja. Esto puede ayudarte a controlar tus niveles de glucosa de forma más estricta y relativamente es fácil pues las etiquetas de los alimentos incluyen el contenido de carbohidratos. Los libros que incluyen cuentas de carbohidratos son fáciles de conseguir (*ver la bibliografía*). Si tu médico desea que cuentes los carbohidratos, te proporcionará información detallada que te ayudará a hacerlo.

El índice glicémico

En 1981, algunos investigadores inventaron una forma de determinar con precisión de qué manera un alimento afecta los niveles de glucosa de la sangre. Esto es el índice glicémico (IG), que se calcula según una tabla que compara cada alimento que contenga carbohidratos con la glucosa pura, en términos de qué tan rápido fragmenta la glucosa en el cuerpo (*ver página siguiente*). A la glucosa se le da un índice glicémico estándar de 100 y a otros carbohidratos se les da un valor relativo a éste. Las chirivías tienen un índice glicémico muy alto, de 97, mientras la fructosa (azúcar en fruta, verduras y miel) tiene un IG por debajo de 23.

En esencia, un IG bajo es de menos de 55, uno medio de 56 y uno alto de 70.

Para las personas con diabetes o síndrome metabólico, el índice glicémico inicialmente parecía buena idea. Equilibrar el azúcar de la sangre se resumía a evitar alimentos con alto IG y elegir los que tuvieran IG bajo o moderado. Eso también les permitió combinar alimentos con alto IG, como papas, con los que lo tenían más bajo, como frijoles, para ayudar a equilibrar fluctuaciones en los niveles de glucosa.

Índice glicémico

Alimento	IG	Alimento	IG
Glucosa	100		
Chirivías	97	Frituras	51
Zanahorias	95	Mermelada de	
Papas al horno	85	fresa	51
Hojuelas de		Pastel	50
maíz	81	Barra de chocolate	49
Donas	76	Habas	47
Weetabix	75	Uvas	46
Pan blanco	73	Frijoles	44
Pan integral	72	Espagueti blanco,	
Papas, en puré	70	cocido	44
Hojuelas de		Naranja	42
trigo	67	Espagueti integral,	
Pasas	64	cocido	37
Arroz blanco	64	Manzana	38
Basmati	62	Peras	38
Miel	59	Sopa de jitomate	38
Galleta de		Helado	36
chocolate	59	Leche entera	30
Papas nuevas,			
cocidas	57		
Melocotones	56		
Plátanos	56	**Alimentos con IG muy bajo**	
Papas fritas	56	**(menos de 30)**	
Camote	55		
Arroz café	55	Mantequilla, queso, huevos,	
Mango	55	pescado, toronja, vegetales	
Cereal de avena	54	verdes, carne, nueces, ciruelas,	
Kiwi	52	mariscos, leguminosas	
Cereal de		(germen de soya, frijoles	
salvado	51	pintos y demás).	

Nota que los valores difieren entre fuentes distintas. Los valores típicos se proporcionan en esta tabla.

Carga glicémica

Sin embargo, el IG no es un sistema perfecto. El método empleado para obtenerlo era alimentar a voluntarios con una cantidad cualquiera de un alimento que tuviera 50 g de carbohidrato utilizable. Pero como las zanahorias, por ejemplo, contienen sólo cerca de 7 por ciento de carbohidratos, comer 50 g de carbohidratos de zanahorias solas significa que tendrías que comer cerca de 675 g para la prueba, lo cual les da un valor extremadamente alto de IG: 95. Esto obviamente no es realista. Además, el IG está basado en comer un solo alimento en lugar de una comida mezclada, como sucede normalmente. Cuando comes, por decir, arroz café con pollo, o fruta con nueces, la cantidad de grasa, fibra y proteínas que consumes con el carbohidrato tendrán un efecto de equilibrio en los cambios de azúcar en la sangre.

Así que se creó una mejor medida: la carga glicémica (CG), la cual toma en consideración la cantidad real de alimento que se consume en una ración típica.

La CG se calcula de la manera siguiente:

$$\text{Carga glicémica (CG)} = \frac{\text{IG} \times \text{contenido neto de carbohidratos (sin fibra)}}{100}$$

Así que una CG baja es de hasta 10; una CG media es de 11 a 19 y una alta es de más de 20. Al usar la CG como medida, las zanahorias tienen un valor de cerca de 6, que se clasifica como bajo, una típica ración tendrá poco efecto significativo en los niveles de glucosa. En contraste, el espagueti blanco, que tiene un IG relativamente bajo de 44, tiene una CG relativamente alta de 18.

La siguiente tabla muestra tanto el índice como la carga glicémica en el caso de varios carbohidratos.

Valores de índice glicémico y carga glicémica para alimentos seleccionados

Alimento	Índice glicémico (glucosa =100)	Tamaño de la ración 1 mediana (150 g)	Carbohidra-tos por ración (g)	Carga glicémica por ración
Papa (al horno)	8a5	30 g	30	26
Hojuelas de maíz	81	47 g	26	21
Donas	76	30 g	23	17
Pan blanco	73	10 g	14	10
Azúcar de mesa (sucrosa)	68	150 g	10	7
Arroz blanco (cocido)	64	150 g	36	23
Arroz café (cocido)	55	140 g	33	18
Espagueti, blanco, cocido	44	140 g	40	18
Espagueti integral, cocido	37	120 g	37	14
Naranjas, crudas	42	120 g	11	5
Peras, crudas	38	120 g	11	4
Manzanas, crudas	38	30 g	15	6
Cereal All-Bran	38	250 ml	23	9
Leche descremada	32	150 g	13	4
Lentejas, secas, cocidas	29	150 g	18	5
Frijoles, secos, cocidos	28	150 g	25	7
Centeno perla, cocido	25	30 g	42	11
Nueces	22	30 g	9	2
Cacahuates	10		6	1

Todo sobre las proteínas

Las proteínas dietarias están constituidas por bloques de construcción conocidos como aminoácidos, que pueden unirse para formar cadenas. Las cadenas con entre 10 y 100 aminoácidos tienden a ser polipéptidos, mientras que las cadenas de más de 100 aminoácidos se doblan para dar formas tridimensionales conocidas como proteínas.

Las proteínas dietarias se digieren para liberar su aminoácido, proceso que inicia con las encimas del estómago. Una vez que han sido absorbidas en el cuerpo, los aminoácidos se usan como bloques de construcción para formar todas las 50 000 proteínas y polipéptidos diferentes que necesitamos para funcionar adecuadamente. Algunas de esas proteínas desempeñan un papel estructural (como el colágeno), algunas regulan reacciones metabólicas (enzimas, hormonas), mientras otras son vitales para la inmunidad (anticuerpos). Las proteínas en tu cuerpo se fragmentan y reforman constantemente bajo el control de la hormona del crecimiento (sobre todo cuando duermes) a una tasa de alrededor de 80 a 100 g al día. La mayoría de las proteínas musculares se renuevan cada 6 meses, por ejemplo, mientras que 98 por ciento de las proteínas totales de tu cuerpo se renuevan en el transcurso de un año.

Ahora se sabe que un total de 21 aminoácidos son importantes para la salud humana. De ellos, 12 (los aminoácidos no esenciales) pueden hacerse en el cuerpo a partir de otros bloques de construcción; pero los 9 restantes no pueden ser sintetizados en las cantidades que necesita tu metabolismo y, en consecuencia, deben provenir de tu dieta. Se les conoce como aminoácidos esenciales para la nutrición.

Cuando tu dieta es rica en proteínas, los aminoácidos excesivos no pueden almacenarse en su forma original. El exceso de proteínas que no se necesita para el crecimiento o la reparación de tejidos corporales debe romperse directamente como combustible para energía, convertirse en glucosa o, si la energía es plena, convertirse en glicógeno o ácidos grasos para almacenarse. Esto es importante, porque significa que incluso si estás siguiendo una

Aminoácidos esenciales	Aminoácidos no esenciales
Histidina	Alanina
Isoleucina	Arginina
Leucina	Asparagina
Lisina	Aspartate
Metionina	Glutamato
Fenilalanina	Glutamina
Treonina	Glicina
Triptofano	Prolina
Valina	Serina
	Cisterina
	Selenocisteína (reconocida hasta hace poco como esencial para la salud)
	Tirosina

dieta de bajo contenido glicémico, que proporciona poca glucosa dietaria, tu cuerpo sigue siendo capaz de obtener toda la glucosa que necesita de las proteínas de tu dieta. La proteína dietaria puede ser dividida en dos grupos: proteínas de primera clase, que contienen cantidades significativas de todos los aminoácidos esenciales (como carne, pescado, huevos y lácteos) y proteínas de segunda clase (como verduras, arroz, frijoles, nueces). Las proteínas de segunda clase necesitan mezclarse y compensarse comiendo una variedad de alimentos tan amplia como sea posible. Por ejemplo, los aminoácidos esenciales que faltan en los guisantes se encuentran en el pan. Así que combinar cereales con leguminosas o semillas y nueces proporciona un consumo equilibrado de aminoácidos. Los vegetarianos también pueden obtener un consumo equilibrado de proteínas comiendo una combinación de cinco partes de arroz por una de frijoles.

El adulto promedio necesita obtener cerca de 56 g de proteínas al día de sus alimentos y la mayoría de las personas del Reino Unido obtienen significativamente más que eso.

Las verdades de las grasas

Desde hace muchas décadas, la grasa ha tenido mala publicidad. La verdad es que necesitamos grasa en nuestra dieta. Es una fuente importante de energía que ya se encuentra disponible, y también necesitamos comerla para obtener los beneficios de las importantes vitaminas A, D y E solubles en grasa. Así la vitamina D abunda en pescados oleosos, mientras los aceites de semillas son ricos en vitamina E.

Sin embargo, hay grasas buenas y grasas malas. Las llamadas grasas "trans" o hidrogenadas, que se encuentran en muchos alimentos procesados, están surgiendo como riesgos importantes para la salud. En contraste, los ácidos grasos esenciales, que se encuentran en semillas y pescados oleosos como el salmón, como su nombre lo implica, son vitales para nuestra salud. Estaremos analizando con mayor profundidad las grasas buenas y malas a continuación.

Los tipos de grasa dietaria

La mayoría de las grasas contienen una mezcla de grasas saturadas, monoinsaturadas y poliinsaturadas en porciones variables.

Grasas: la historia desde adentro

La mayoría de las grasas que comemos son triglicéridos y consisten en una molécula de glicerol, constituida por tres átomos de carbono, a los cuales se adhieren tres ácidos grasos (largas cadenas de átomos de hidrógeno y carbono). Todos juntos lucen más o menos como una 'E' mayúscula. La disposición precisa de los átomos dentro de la molécula determina si los triglicéridos serán sólidos o líquidos a temperatura ambiente, así como la forma en que son metabolizados en tu cuerpo. Su estructura también determina si son saturados, monosaturados o poliinsaturados. En general, las grasas saturadas tienden a ser sólidas a temperatura ambiente, mientras las monoinsaturadas y poliinsaturadas tienden a ser aceites.

Por ejemplo, el tocino, que la mayoría de las personas asumen se compone de grasa saturada, contiene 47 por ciento de grasa monoinsaturada. Sin embargo, ¿qué significan todos estos términos y qué efecto tienen esas grasas en nuestra salud?

Grasas saturadas. Provienen de fuentes animales, como carne y lácteos. Algunas son convertidas en colesterol en el hígado y tradicionalmente se pensaba que eran las malvadas en lo que respecta a las enfermedades coronarias. Pero ahora se piensa que son menos importantes a este respecto. De hecho, más de un tercio de grasas saturadas en leche o mantequilla no tiene ningún efecto en los niveles de colesterol (ácido esteárico en la grasa de la leche, mantequilla de cocoa y grasa de la carne, son ejemplos claros).

Uno de los estudios de más larga trayectoria sobre enfermedades coronarias no encontró ningún nexo entre niveles altos de colesterol en la sangre y consumo de grasa saturada. De hecho, el análisis de los datos del Estudio Framingham del Corazón encontró que, aunque el consumo de grasa saturada de una persona se incrementara como una proporción de energía de 16.4 por ciento en el periodo de 1966 a 1969, a 17 por ciento en el periodo de 1984 a 1988, hubo disminuciones significativas en los niveles totales de sangre y de colesterol LDL.

Eso no significa que puedas comer cantidades ilimitadas de sirloin y mantequilla. Un consumo de grasa muy saturada puede ser dañino porque, como todas las grasas, tiene un alto contenido de calorías. Y si se combina con un consumo alto de carbohidratos, demasiada grasa saturada puede conducir a obesidad y serias complicaciones como la presión alta.

Grasas poliinsaturadas. Hay dos familias principales de grasas poliinsaturadas o ácidos grasos en la dieta:
- omega-3, principalmente derivados de pescados oleosos y,
- omega-6, principalmente derivados de aceites vegetales.

Esas grasas omega se conocen como ácidos grasos esenciales. Y como su nombre lo indica, son absolutamente vitales para la salud. Como no podemos sintetizar todos en nuestro cuerpo, necesitamos obtenerlos de los alimentos.

La forma menos compleja de ácidos grasos en la familia omega-3 es el alfalinolénico; en la familia omega-6, es el linoleico. Son los dos ácidos grasos esenciales que definitivamente no podemos elaborar en nuestro cuerpo. El linoleico se convierte en el ácido graso llamado GLA, que también se encuentra en el aceite de borraja y de prímula en el cuerpo, mientras el alfalinolénico o ALA se convierte en dos ácidos grasos con los difíciles nombres de ácido eicosapentanoico y docosahexanoico o EPA y DHA. La linaza, las semillas de calabaza, los vegetales de hojas verdes y almendras pueden ser una fuente indirecta de EPA y DHA, pues contienen ALA. Pero la mejor fuente directa de EPA y DHA son los pescados oleosos de agua fría como las sardinas, la caballa y el salmón.

Sea cual sea la forma en que los obtengas, este par son las estrellas del mundo de los ácidos grasosos. Desempeñan una función vital en nuestro sistema nervioso central, al formar parte de la porción grasa de nuestro cerebro así como de las capas que protegen las conexiones entre los nervios y mantienen al cerebro funcionando adecuadamente. También tienen un efecto de adelgazamiento en tu sangre y, así, ayudan a reducir el riesgo de padecer enfermedades coronarias e infarto. Contribuyen a hacer las membranas de nuestras células y nuestras paredes arteriales, así como prostaglandinas, sustancias similares a hormonas que ayudan a regular nuestro metabolismo. Si padeces síndrome metabólico o diabetes tipo 2, estos ácidos grasos proporcionan una protección importante contra el daño de la resistencia a la insulina, ya que calman la inflamación de las arterias por repetidos flujos de glucosa en la sangre.

Los hallazgos sobre omega-6 presentan una imagen más problemática. Encontrados en aceites de cártamo y de girasol, así como en el de borraja y prímula, cada vez están más relacionados con procesos inflamatorios en la sangre, incluyendo enfermedades coronarias. Sin embargo, el ácido graso básico omega-6, linolénico, sigue siendo "esencial"; el problema es que tendemos a consumir demasiado y muy poco omega-3. La proporción de omega-6 a omega-3 en la dieta occidental promedio actualmente es de 7:1, pero debería de ser de aproximadamente 3:1, pues el desequilibrio puede incrementar la inflamación y el riesgo de endurecimiento y recubrimiento de las arterias.

Esto sucede porque, en comparación con las grasas saturadas, las poliinsaturadas son mucho más vulnerables a la oxidación, cambio químico que puede suceder cuando se calientan o exponen al aire por un tiempo. Durante la oxidación se producen sustancias tóxicas que se piensa dañan las paredes arteriales. Así que es importante cuidarse al usar y almacenar grasas poliinsaturadas o ácidos grasos. Se mantienen mejor en el refrigerador y cuando se consumen sin calentarlos (en aderezos para ensalada, por ejemplo, o como suplementos). Como protección contra cualquier oxidación en el cuerpo, debes considerar tomar suplementos de antioxidantes (*ver página 211*).

Más adelante encontrarás las cantidades recomendadas de ácidos grasos en la dieta. Es muy importante asegurarte de que obtienes suficientes y en proporciones adecuadas. Si tu consumo de ácidos grasos esenciales es bajo, tu cuerpo usará las mejores grasas disponibles, las cuales podrían ser grasa saturada o incluso grasas trans (*ver abajo*). Esto puede afectar la elasticidad y cualidad de tus arterias, por ejemplo.

Consulta el capítulo doce para más información sobre ácidos grasos esenciales.

Vete de pesca:
La fuente principal de omega-3

No es un accidente que las personas más saludables del mundo coman mucho pescado. Los italianos, griegos y otros pueblos mediterráneos, así como los esquimales del extremo norte, tienen algunos de los niveles más bajos de enfermedades cardiacas y todos ellos comen pescados inveterados. ¿Cuál es la relación? Los pescados oleosos como el salmón, la trucha, la caballa y las sardinas contienen los omega-3 esenciales, EPA y DHA, que hacen mucho bien al corazón al reducir la densidad de la sangre y la acumulación de plaquetas, así como la formación de coágulos dañinos y el desarrollo de ritmos cardiacos deficientes.

Se ha demostrado que comer pescados oleosos dos o tres veces a la semana reduce el riesgo de ataque cardiaco e infarto. De hecho, comer pescados oleosos por lo menos dos veces a la semana puede bajar tu riesgo de padecer enfermedades cardiacas de una manera más efectiva que si siguieras una dieta baja en grasa y alta en fibra. La investigación también muestra que los efectos protectores de los pescados oleosos se ven después de tan sólo seis meses y, después de dos años, quienes tienen una dieta alta en pescado tienen casi un tercio menos de probabilidades de morir de enfermedades coronarias que las personas que no consumen mucho pescado.

Por desgracia, no podemos comer tanto pescado como quisiéramos debido a la posible presencia de contaminantes como metales pesados, dioxinas y bifeniles policlorinados (PCB, por sus siglas en inglés). Una opción es tomar suplementos de aceite omega-3 de pescado monitoreado para medir niveles de contaminantes (*ver página 369*).

La Agencia de Estándares Alimenticios del Reino Unido recientemente publicó el siguiente consejo sobre pescados oleosos:

> Hombres y niños varones y mujeres que hayan pasado la edad de tener hijos, no puedan o estén intentando quedar embarazadas, pueden comer hasta cuatro porciones de pescado oleoso a la semana antes de que los posibles riesgos comiencen a ser más numerosos que los conocidos beneficios para la salud.
>
> Las niñas y mujeres que pueden embarazarse en algún punto de su vida pueden comer entre una y dos porciones de pescado oleoso a la semana para obtener los famosos beneficios para la salud, limitando cualquier posible efecto en un bebé que puedan tener en el futuro.

Las mujeres embarazadas o que están amamantando también pueden comer entre una y dos porciones de pescado oleoso a la semana y deberían hacerlo no sólo por los beneficios para su salud, sino porque el pescado oleoso también ayuda al desarrollo neurológico de sus bebés. La Agencia ya aconseja a las mujeres embarazadas y a quienes tratan de embarazarse eviten el tiburón, el marlín, el pez espada y que no coman muchas cantidades de atún. La razón es que los peces carnívoros grandes están muy alto en la cadena alimenticia marina y, por lo tanto, habrán comido acumulaciones de mercurio de muchos peces.

En ocasiones, comer más que las cantidades de pescados oleosos aconsejada por la Agencia no es dañino.

Grasas monoinsaturadas. Como los omega-3, las grasas mono-insaturadas son muy benéficas para la salud. Presentes en el aceite de oliva, de semilla de colza, nueces y aguacates, las grasas monoinsaturadas se metabolizan en una forma tal que bajan los niveles de colesterol LDL dañino, sin efecto en los niveles de HDL benéfico. Como las grasas monoinsaturadas reducen tu riesgo de aterosclerosis, presión alta, enfermedades coronarias e infarto, son invaluables para personas con diabetes. Y reemplazar el omega-6 con grasas monoinsaturadas tendrá el doble beneficio de reducir tu riesgo de enfermedades coronarias y de equilibrar mejor tu proporción dietaria de omega-3 y omega-6.

Esteroles y estanoles vegetales. Son sustancias con una estructura química similar a la del colesterol animal, que se hallan prácticamente en todas las plantas. Se ha encontrado que estas sustancias tienen un efecto notable en los niveles de colesterol dañino en la sangre, pues interactúan con la absorción del colesterol de los alimentos. Consumir 2 g de esteroles o estanoles vegetales al día puede disminuir de manera significativa los niveles de colesterol dañino LDL y ayudar a proteger de enfermedades cardiacas.

En la actualidad, se han desarrollado varios alimentos forti-ficados con esas sustancias que disminuyen el colesterol, inclu-yendo productos para untar y yogures como el Benecol y el Flora pro-activ. Cuando se incluyen en una dieta saludable, ayudan a bajar el colesterol LDL hasta en 15 por ciento en tres semanas. Consumir de 20 a 25 g de estos productos para untar con esteroles vegetales al día, puede bajar el colesterol LDL de 10 a 15 por ciento.

Estrella sureña: el aceite de oliva

Los griegos, españoles e italianos saben algo muy bien: el aceite de oliva es uno de los aceites dietarios más saludables, rico en el benéfico ácido oleico monoinsaturado. Si padeces síndrome metabólico o diabetes tipo 2, el ácido oleico es una buena noticia porque ayuda a regular los niveles de insulina y colesterol, así como la presión.

En un estudio, cuando 11 personas con diabetes tipo 2 cambiaron de su dieta habitual a una rica en aceite de oliva durante dos meses, experimentaron una disminución pequeña pero significativa en su nivel de glucosa e insulina en ayuno. El transporte de glucosa estimulado por la insulina fue significativamente mayor y también mejoró la dilatación de los vasos sanguíneos. Los investigadores concluyeron que cambiar de una dieta poliinsaturada a una monoinsaturada puede reducir la resistencia a la insulina en la diabetes tipo 2, así como tener efectos benéficos en la circulación.

El aceite de oliva también reduce la absorción de colesterol y es procesado en el cuerpo para bajar el colesterol dañino LDL sin modificar el HDL deseable, y reduce las tendencias de coagulación anormal. Si usas aceite de oliva con frecuencia (en aderezos para ensalada y para cocinar) puedes reducir tu riesgo de desarrollar enfermedades coronarias en 25 por ciento. Varios estudios que han analizado a personas recuperadas de un ataque cardiaco muestran que quienes siguieron una dieta mediterránea (rica en aceite de oliva, nueces, semillas, frutas y verduras y baja en carne roja) tenían de 50 a 70 por ciento menos probabilidades de padecer otro ataque cardiaco o de morir de problemas cardiacos que quienes seguían su dieta normal.

El aceite de oliva también es sumamente benéfico para las personas que padecen presión alta. Otro estudio demostró que usar de 30 a 40 g de aceite de oliva para cocinar todos los días, puede reducir la necesidad de medicamentos contra la hipertensión en personas con presión alta en casi 50 por ciento, en un periodo de seis meses, en comparación con sólo 4 por ciento en el caso de quienes, seleccionados al azar, usaron aceite de girasol. Quienes usaron este último siguieron necesitando el medicamento contra la hipertensión, mientras que 80 por ciento de las personas que usaron aceite de oliva descontinuaron el medicamento por completo, cifra impresionante.

Nota que el aceite de oliva puro permanece estable a temperaturas elevadas debido a sus niveles altos de ácidos grasos monoinsaturados y a la vitamina E, antioxidante natural. En consecuencia, el aceite de oliva refinado puede calentarse hasta 210° C antes de que ocurran cambios químicos. Sin embargo, los aceites de oliva virgen y extravirgen son menos estables, debido a su contenido más alto de componentes sensibles al calor que contribuyen a su color y sabor. Debido a esto, olor y sabor del aceite virgen pueden cambiar si se calientan a más de 180° C.

Así que fríe con aceite de oliva puro y usa los aceites de oliva virgen y extra-virgen para cocinar al vapor, sancochar y preparar aderezos. No emplees ningún aceite que comience a echar humo o despida un olor extraño al usarlo.

Idealmente, los aceites para cocinar no deben reutilizarse.

Grasas trans. Hasta este punto, hemos analizado las principales grasas que nos hacen bien. Pero, de manera inadvertida, muchos de los que vivimos en Occidente estamos comiendo un tipo de grasa realmente dañino: la llamada grasa trans. Se encuentra en todo tipo de alimentos procesados, desde productos horneados y grasas sólidas para cocinar, hasta algunos tipos de margarina.

Una grasa trans es un aceite poliinsaturado parcialmente hidrogenado (mediante la introducción de átomos de hidrógeno), para solidificarla. Algunas tienen una estructura "extraña", en la que una parte de la cadena está enredada en sí misma. Como resultado, cuando se incorporan grasas trans en las membranas celulares, las engruesan y hacen más rígidas, pues las partes enroscadas no pueden estirarse de la misma forma que en los ácidos transgrasos. Las grasas trans artificiales también parecen elevar los niveles de LDL mientras disminuyen el HDL. Así que han sido relacionadas con un incremento en el riesgo de padecer presión alta y enfermedades cardiacas. También pueden interferir con la forma en que tu cuerpo maneja los EFA de modo que sus efectos benéficos no están completamente constatados.

En promedio, en Occidente comemos de 5 a 7 g de grasas trans al día. Las personas que comen mucha margarina barata, pasteles comprados, cereales, frituras, galletas y alimentos fritos terminan consumiendo una cantidad tan alta como de 25 a 30 g al día. La preocupación por si son seguras ha llevado a algunos fabricantes a reformular margarinas y productos para untar bajos en grasa y reducir su contenido de grasas trans. Algunos países también han presentado lineamientos dirigidos a reducir las cantidades consumidas a no más de 2 por ciento del consumo total de energía de una persona.

No todas las grasas trans se fabrican. También se producen tipos naturales en el rumen (primer estómago) del ganado, ovejas y cabras. Como resultado, leche, queso, mantequilla y carne contienen pequeñas cantidades de grasas trans (cerca de 2 a 4 por ciento). Pero las grasas trans naturales tienen una estructura diferente a las que se producen comercialmente y no han sido implicadas en incrementar el riesgo de desarrollar enfermedades coronarias. Esto le ha dado un vuelco a la controversia de la mantequilla versus la margarina y ha llevado a algunos científicos a creer que es más sano comer mantequilla que margarina o productos para untar bajos en grasa.

¿Entonces debes comer mantequilla en lugar de margarina? Este tipo de juicio es un cuchillo de dos filos. El consejo más simple es comer la variedad de alimentos más amplia posible, incluyendo un poco de todo (mantequilla y margarina, si lo deseas) y no comer nada en exceso. Y busca mantener al mínimo el consumo de grasas trans artificiales obtenidas a partir de alimentos procesados.

¿Cuánta grasa debes comer?

El consejo actual es que no más de 30 a 35 por ciento de tu energía diaria debe estar constituida por grasas dietarias. En términos reales, si eres una mujer con un consumo de energía promedio de 1 928 kcal al día, 30 por ciento de tu consumo de energía de los alimentos constituirá cerca de 66 g de grasa. Una cucharada de grasa dietaria contiene cerca de 15 g de grasa, de modo que es un poco más de 4 cucharadas de los tipos de grasa que recomendé antes (aceite de oliva, nueces o semillas, por ejemplo). Dietas con mayor contenido de grasa pueden ser aceptables, pero sólo en combinación con un consumo bajo en carbohidratos, como verás en el capítulo seis.

No obstante, ¿qué proporciones debes comer de esas grasas benéficas? Más adelante encontrarás las recomendaciones más recientes del gobierno. Pero debes observar que están basadas en el consejo actual de llevar una dieta baja en grasa, así que no necesariamente reflejan la visión de quienes, como yo, apuntamos a los beneficios de los enfoques nutricionales más bajos en carbohidratos.

- Ácidos grasos monoinsaturados (aceite de oliva o de semilla de colza, aguacates) 12 por ciento.
- Ácidos grasos poliinsaturados (pescado, nueces, semilla de calabaza, semilla de linaza y aceites vegetales) 6 por ciento, hasta un máximo de 10 por ciento, del cual el ácido linoleico debe constituir un máximo de 1 por ciento y el linolénico un mínimo de 0.2 por ciento.
- Ácidos transgrasos 2 por ciento.
- Grasas saturadas 10 por ciento (aunque cuando se comen como parte de una dieta baja en carbohidratos, los consumos de 20 por ciento de grasa saturada han

demostrado no ser factores de riesgo para enfermedades coronarias).

Junto con una concentración de aceite de oliva, aceites de pescado y similares, puedes reducir tu riesgo de aterosclerosis, enfermedades coronarias e infarto en varias formas: comer alimentos fortificados con esteroles/estanoles vegetales; reducir tu consumo de ácidos grasos omega-6 (que se encuentran principalmente en aceites vegetales como soya, maíz, cártamo y girasol); limitar los alimentos procesados en tu dieta de modo que evites consumir demasiadas grasas trans, e incrementar la cantidad de antioxidantes (frutas, verduras y suplementos) para mantener al mínimo cualquier riesgo proveniente de aceites oxidados.

Antioxidantes: protectores de la salud

Hemos visto lo importante que es comer carbohidratos, proteínas y grasas adecuados para mantener la salud más balanceada. Sin embargo, también entran otros elementos: los antioxidantes, que desempeñan un papel crucial en la salud de los diabéticos.

¿Por qué son tan importantes los antioxidantes? Si padeces diabetes, eres especialmente vulnerable a reacciones metabólicas anormales que resulten de reacciones dañinas de oxidación que incluyan glucosa y los llamados "radicales libres". Un radical libre es un fragmento molecular sumamente inestable y, por tanto, capaz de oxidar otras moléculas y estructuras celulares de tu cuerpo al chocar contra ellas. Debido a esta vulnerabilidad, por lo general necesitarás más antioxidantes —incluyendo vitaminas A, C, E y

otros químicos vegetales como carotenoides y flavonoides—
que otras personas. Ahora demos un vistazo a algunas fuentes
dietarias de estos vitales protectores para la salud.

Frutas y verduras

Comer de cinco a nueve raciones de frutas y verduras al día es
esencial para la salud. Por ejemplo, se ha descubierto que las
personas que comen la mayor cantidad de frutas crudas y frescas
tienen el riesgo más bajo de desarrollar enfermedades cardiacas
e infarto. Frutas, verduras, semillas y leguminosas son fuentes
increíblemente ricas de vitaminas (incluyendo antioxidantes),
minerales, fibra y por lo menos 20 sustancias sin nutrientes, conocidas como fotoquímicos, que tienen un efecto benéfico en la
salud. Algunas de esas sustancias son poderosos antioxidantes,
mientras otras tienen acciones benéficas similares a las hormonas
o efectos antinflamatorios en el cuerpo. Entre ellas se encuentran:

Flavonoides. Antioxidantes naturales, ayudan a mantener la salud
y a proteger contra enfermedades. Protegen las membranas
celulares de daños y ayudan a prevenir el endurecimiento y recubrimiento de las arterias. Casi todas las frutas y verduras
contienen flavonoides, de los cuales se sabe que existen 20 000.
Un estudio encontró que hombres que comían la mayor cantidad
de flavonoides tenían menos de la mitad de ataques cardiacos
fatales que quienes comían menos. Las fuentes principales de
flavonoides en el estudio fueron las manzanas, las cebollas y el té.

¿Qué es una ración de frutas o verduras?

Una ración o porción de frutas y verduras se define mejor como la cantidad que te satisface en una sentada. Por lo general sería:

- Un vaso de jugo de fruta.
- Una ensalada mixta grande.
- Un jitomate grande o dos medianos.
- Un puñado de uvas, cerezas o moras.

Fibra soluble. Este tipo (*ver también página 157*) mantiene a los intestinos funcionando normalmente. Varios estudios han encontrado que quienes comen más frutas son menos propensos a padecer cáncer de colon. La fibra también tiene un efecto benéfico en la absorción de la grasa dietaria.

Micronutrientes. Incluyen todas las vitaminas, minerales y microelementos importantes que necesitas. Las frutas y verduras son buenas fuentes del mineral llamado selenio y de los siguientes antioxidantes: vitamina C y E y betacaroteno. La fruta también contiene potasio, que ayuda a limpiar el exceso de sodio a través de los riñones y ayuda a bajar la presión alta.

Fitoquímicos. Se trata de químicos vegetales que parecen proteger contra el cáncer al bloquear las enzimas necesarias para el crecimiento de células cancerígenas.

- Una manzana, naranja, kiwi, pera, nectarina o plátano.
- 1/2 toronja, 1/2 melón, 1/2 mango, 1/2 papaya.
- De dos a cuatro dátiles, higos, satsumas, frutas de la pasión, melocotones o ciruelas.
- Un puñado de nueces.
- Una ración generosa de vegetales verdes o de raíz (excluyendo papas).

Fitoestrógenos. Estas hormonas vegetales tienen en el cuerpo un efecto débil similar al de los estrógenos. Son útiles para hombres y mujeres pues los isoflavones interactúan con los receptores de estrógenos dentro de la circulación para copiar algunos de los efectos benéficos de los estrógenos, ayudando así a dilatar las arterias coronarias, a incrementar la función cardiaca, a reducir en la sangre niveles dañinos de colesterol LDL y la densidad de la sangre que evita coágulos indeseables. Estos hallazgos ayudan a explicar por qué los japoneses tienen una de las tasas más bajas de enfermedades cardiacas del mundo.

Los fitoestrógenos también tienen acciones benéficas antioxidantes y antinflamatorias que pueden reducir el riesgo de aterosclerosis. Con base en evidencia científica de más de 50 estudios independientes, la Administración de Alimentos y Medicamentos de Estados Unidos estableció en octubre de 1999, que autorizaría que en las etiquetas de alimentos apareciera el siguiente consejo: "Una dieta baja en grasa saturada y colesterol, que incluya 25 g de proteína de soya al día, puede reducir de manera significativa el riesgo de padecer enfermedades cardiacas".

No olvides que la soya también es una rica fuente de proteínas, calcio y fibra.

Como ahora le prestas atención al IG (*ver página 131*) de frutas y verduras, tendrás idea de cuáles elegir. Pero necesitas comer frutas y verduras que sean bajas en CG y altas en antioxidantes. El capítulo ocho trata este tema a profundidad; por ahora, basta decir que tienes un rango bastante amplio para elegir (brócoli, zanahorias, guisantes, camotes, berros, melón, fresas y kiwi son sólo unos cuantos). Los beneficios de comer frutas y verduras de baja CG son tan grandes que algunos expertos ahora recomiendan consumos elevados de estos alimentos, así como té verde, té negro y vino tinto, ricos en antioxidantes (*ver más adelante*), en lugar de la clásica dieta baja en colesterol y en grasa saturada.

Té

El té se bebe en todo el mundo: Rusia, India, Medio y Lejano Oriente, Asia Central, Estados Unidos y, por supuesto, Reino Unido. El té blanco, verde y negro se hace con hojas tiernas y brotes de hojas del mismo arbusto, *Camellia sinensis*.

El té verde se fabrica al vapor y secando hojas frescas de té inmediatamente después de cosecharlas, mientras el negro se hace machacando y fermentando las hojas para que se oxiden antes de secarse. Esto permite que las enzimas naturales en las hojas del té produzcan el característico color café rojizo y la relativa falta de astringencia. El té blanco es similar al verde en que no está fermentado, pero sólo se hace con brotes de hojas, recogidas antes de que abran. Se ven blancas porque están cubiertas con finos vellos, plateados. Los brotes se secan suavemente y producen un té color paja que carece del característico sabor "a pasto" del té verde. El blanco también contiene menos cafeína que otras variedades, cerca de 15 mg por taza, en comparación con 20 mg en el té verde y 40 en el negro.

Sea el tipo que sea, el té es una poderosa fuente de antioxidantes. Más de 30 por ciento del peso seco de las hojas de té verde, por ejemplo, consiste de potentes flavonoides antioxidantes como las catequinas. Los extractos de té verde tienen una acción antioxidante por lo menos 100 veces más potente que la vitamina C y 25 más que la E.

Beber té blanco, verde o negro tiene efectos benéficos en la presión, los lípidos y la densidad de la sangre, puede disminuir el riesgo de desarrollar enfermedades coronarias e infarto. Quienes beben por lo menos cuatro tazas de té al día tienen 50 veces menos posibilidades de padecer un ataque cardiaco que quienes no lo beben. Un consumo alto de té (ocho a diez tazas al día) también puede reducir el riesgo de padecer algunos tipos de cáncer.

Como incluso el té blanco contiene algo de cafeína, beber esa cantidad de té puede tener un efecto en tus niveles de glucosa en la sangre (aunque la evidencia no es sólida); pero los beneficios antioxidantes superan los riesgos. Para quienes desean evitar la cafeína, un excelente sustituto es el té de arbusto rojo, hecho de las hojas de un arbusto sudafricano. Naturalmente, está libre de cafeína y contiene menos de la mitad de la tanina que el té negro normal. La investigación sugiere que proporciona beneficios para la salud como antioxidante, antiinflamatorio, antiespasmódico y antialérgico. Se puede tomar con o sin leche, azúcar o limón.

Alcohol

Es bueno saber que el vino (antigua y placentera bebida) puede ser buena para la salud con moderación. Muchos estudios han encontrado que un consumo moderado de alcohol reduce el riesgo de padecer enfermedades coronarias hasta en 40 por ciento. El vino tinto parece particularmente benéfico, en especial si se toma con las comidas.

El vino tinto contiene muchos compuestos con acción antioxidante natural, que pueden elevar los niveles del colesterol protector HDL e inhibir la formación de coágulos. Los bebedores moderados (quienes consumen dos a tres unidades de alcohol al día) tienen presión más baja, menos riesgo de padecer infarto, así como menor incidencia de enfermedades coronarias. En un estudio que incluyó a 129 000 personas, beber vino se asoció con un riesgo significativamente menor de muerte cardiovascular (30 por ciento menos en hombres y 40 por ciento en mujeres) cuando se compara con quienes toman otras bebidas alcohólicas.

Pero los efectos benéficos del alcohol deben ponerse en una balanza junto con lo negativo. Todo está en "cómo" manejas tu forma de empinar el codo. Si bebes todos los fines de semana, tienes casi el doble de riesgo de muerte cardiovascular repentina, debido a anormalidades en el ritmo cardiaco, que quienes beben con moderación o son abstemios. Los hombres que habitualmente beben seis unidades del alcohol al día (es decir seis copas de vino o 1.7 litros de cerveza normal a fuerte) son más propensos a padecer un ataque cardiaco que quienes beben dentro de los límites recomendados. En cualquier caso, tener diabetes significa que debes cuidar tu consumo de alcohol muy de cerca.

Lo anterior no es sinónimo de abstinencia. Las personas con diabetes pueden beber alcohol con moderación, justo como todos los demás. En la práctica, esto significa un máximo semanal de 2 a 3 unidades diarias de alcohol en el caso de mujeres (3 a 4 para hombres) con un total no mayor de 14 unidades a la semana en mujeres (21 en hombres). Busca tener por lo menos dos días a la semana libres de alcohol, de ser posible más. Si bebes, puede ser prudente que tomes sólo una o dos copas de vino al día y trata de evitar los licores y la cerveza si padeces diabetes.

El alcohol disminuye los niveles de glucosa en la sangre y es importante saber que, si bebes demasiado, puedes estar menos consciente de lo normal de los síntomas de un ataque hipoglucémico inminente. Para ayudar a mantener los niveles de glucosa en la sangre, sólo bebe después de haber comido y come un refrigerio bajo en carga glicémica mientras estás bebiendo. También un refrigerio antes de irte a la cama y échale un ojo a tus niveles de glucosa a través de un monitoreo adicional.

Una unidad de alcohol es más pequeña de lo que podrías imaginar. Una unidad (10g de alcohol) equivale a:

= 100 ml de vino (una copa pequeña) o;
= 50 ml de sherry (una medida) o;
= 25 ml de licor (una copita) o;
= 300 ml de cerveza (284 ml).

Fibra: regulando la insulina

Las frutas y verduras, como hemos visto, te dan muchos antioxidantes cruciales de alta calidad. También contienen otra sustancia vital para la salud de los diabéticos: la fibra. La diabetes ha sido relacionada con un consumo de fibra inadecuado, así que consumir suficiente es muy importante.

Hay dos tipos principales de fibra: soluble e insoluble. La soluble entra en acción en el estómago y en la parte superior de los intestinos, donde forma una especie de gel que hace más lenta la digestión y absorción (en especial de carbohidratos) y de ese modo ayuda a impedir que se eleven los niveles de glucosa en la sangre después de una comida. Tomar suplementos de fibra como goma guar o pectina con las comidas, por ejemplo, ha demostrado tener efectos benéficos en el control de glucosa en la sangre de diabéticos, reduciendo tanto los requerimientos de insulina como la glucosa perdida en la orina.

La fibra insoluble es más importante en el intestino grueso. Aglomera las heces, absorbe agua y acelera la excreción. En general, la fibra soluble se fragmenta por completo en el intestino grueso, mientras que la fibra insoluble pasa en la defecación.

Todos los alimentos vegetales contienen fibra soluble e insoluble, aunque algunas fuentes son más ricas que otras en uno de los dos tipos. Por ejemplo, cáscara de trigo y arroz, apio, cáscaras de frutas y verduras, nueces y semillas son ricas en fibra insoluble; frutas como peras y otras verduras almidonadas, avena, cebada, linaza, frijoles, lentejas, guisantes y productos de soya como el tofu, contienen abundante fibra soluble. Buenos alimentos "combinados" altos en fibra, que contienen los dos tipos, incluyen avena, linaza, frutas y verduras. Con una variedad tan amplia de alimentos ricos en fibra, incrementar su consumo debería ser algo sencillo. Por ejemplo, podrías desayunar un plato de avena cocida con leche dos veces a la semana, como refrigerio un puñado de nueces o semillas de girasol, hacer una olla de sopa de lentejas para la cena, aprovisionar tu auto con manzanas y peras sin pelar. No obstante, si no has estado comiendo mucha fibra, es importante que te des alrededor de una semana e incrementes tu consumo lentamente, para ayudar a tus intestinos a adaptarse. Bebe muchos líquidos y agrega suplementos probióticos (*ver página 201*) para asegurar un equilibrio saludable de bacterias y ayudar a procesar la fibra en la parte baja del intestino. Incluso al seguir una dieta baja en carbohidratos, es importante que consumas un mínimo de cinco raciones de frutas y verduras al día por su contenido de fibra o que tomes suplementos de fibra como la esterculia, el salvado o la ispagula (psylium). Es mejor cambiar los suplementos después de algunas semanas, pues una bacteria intestinal tiende a adaptarse a ellos.

Sal: manéjese con cuidado

¿Sabes cuánta sal comes? No siempre es fácil medirlo, porque la cantidad "escondida" en los alimentos procesados, añadida para realzar el sabor, actúa como estabilizador y preservativo y retiene la humedad. Pero es importante saber que comer demasiada sal se relaciona con presión alta, enfermedades cardiacas e infarto.

Algunos estudios han sugerido que no agregar sal mientras se cocina o en la mesa puede disminuir tu presión en por lo menos 5 mmHg. Al reducir tu consumo de sal de 9 g diarios a 6, puedes disminuir tu riesgo de padecer un infarto en 22 por ciento y tu riesgo de muerte por enfermedades coronarias en 16 por ciento.

Pero, ¿qué podemos hacer con respecto a la sal escondida, que constituye tres cuartos de nuestro consumo diario? La mayor parte se encuentra en productos enlatados como sopas y salsas, pan empacado, comidas listas, galletas, pasteles y cereales para el desayuno. Cuando consideras que el consumo diario recomendado de sal es de menos de 6 g al día, mientras una típica comida de microondas proporciona cerca de 5 g, un tazón de cereal contiene 1 g y un tazón de sopa enlatada proporciona 2 g, puedes ver que fácilmente el consumo diario del adulto promedio del Reino Unido es de alrededor de 9 g de sal.

Así que reducir su consumo no debería ser tan difícil, sólo necesitas evitar alimentos procesados o salados; en el caso del pan y los alimentos enlatados como el atún y la sopa, puedes consultar la etiqueta para saber el contenido de sal (al leer etiquetas, el contenido que se proporciona como "sodio" necesita multiplicarse por 2.5 para dar la cantidad equivalente de sal de mesa; en consecuencia, una ración de sopa con 0.4 g de sodio contiene 1 g de sal). Además, evita o limita mucho:

- obviamente alimentos salados como frituras, tocino y nueces saladas;
- productos enlatados en salmuera;
- carnes / pescados curados, ahumados o en vinagre;
- pastas de carne, patés; y,
- cubos de caldo y extractos de levadura.

Si te preocupa que el sabor de la comida sea demasiado insípido si no agregas sal, ahora es el momento perfecto para empezar a experimentar con hierbas, especias y otros sazonadores, como jugo de limón (maravilloso con ensaladas de fruta, aderezos para ensalada y en caldo de pollo, por ejemplo). No toma mucho tiempo volver entrenar a tus papilas gustativas.

Cuando la sal sea esencial, usa la de roca rica en minerales en lugar de la de mesa o una marca baja en sodio, más alta en potasio (puede saber más amarga). El potasio es valioso pues ayuda a limpiar el exceso de sodio del cuerpo a través de los riñones y una dieta que carezca de potasio se relaciona con un riesgo más alto de presión alta e infarto, en especial si tu dieta también es alta en sodio. En un estudio, personas que tomaban medicamentos para la presión alta fueron capaces de reducir su dosis de medicamento a la mitad (bajo supervisión médica) después de incrementar el contenido de potasio de sus alimentos. El sodio y el potasio se cubren en detalle en la página 311.

Los niños pueden tolerar menos sodio que los adultos; no obstante, están sujetos a una violenta embestida con las frituras. Es importante limitar su consumo de sal:

¿Cuánta sal para los niños?

En 2003, la Agencia de Estándares Alimenticios anunció los consumos máximos para niños.

Edad	Consumo objetivo de sal (máximo de gramos al día)
0 a 6 meses	menos de 1
7-12 meses	1
1-3 años	2
4-6 años	3
7-10 años	5
11 años en adelante	6 (como en el caso de los adultos)

Capítulo seis

Cómo bajar de peso

Hemos visto que la obesidad y el sobrepeso son los mayores factores de riesgo para la diabetes, en particular si la grasa se acumula en la zona media del cuerpo, la llamada forma de manzana. Por ello, si tienes sobrepeso, padeces síndrome metabólico o te han diagnosticado diabetes tipo 2, una dieta saludable y útil para bajar de peso y un régimen de ejercicio debe ser una prioridad.

Al bajar los kilos de más puedes reducir tu riesgo de desarrollar diabetes tipo 2 en más de 50 por ciento; y si ya tienes diabetes, disminuir de manera significativa tus probabilidades de desarrollar complicaciones diabéticas. De hecho, si tienes sobrepeso y padeces diabetes tipo 2, cada kilogramo que pierdas en el transcurso de un año después del diagnóstico puede alargar tu vida de tres a cuatro meses. Eso es un año completo de vida por cada 3 a 4 kg extra que bajes. Y perder 10 por ciento de tu peso corporal (10 kg para alguien que pesa 100) puede:

- reducir en 30 por ciento la probabilidad de tener una muerte relacionada con la diabetes;
- reducir a la mitad los niveles de glucosa en ayunas;
- permitir que la presión de la sangre baje hasta 10/10 mmHg;
- reducir niveles de triglicéridos en ayunas en 30 por ciento;
- bajar el colesterol total en 10 por ciento;
- bajar el colesterol dañino LDL en 15 por ciento; e,
- incrementar el colesterol benéfico HDL en 8 por ciento.

Sin embargo, por drásticos que sean esos beneficios, es vital que busques el consejo de tu médico antes de empezar cualquier dieta para bajar de peso, en especial si utilizas medicamentos para controlar la diabetes. Tal vez debas reducir la dosis de algunos medicamentos o incluso dejar de tomarlos si reduces las cantidades que comes, en especial si eliges una dieta baja en carbohidratos. Cualquier dieta que sigas necesitará ser diseñada según tus circunstancias específicas.

También necesitarás monitorear tus niveles de glucosa a menudo y asegurarte de que comes suficiente para evitar la hipoglucemia. Así que debes estar consciente de que la información de este capítulo es sólo general y debe ser considerada como secundaria respecto al consejo de tu médico. Analizaremos varios tipos de dietas para bajar de peso en este capítulo. Pero la comida en sí misma es sólo una parte de la historia. La otra se encuentra en *cómo* comemos. Hay todo tipo de formas en las que puedes hacer que bajar de peso sea más fácil… ¡incluso placentero!

Tipos de dietas para bajar de peso

Hay cuatro tipos de dietas principales para bajar de peso:

- las dietas bajas en calorías, que por lo general proporcionan de 1 000 a 1 500 kcal al día;
- dietas muy bajas en calorías, que por lo general proporcionan de 400 a 1 000 kcal al día;
- dietas bajas en grasa, que típicamente proporcionan menos de 30 por ciento de energía diaria de grasa; y,
- dietas bajas en carbohidratos, y que tienden a proporcionar de 20 a 120 g de carbohidratos al día, dependiendo de tu nivel de tolerancia personal a los carbohidratos.

A continuación analizaremos cada una para ver qué tan bien funcionan en realidad. Como verás, con base en toda la evidencia disponible hasta el momento, las dietas bajas en carbohidratos, en particular las tipo Atkins, son más efectivas para perder peso, especialmente para personas con síndrome metabólico o diabetes tipo 2. Pero veamos la evidencia.

Consejos para comer menos

- Toma un vaso grande de agua mineral burbujeante antes de cada comida, esto te hará sentir lleno más rápido, de modo que comerás menos.

- Si puedes, haz la comida principal a medio día. Tu tasa metabólica es más alta entonces que en la tarde, así que se queman más calorías de las que se convierten en grasa. Procura no comer tarde por la noche.

- Siempre siéntate a comer, no lo hagas de pie.

- Sirve raciones más pequeñas de las que crees necesitar.

- Usa un plato más pequeño de lo habitual.

- Come lo más lento posible, de modo que los mensajes metabólicos de que estás satisfecho empiecen a llegar antes de haber terminado de engullir tu comida:
  - Mastica cada bocado más tiempo del habitual.
  - Haz pausas regularmente mientras comes y deja en la mesa el cuchillo y el tenedor entre un bocado y otro.
  - Redescubre el arte de conversar durante la comida.

- Concéntrate en disfrutar tus alimentos. No leas ni veas televisión al mismo tiempo: tragarás de manera mecánica sin apreciar la comida y comerás más.

- Trata de no comer mientras manejas, eso puede convertirse en un hábito durante viajes largos.

- Cuando sientas la necesidad de comer entre comidas, haz algo de ejercicio vigoroso y suda un poco o trata de lavarte los dientes con una pasta que tenga un sabor muy fuerte.

- Si necesitas un refrigerio para mantener los niveles de glucosa de la sangre, selecciona una opción saludable: un puñado pequeño de nueces o semillas, una pieza de fruta de baja CG, un pastelillo de avena con queso cottage, por ejemplo.

- Mantén un diario de comida y escribe todo lo que comes si las básculas se niegan a medir.

Dietas bajas en calorías

Te ayudarán a bajar de peso, siempre y cuando seas capaz de seguirla a largo plazo. Muchas personas las empiezan con las mejores intenciones, pero no logran persistir porque se aburren o les da hambre. Contar calorías puede tomar tiempo y es fácil subestimar la cantidad que se consume. Idealmente, deberías pesar la comida al inicio pues eso te acostumbrará a medir, por ejemplo, el tamaño de una pieza de queso con 120 kcal de energía.

En promedio, las personas que siguen una dieta baja en calorías pierden alrededor de 8 por ciento de su peso corporal en 6 ó 12 meses. Para alguien que pesa 100 kg eso equivaldría a 8 kg. Estudios que analizan resultados a largo plazo de dietas bajas en calorías y de la habilidad de quien la sigue para no volver a subir de peso, sugieren que, no obstante, son menos efectivas. Después de 3 a 4 años, la pérdida de peso promedio es la mitad de la que se ve en pruebas a corto plazo, cerca de 4 por ciento del peso corporal, equivalente a tan solo 4 kg para alguien que pesa 100 kg.

Dietas muy bajas en calorías

Con estas dietas, por lo general bebes un líquido enriquecido con vitaminas y minerales, completo en cuanto a su aporte nutricional, en forma de malteada o de mezcla para sopa. Esto puede usarse para reemplazar una, dos o incluso todas las comidas principales del día.

Las dietas muy bajas en calorías prescritas en clínicas (con apoyo profesional de un asesor, enfermera o médico calificados) que proporcionan sólo 400 a 500 kcal al día, son más efectivas para bajar de peso rápidamente que las dietas estándar bajas en calorías. En promedio, la persona perderá de 13 a 23 kg. Sin embargo, después de un año, hay poca diferencia en la cantidad de peso que se pierde al seguir una dieta muy baja y otra sólo baja.

A veces las personas usan dietas muy bajas en calorías durante un periodo de hasta cuatro semanas para iniciar un plan de dieta de más largo plazo. Pero después pueden seguir durante un año o más, siempre y cuando estén estrechamente supervisadas por alguien entrenado en ese método para bajar de peso. De hecho, un panorama general de 29 estudios que investigaban qué tan bien se las arreglaba la gente para no recuperar el exceso de peso después de bajarlo con una dieta muy baja en calorías, encontró que estas dietas ayudaban a más personas a no subir más de peso en cada año de seguimiento, incluso hasta cinco años.

Las dietas muy bajas en calorías han sido usadas con éxito por personas con diabetes y pueden producir pérdida de peso más rápida que con una dieta convencional baja en grasa.

Algunos expertos, como la Asociación Americana para la Diabetes, sugieren que las dietas muy bajas en calorías son adecuadas para cualquier persona con índice de masa corporal (*ver página 106*) mayor a 25 kg/m2, lo cual indica que tienen sobrepeso o son obesos. Otros, incluyendo a la Asociación Europea para el Estudio de la Diabetes, sugieren que son más adecuadas para personas con un IMC mayor a 35 kg/m2, lo cual significa que son muy obesos.

Las dietas muy bajas en calorías sólo deberían usarse como parte de un programa constante y estructurado de educación y apoyo de conducta, diseñado para ayudarte a cambiar a largo plazo tu forma de comer y tus hábitos de vida. Un apoyo cercano es esencial para mantenerte apegado a una dieta muy limitada y para ayudarte a introducir alimentos normales una vez que hayas bajado el peso que deseabas. También es de vital importancia que busques consejo médico en cuanto a la medicación, si es que tomas alguna medicina, pues probablemente tendrás mucho menos energía al seguir esta dieta. Es probable que te reduzcan la dosis y también debes monitorear tus niveles de glucosa en la sangre con mucho cuidado.

Bajo en grasa, bajo en eficacia

Una revisión hecha en el 2002 a las dietas bajas en grasa
para las personas obesas, realizada por el cuerpo de
revisión no lucrativo en materia de salud llamado Cochrane
Collaboration, analizó todas las pruebas clínicas al azar
disponibles en donde se comparaban dietas bajas en grasa
con otros enfoques para bajar de peso. Esto incluía 4
estudios que duraron 6 meses cada uno, 5 estudios a largo
plazo y 3 que incluyeron 18 meses de seguimiento.

En los estudios de 6 meses, los investigadores
encontraron que no había ninguna diferencia significativa
en la pérdida de peso entre quienes siguieron una dieta
baja en grasa y grupos de control que siguieron otras bajas
en calorías. La pérdida de peso promedio fue de 5.08 kg en
quienes siguieron una dieta baja en grasa y de 6.5 kg en los
grupos de control, lo cual mostró que quienes siguieron
una dieta baja en grasa tuvieron peores resultados que

Dietas convencionales bajas en grasa

Para las personas que necesitan bajar un poco de peso, la mayoría
de los médicos y dietistas preparados de manera tradicional recomiendan una dieta convencional baja en grasa y alta en fibra. La
Fuerza de Tarea Internacional para el Control de Factores de Riesgo
Coronarios en Personas con Diabetes, recomendó seguir una dieta
que suministre 55 por ciento del total de calorías como carbohidratos
y que el total de grasa se limite a 30 por ciento o menos de la energía

quienes no. En estudios de varios años, la pérdida de peso promedio en el grupo bajo en grasa fue de sólo 2.3 kg, en comparación con una pérdida de 3.4 kg en el grupo de control. En los estudios con seguimiento de 18 meses, la pérdida de peso promedio en los que estaban en el grupo de control fue asimismo de 2.3 kg. Pero quienes siguieron una dieta baja en grasa en realidad aumentaron 0.1 kg: ¡más pesados que cuando comenzaron a bajar de peso un año y medio antes! No es de sorprender.

En general, no hubo diferencias significativas entre los grupos en relación con los niveles de grasa en la sangre, la presión o los niveles de glucosa en ayuno. La conclusión fue que una dieta baja en grasa no es mejor que una dieta baja en calorías para ayudar a que las personas con sobrepeso u obesidad pierdan el peso excesivo.[10]

diaria, con la grasa saturada reducida a menos de 7 por ciento de ese total. Ellos fomentan un consumo moderado de grasas monoinsaturadas como aceite de oliva y de semilla de colza y grasas poliinsaturadas como aceite de pescado o de linaza, pero dicen que los carbohidratos refinados y procesados como los azúcares simples deberían estar muy limitados.

Originalmente, las dietas bajas en grasa se basaban en la idea de que como la grasa suministra el doble de calorías por gramo que las proteínas y carbohidratos, bajaría el consumo calórico más eficazmente que el hecho de reducir otros grupos de alimentos. Sin embargo, existen evidencias en conflicto sobre la efectividad del enfoque bajo en grasa para perder peso.

Parece que las dietas bajas en grasa no son mejores que las bajas en calorías para ayudar a bajar de peso a largo plazo, y que es la restricción de las calorías totales la que favorece una pérdida de peso en lugar de la restricción de grasa. A menudo, las personas que siguen una dieta baja en grasa no pierden más de 3 a 4 kilos. Esto en parte se debe a que comes más carbohidratos cuando sigues estas dietas, lo que impide que bajes de peso. Los carbohidratos detonan la producción de insulina en personas cuyo páncreas sigue generándola o requieren de inyecciones de insulina o medicamentos hipoglucémicos. Sin embargo, la insulina cambia los mecanismos para quemar las grasas en el cuerpo y favorece almacenarla, ¡de modo que el resultado es exactamente el opuesto al que tratabas de lograr!

¿Por qué los médicos y dietistas siguen recomendando una dieta alta en carbohidratos y baja en grasa? Es una especie de misterio, pues se sabe que esta alimentación daña la tolerancia a la glucosa, incrementa los niveles de triglicéridos y disminuye la concentración de colesterol HDL si no están muy enriquecidos con fibra. [11, 12, 13.]

Dietas bajas en carbohidratos

Como hemos visto, el enfoque bajo en grasa para pérdida de peso no ha funcionado. Tras revisar toda la evidencia clínica, creo que un enfoque bajo en carbohidratos es mucho más efectivo y es el preferido por la mayoría de las personas, incluyendo quienes padecen síndrome metabólico y diabetes tipo 2. Esto se debe a que funciona con la propia bioquímica de tu cuerpo y con tu metabolismo para ayudar a quemar el exceso de grasa, en vez de almacenarla.

Por desgracia, la mayoría de los médicos, dietistas y nutriólogos tienen una reacción de rechazo a las dietas bajas en carbohidratos, en general porque saben poco al respecto y no han analizado las evidencias. Pero investigaciones bien controladas, revisadas por colegas, han demostrado que seguir una dieta que limita los carbohidratos provoca una mayor pérdida de peso, aumento en los niveles de colesterol "bueno" HDL y reducción significativa de los niveles de triglicéridos en la mayoría de las personas. De hecho, para personas con diabetes con niveles elevados de triglicéridos y de colesterol LDL, ahora existe una tendencia a recomendar una dieta con menos carbohidratos y mayor contenido de grasa monoinsaturada, en la cual 60 a 70 por ciento del total de energía se divide entre grasa monoinsaturada (como aceite de olivo y semilla de colza) y carbohidratos para imitar más de cerca la dieta mediterránea.

Un estudio, publicado en el *Diario de la Asociación Médica Americana*,[14] encontró que personas con diabetes tipo 2 que cambiaban de una dieta con menos carbohidratos alta en grasa monoinsaturada, a otra con más carbohidratos experimentaban una mejora persistente en el control glicémico y disminuían los niveles altos de insulina, al tiempo que lograban niveles de carbohidratos más bajos.

La conclusión de un meta análisis de este enfoque fue que, comparadas con dietas altas en carbohidratos, la dietas altas en grasa monoinsaturada mejoran los niveles de grasa en la sangre así como el control de glucosa en ésta.[15]

La dieta de carbohidratos controlados desarrollada por el fallecido doctor Robert Atkins, ahora conocida como Enfoque Nutricional Atkins, parece ser una forma aún más efectiva para bajar de peso en personas con síndrome metabólico y diabetes tipo 2. Con toda seguridad, de todas las dietas bajas en carbohidratos que actualmente hay en el mercado, es la que cuenta con la mayor evidencia científica de respaldo.

El enfoque Atkins

Probablemente habrás escuchado sobre la dieta Atkins, la cual fomenta que el cuerpo queme grasa en vez de glucosa. En la última década su popularidad se ha ido por las nubes. No obstante, sigue siendo altamente controversial entre muchos miembros de la comunidad médica, en parte porque sienten (de manera equivocada) que su contenido relativamente alto de grasa podría contribuir a enfermedades cardiacas. De hecho, esto no lo señalan los investigadores. Más adelante en este capítulo y en el apéndice 3 examinaremos parte de la evidencia científica que respalda esta dieta.

Yo defiendo la dieta Atkins porque funciona y su eficacia y seguridad están sustentadas por investigaciones exhaustivas. Pero si tienes diabetes tipo 2 y eliges esta dieta, es esencial que la sigas bajo supervisión de un médico o nutriólogo versado en el método. Si estás tomando medicamentos para disminuir tus niveles de glucosa en la sangre, por lo general necesitarás cambiarlos antes de empezar una dieta baja en carbohidratos. No debes hacer esto por tu cuenta, pero si quieres darte una idea de lo que tu médico puede aconsejar, toma en cuenta que, en general, la mayoría de las tabletas orales, salvo la metformina, se dejan de tomar y la insulina suele reducirse (si usas una cantidad diaria baja) o incluso dejarse del todo al adoptar el enfoque bajo en carbohidratos. Debes monitorear cuidadosamente tu nivel de glucosa en la sangre y seguir las instrucciones de tu médico sobre cómo ajustar tu dosis conforme disminuye tu nivel de azúcar en la sangre.

Cuando estés listo para empezar, primero deberás leer *Dr. Atkins New Diet Revolution* (Vermilion) o *Atkins for Life –The Next Level* (Macmillan), y seguir las instrucciones cuidadosamente. Esto significa seguir el programa desde el principio, recordar beber por lo menos 2 litros de agua al día, tomar los suplementos recomendados y comer regularmente sin saltarte comidas.

Si estás tomando medicamentos para bajar tus niveles de glucosa, seguramente necesitarás cambiarlos antes de comenzar la dieta. Debes monitorear tu nivel de glucosa en la sangre con mucho cuidado y seguir instrucciones de tu médico sobre cómo ajustar tu dosis a medida que baje el nivel de glucosa en la sangre.

Qué esperar con la dieta Atkins. Digamos que acabas de empezar con el Enfoque Nutricional Atkins. En la fase de "introducción" limitas los carbohidratos que afectan tus niveles de glucosa a 20 g al día evitando pan blanco refinado, papas y azúcares, pero sigues consumiendo fibra y carbohidratos de alta calidad mediante muchas verduras. Esta fase dura como mínimo dos semanas, durante las cuales tu cuerpo pasa de quemar glucosa para obtener combustible a quemar grasa sobre todo. Esto produce un estado metabólico conocido como "ketosis dietaria benigna" (*ver página 179*). Si debes bajar mucho peso o si parece que bajas muy lento, puedes apegarte a la fase de inducción por más tiempo; algunas personas lo hacen durante seis meses o más.

La siguiente fase del programa Atkins, conocida como pérdida de peso constante, te permite incrementar poco a poco la cantidad de carbohidratos que comes en 5 g al día cada semana. La primera semana consumirás 35 g de carbohidratos al día, la segunda 30 y así sucesivamente hasta que tu pérdida de peso se haga más lenta. Entonces vuelves a reducir 5 g al día hasta el nivel previo, pues eso representa la cantidad de carbohidratos que puedes comer al día mientras pierdes peso lentamente.

Al volver a añadir carbohidratos a la dieta, primero comes más ensalada y otras verduras, luego más queso, nueces, semillas y moras. Conforme agregas carbohidratos, puedes comenzar a comer legumbres y frutas además de moras, subiendo la escalera Atkins para volver a introducir unos cuantos vegetales almidonados e incluso algunos granos integrales, hasta que encuentras el nivel en el cual dejas de perder peso lentamente. Es un mito el que no comes nada de frutas y verduras cuando sigues una dieta baja en carbohidratos. Necesitas cinco raciones al día, en forma de hojas para ensalada, pimientos, jitomates, aguacate, brócoli, espinaca, espárragos, frijoles verdes, hongos, apio y así sucesivamente.

Durante esta fase, si lo deseas, también puedes beber un poco de vino, licor y otras bebidas alcohólicas bajas en carbohidratos. Hay disponible una amplia gama de refrigerios y batidos bajos en carbohidratos, endulzados con sustancias que tienen un efecto mínimo en los niveles de azúcar en la sangre, como glicerina, maltitol y sucralosa. Los únicos carbohidratos que se cuentan son los que afectan de manera significativa los niveles de glucosa en la sangre; se denominan "carbohidratos netos" en los productos Atkins y en sus cuentas de los gramos respectivos.

Cuando te acercas a los 2.2 o 4.5 kg de tu peso objetivo, entras a la tercera fase del programa Atkins, conocida como de premantenimiento. En este punto añades más gramos de consumo diario de carbohidratos a una tasa de 5 a 10 g por semana, siempre y cuando sigas perdiendo peso lentamente a una tasa casi imperceptible (como medio kg por mes). Una vez alcanzado y mantenido tu peso objetivo por un mes, sabrás el nivel de carbohidratos que puedes comer al día sin subir ni bajar de peso. Esto se denomina tu equilibrio de carbohidratos Atkins o ACE, por sus siglas en inglés.

Luego entras en la cuarta fase, el mantenimiento de por vida, en la cual conservas una dieta en la que se controlan los carbohidratos según tu ACE personal. La cantidad de carbohidratos al día varía de una persona a otra pero por lo general es entre 40 y 120 g al día.

Existen otras dietas bajas en carbohidratos, como la de La Zona, la Nueva Dieta Alta en Proteínas y la Dieta South Beach, pero no han sido sometidas a tanta investigación como el enfoque Atkins y en realidad son sólo variaciones de la misma.

Actualmente, en Estados Unidos, muchos médicos defienden el enfoque bajo en carbohidratos para ayudar a las personas con síndrome metabólico y diabetes tipo 2 a perder peso, bajar sus niveles de insulina, reducir su resistencia a ella, bajar su presión y sus niveles de triglicéridos, reducir su colesterol LDL y aumentar el HDL, revirtiendo en efecto todos los descubrimientos asociados con el síndrome metabólico y disminuyendo su riesgo de padecer enfermedades cardiacas e infarto. Los médicos del Reino Unido han sido más lentos para entender que una dieta alta en carbohidratos es lo que echa a andar el síndrome metabólico y la diabetes tipo 2. Al mismo tiempo, muchos médicos siguen temiendo que las personas con una dieta que proporciona más grasa de lo normal aumentará el riesgo de enfermedades cardiacas, aunque no es así.

La evidencia respecto a la forma de comer Atkins. Muchos estudios en la actualidad han demostrado la efectividad del enfoque Atkins: bajo en carbohidratos para detonar una pérdida de peso y ayudar a combatir el síndrome metabólico y la diabetes tipo 2.

Por ejemplo, cuando más de 75 000 mujeres de entre 38 y 63 años, sin una historia previa de diabetes, angina, ataque cardiaco o infarto, fueron estudiadas durante 10 años desde 1984, se encontró que la cantidad de carbohidratos que consumían estaba directamente asociada con su riesgo de desarrollar enfermedades coronarias, tomando en consideración el envejecimiento, el estatus de fumadoras, el consumo de energía total y otros factores de riesgo.[16] Quienes tuvieron el consumo de carbohidratos más alto mostraron el doble de riesgo de padecer un ataque cardiaco en comparación con quienes tenían un consumo más bajo.

Varios estudios actuales han comparado las dietas bajas en carbohidratos con las bajas en calorías en pruebas de control al azar y las más importantes (que incluyen personas con diabetes y síndrome metabólico) se revisan en el apéndice 3.

Ketones y ketosis

Los ketones son la forma básica con que el cuerpo obtiene energía de los ácidos grasos, así como la glucosa es la forma básica con que el cuerpo obtiene energía de los carbohidratos. El hígado hace tres ketones distintos (acetoacetato, hidroxibutirato y acetona) a partir de ácidos grasos y algunos aminoácidos. Después del ayuno nocturno, la mayoría de las personas producen ketones, pues el hígado ya ha usado todas sus reservas de carbohidratos (glicógeno) y comenzará a quemar grasa y a producir ketones como energía.

Una vez que los ketones alcanzan los tejidos en busca de energía, como las células musculares, son transportados dentro de las mitocondrias (las "fábricas" de energía de las células) donde se oxidan para producir energía, justo como otros productos del metabolismo de carbohidratos, proteínas y grasa. Como los ketones son solubles en agua, algunos se pierden en la orina y se pueden detectar mediante tubos para analizar la orina (como Ketostix). Dado que los ketones también son volátiles, a veces se les puede detectar en el aliento.

Al seguir una dieta baja en carbohidratos, los niveles de ketones por lo general permanecen relativamente bajos en 1 a 3 mmol/l, e incluso pueden detectarse en alguien con obesidad y/o síndrome metabólico o diabetes tipo 2. Es importante no confundir esta ketasis dietaria benigna, leve, con ketoacidosis, enfermedad que puede amenazar la vida y se presenta en alguien con diabetes no controlada (*ver página 80*). La ketoacidosis se asocia con niveles muy altos de ketones, que pueden acumularse en la sangre a un nivel más alto de 20 mmol/l, en personas cuyo metabolismo es muy anormal en razón de niveles muy altos de glucosa. Como las células no pueden tener acceso a esta glucosa en alguien con diabetes sin tratar, debido a una falta de insulina, se ven obligados a cambiar su metabolismo y a producir mucho ácido láctico y otros ácidos, los cuales se acumulan para saturar los mecanismos normales de amortiguación del cuerpo. Este metabolismo anormal y estos elevados niveles de glucosa provocan deshidratación y pueden llevar a ketoacidosis. Es el exceso de ácido, la glucosa y la deshidratación lo que resulta dañino, más que los ketones en sí mismos.

En contraste, la ketosis dietaria benigna es una producción regulada y controlada de ketones al seguir una dieta baja en carbohidratos. Se asocia con niveles relativamente normales de glucosa, ácidos e hidratación.

Si padeces diabetes tipo 2 o síndrome metabólico y sigues una dieta baja en carbohidratos, los niveles bajos de ketones en tu orina no son dañinos *siempre y cuando tus niveles de glucosa estén bien controlados y tú estés bien hidratado con mucha agua.* De hecho, al seguir una dieta baja en carbohidratos tu control de glucosa debería mejorar de manera significativa. Sin embargo, si no estás seguro respecto a este punto, es importante que te lo aclare un médico bien informado en cuanto a la ciencia que hay detrás de las dietas bajas en carbohidratos.

> Recuerda: si tienes diabetes o síndrome metabólico, tu metabolismo es anormal y es importante seguir una dieta baja en carbohidratos *sólo* bajo la supervisión de un médico familiarizado con el programa, que puede ajustar tus medicamentos y decirte cómo cambiar tu dosis a medida que tu enfermedad se pueda controlar mejor.
>
> Si eres diabético y detectas niveles muy altos de ketones en tu orina, o si tu control de glucosa parece pobre, busca consejo médico inmediato.

Todos esos estudios proporcionan información importante para los médicos que atienden personas con obesidad, en especial si también padecen síndrome metabólico o diabetes tipo 2. Si tu médico descarta tu petición de supervisarte mientras sigues una dieta baja en carbohidratos, por favor sugiere que consiga esos documentos y los lea como parte de su educación continua.

Si tus médicos están preocupados por los mitos escuchados en relación con los llamados "peligros" de seguir una dieta baja en carbohidratos, sugiero que lean el artículo reciente de Ansii Manninen publicado en *Sports Nutrition Review Journal*, "High-protein weight loss diets and purported adverse effects: Where is the evidence?" (1[1]45-51, 2004). Manninen, miembro de la facultad de medicina de la Universidad de Oulu en Finlandia, encuentra que no hay bases para afirmar que las dietas bajas en carbohidratos y altas en proteínas causan potenciales anormalidades en huesos, hígado, corazón o riñones, siempre y cuando estén sanos en primer lugar.

Mejora el metabolismo: la importancia del ejercicio

Comer alimentos adecuados es parte vital en la ecuación de la pérdida de peso. La otra es el ejercicio, la forma más efectiva que se conoce para incrementar tu tasa metabólica (hasta diez veces). Éste fomenta la pérdida de grasa al incrementar los movimientos de los ácidos grasos fuera de las células grasas y su disponibilidad como combustible para las células musculares, ayudándote a bajar de peso. Por ejemplo, algunas investigaciones han mostrado que cuando caminas con un ritmo ágil y constante por algún tiempo, tus niveles de grasa en la sangre se elevan mucho menos de lo normal después de comer, pues las grasas de la dieta se queman rápidamente para obtener combustible en vez de añadirse a las reservas de grasa. Este efecto se notó incluso cuando los participantes hacían ejercicio hasta 15 horas antes de una comida o 90 minutos después.

Aun si no cambias tus hábitos alimenticios, incrementar tu nivel de actividad física te ayudará a bajar de peso. Si comienzas a hacer ejercicio durante 45 minutos a una hora al día, puedes bajar una modesta cantidad de 2 a 3 kg en un mes. Caminar con paso ágil, aproximadamente a 7.2 km por hora, durante 30 minutos también puede quemar 200 calorías adicionales, lo suficiente como para perder medio kilo cada dos semanas si lo haces todos los días. Llevar una dieta con ejercicio por lo general es más efectivo que cualquiera de los dos enfoques por sí solos aunque, sorprendentemente, la evidencia al respecto es contradictoria. Sin embargo, parece que el ejercicio ayuda a las personas a perder grasa alrededor de la cintura que, como hemos visto, es la "zona de peligro" para almacenarla. Las personas que hacen ejercicio con regularidad también son más propensas a no volver a subir el peso bajado, que quienes hacen menos ejercicio.

Busca hacer un ejercicio de ritmo ágil (caminar, nadar, andar en bicicleta, trotar o hacer ejercicio en el gimnasio) durante por lo menos media hora al día. Si no estás en forma, empieza lentamente e incrementa la cantidad de esfuerzo que pones, a medida que te vayas poniendo en forma.

Para más información (incluyendo artículos sobre la investigación disponible) respecto a la forma en que el ejercicio puede reducir tu riesgo de desarrollar diabetes tipo 2, consulta el apéndice 1. Nota que si estás usando medicamentos para reducir los niveles de glucosa en la sangre necesitarás discutir con tu médico tu monitoreo de esos niveles, pues quizá debas hacerlo con más frecuencia, así como ajustar tu medicamento cuando sigas un régimen de ejercicio y/o dieta. Monitorea tu nivel de glucosa antes y después de hacer ejercicio y asegúrate de que tienes acceso inmediato a una forma de rápida absorción del carbohidrato (como 55 ml de bebida de glucosa alta en energía o 100 ml de refresco de cola) en caso de que empieces a desarrollar hipoglucemia. Después de ejercicio intenso, tal vez necesites reducir tu dosis de medicamento y comer algo adicional.

Por lo general se recomienda posponer el ejercicio si tu concentración de glucosa en la sangre es de más de 15 mmol/l, y consumir carbohidratos adicionales si tus niveles de glucosa en la sangre son menores a 7 mmol/l. Si tienes alguna duda sobre cuánto ejercicio hacer o cómo afectará tu diabetes, busca asesoría médica.

Capítulo siete

Suplementos nutrimentales: las bases

Vitaminas, minerales, microelementos y otros micronutrientes, como los flavonoides, no son "pequeños extras" en tu dieta. En cambio, son el "factor x", las sustancias que nos mantienen lo mejor posible por dentro y por fuera, brillando de vitalidad.

La mayoría de los movimientos metabólicos de tu cuerpo necesitan vitaminas o minerales para funcionar adecuadamente y si un micronutriente esencial falta, la regeneración vital y los procesos de reparación serán más lentos. La vitamina B3, o niacina, por ejemplo, es necesaria para el funcionamiento del cerebro y la producción de energía; también ayuda a equilibrar los niveles de colesterol y glucosa en la sangre, obviamente de suma importancia si tienes diabetes o síndrome metabólico.

De hecho, necesitas una amplia gama de vitaminas, minerales y otros micronutrientes para mantener en orden tus niveles de glucosa en la sangre. Varios suplementos nutricionales son clave para personas con diabetes, al contrarrestar el proceso dañino que tiene la oxidación en el cuerpo, mejorar el flujo y consistencia de la sangre, reducir el riesgo de ataque cardiaco e infarto y disminuir los efectos de complicaciones como rinopatía o neuropatía periférica. No obstante, comúnmente el suministro de muchos es escaso en la típica dieta occidental. De modo que es importante elegir tus alimentos poniendo atención no sólo a cualidades como la CG, sino también al contenido de vitaminas y minerales.

Como mencioné al inicio del libro, el almacenamiento y procesamiento de los alimentos elimina vitaminas de frutas y verduras. A eso agrega tu necesidad, como diabético, de obtener más de ciertos nutrientes y puedes quedar con una interrogante sobre tu estatus nutricional. ¿Realmente estás obteniendo suficiente de los nutrientes que necesitas? Para asegurarte de que así sea, primero debes concentrarte en tu dieta y luego suplementarla adecuadamente. En este capítulo me concentro en suplementos, pero en los siguientes abordaré los alimentos más ricos en micronutrientes y los mejores suplementos que los contienen.

Cantidades recomendadas

Si eres nuevo con los suplementos, la variedad en cualquier farmacia o tienda naturista puede parecer completamente abrumadora. Y no sólo es el número de combinaciones y permutaciones lo que puede parecer abrumador: las cantidades de varios micronutrientes en suplementos de multivitaminas y minerales también puede variar de manera significativa. Entonces, ¿cuánto es suficiente… o demasiado?

Los nutriólogos han creado lineamientos que pretenden ayudarnos en este laberinto. Recientemente, los del Reino Unido han tendido a alejarse del viejo RNI (referencia de consumo de nutrientes, por sus siglas en inglés) y adoptado las equivalencias sugeridas por la Comisión Europea: la cantidad diaria recomendada o RDA (por sus siglas en inglés), es un consumo estimado que se considera suministra las necesidades de hasta 97 por ciento de la población. (En este libro, "RDA" se refiere siempre al EC RDA a menos que se indique lo contrario.)

Cada persona tiene necesidades nutricionales únicas dependiendo de su edad, peso, nivel de actividad, movimientos metabólicos y sistemas de enzimas heredados. Algunas personas necesitarán más de ciertos nutrientes y otras menos. En general, tener diabetes incrementa tu necesidad de antioxidantes (vitaminas A, C, E y selenio) así como los minerales cromo, zinc y magnesio. Las EC RDA establecidas en etiquetas se pueden ver en la tabla siguiente.

EC RDA **para vitaminas y minerales**

Vitaminas	EC RDA
Vitamina A (retinol)	800 mcg
Vitamina B1 (tiamina)	1.4 mcg
Vitamina B2 (riboflavina)	1.6 mcg
Vitamina B3 (niacina)	18 mg
Vitamina B5 (ácido pantoténico)	6 mg
Vitamina B6 (piridoxina)	2 mg
Vitamina B12 (cianocobalamina)	1 mcg
Biotina	0.15 mg
Ácido fólico	200 mcg*
Vitamina C	60 mg
Vitamina D	5 mcg
Vitamina E	10 mg

Minerales	EC RDA
Calcio	800 mg
Yodo	150 mcg
Hierro	14 mg
Magnesio	300 mg
Fósforo	800 mg
Zinc	15 mg

* Las mujeres que planean embarazarse deben tomar 400 mcg.

Deficiencia de vitaminas y minerales

Como hemos visto, varios factores evitan que consigamos cantidades suficientes de vitaminas y minerales necesarios; entre ellos se encuentran el almacenamiento de alimentos y los mayores requerimientos de ciertos micronutrientes. Pero muchos de nosotros también fracasamos en conseguir suficientes cantidades simplemente debido a hábitos alimenticios pobres. Tres cuartos de las mujeres y casi 9 de cada 10 hombres comen menos de las 5 raciones diarias recomendadas de frutas y verduras. Además, más de dos tercios de las personas no comen pescado oleoso con regularidad, aunque sólo una o dos raciones a la semana proporcionarían todos los ácidos grasos esenciales que necesitan.

La Encuesta Nacional de Nutrición y Dieta de 2003 del Reino Unido, encontró que el consumo de vitaminas y minerales de hombres y mujeres está por debajo de los consumos de nutrientes recomendados del Reino Unido (RNI), ligeramente diferentes de los EC RDA. De modo que esas personas se inclinan a tener deficiencias de esos nutrientes.

Al analizar el consumo de nutrientes *más bajo* (LRNI, por sus siglas en inglés), cantidad necesaria para prevenir una enfermedad por deficiencia, los resultados son aún más preocupantes. Considerando esta medida, un cuarto del total de mujeres entre 19 y 64 años tienen consumos gravemente bajos de hierro, lo cual las pone en riesgo de padecer anemia. Números de mujeres más altos de lo esperado, también tienen consumos muy bajos de calcio y magnesio.

Se calcula que 60 por ciento de la población ni siquiera consume 60 mg de vitamina C al día con regularidad. Y más de 90 por ciento de la población no obtiene los 10 mg de vitmina E

Unidades de medición para los micronutrientes

Las vitaminas y minerales que necesitamos se llaman micronutrientes porque, a diferencia de las proteínas, carbohidratos y otros "macronutrientes", sólo los necesitamos en pequeñas cantidades. Las cualidades que necesitas se miden en miligramos (mg) o microgramos (mcg).

1 miligramo = una milésima de gramo (1/1000 o 10^{-3} gramos)
1 microgramo = una millonésima de gramo (1/1 000 000 o 10^{-6} gramos)
1 miligramo = 1000 microgramos

Porcentaje de hombres y mujeres con consumos de vitaminas y minerales por debajo de la recomendación según las Fuentes de Alimentos del Reino Unido RNI[17]

Nutriente	Hombres		Mujeres	
	19-24 años (%)	50-64 años (%)	19-24 años (%)	50-64 años (%)
Vitamina A	74	42	81	46
Vitamina B1	26	10	18	10
Vitamina B2	40	18	45	8
Vitamina B3	2	1	4	1
Vitamina B6	12	7	21	13
Vitamina B12	4	0	5	1
Ácido fólico	14	10	40	25
Vitamina C	39	16	25	12
Hierro	25	14	96	38
Calcio	34	14	56	36
Magnesio	76	44	85	66
Zinc	57	41	58	33
Yodo	41	12	63	31
Cobre	62	34	78	70

recomendados. Todavía no tenemos una cantidad diaria recomendada de carotenoides, pero un consumo mínimo de 6 mg al día (equivalente a 100 ml de jugo de zanahoria) parece proteger contra cáncer y degeneración macular, una enfermedad ocular relacionada con la edad. La mayoría de nosotros obtiene menos de 2 mg de carotenoides diariamente de los alimentos.

Las personas que tratan de bajar de peso (como necesitan hacerlo muchas personas con síndrome metabólico y diabetes tipo 2) se encuentran en un riesgo especial de padecer deficiencias. La razón es que están comiendo menos y sólo que sean muy cuidadosas terminarán consumiendo menos vitaminas y minerales que quienes no hacen dieta. Por desgracia, varias encuestas en materia de alimentos han confirmado que esto es sumamente común.

Sin embargo, en general las personas parecen estar despertando a este problema. Cada vez más elegimos un suplemento de multinutrientes como seguro nutricional y la ciencia respalda esa tendencia. Una revisión de más de 150 pruebas clínicas publicada en el *Journal of the American Medical Association* en 2002, mostró que un consumo bajo de muchas vitaminas es un factor de riesgo para enfermedades cardiacas, infarto, algunos tipos de cáncer, defectos de nacimiento, osteoporosis, fracturas óseas y otros problemas crónicos graves de salud.[18] En un texto adjunto, el autor dice: "Aunque está pendiente una sólida evidencia sobre la eficacia de pruebas aleatorias, parece prudente que todos los adultos tomen suplementos de vitaminas".

En el Estudio de Salud de Enfermeras,[19] por ejemplo, que comenzó en 1980, más de 80 000 mujeres saludables completaron un cuestionario de alimentos detallado, a partir del cual podían evaluarse sus consumos de nutrientes. En más de 14 años de seguimiento, se registró el número de ataques cardiacos, factores como fumar, presión alta y consumos de alcohol, grasa y fibra. Los investigadores encontraron que el riesgo de padecer enfermedades cardiacas se redujo en cerca de 25 por ciento en mujeres que regularmente consumían suplementos de vitaminas.

Multivitaminas y diabetes: beneficios principales

En los siguientes capítulos analizaré de qué manera nutrientes específicos pueden resolver necesidades o problemas específicos surgidos de la diabetes o del síndrome metabólico. Pero incluso, el simple hecho de tomar un suplemento de vitaminas y minerales al día, conlleva beneficios de salud significativos.

Si padeces diabetes tipo 2 puedes reducir tu riesgo de desarrollar una infección. En un estudio, 130 personas de 45 a 64 años tomaron un suplemento de vitaminas y minerales o un placebo durante un año. Algunos de los participantes padecían diabetes tipo 2. Alrededor de 73 por ciento de las personas que tomaron el placebo reportaron haber padecido una enfermedad infecciosa en un año, en comparación con sólo 43 por ciento de quienes tomaron un suplemento de multivitaminas y minerales. La ausencia relacionada con infecciones también fue más alta en el grupo del placebo (57 por ciento) que en el otro grupo (21 por ciento). Lo realmente notable es que esas diferencias fueran más notorias en los participantes con diabetes tipo 2, de ese grupo sólo 17 por ciento de quienes tomaron un suplemento de multivitaminas reportaron una infección, en comparación 93 por ciento de quienes no tomaron suplementos y optaron por el placebo.[20]

Y aún hay más. Un estudio realizado a 1 380 personas que asistían a una clínica oftalmológica, encontró que el uso habitual de suplementos de multivitaminas y antioxidantes disminuía el riesgo de desarrollar cataratas en un 37 por ciento.[21] Las cataratas son un riesgo significativo en la diabetes, incluso en niños.

Conservando la seguridad con vitaminas y minerales

Puede haber demasiado de algo bueno: ciertas vitaminas y minerales son dañinos en exceso y es vital no exceder la dosis diaria recomendada por el fabricante de ningún suplemento. Los límites máximos seguros de muchas vitaminas y minerales todavía no están registrados de manera inamovible, pero la tabla a continuación proporciona una buena guía.

Límites máximos seguros para el consumo de vitaminas y minerales

Vitaminas	Nivel máximo seguro para consumo a largo plazo (consumo diario)
Vitamina A (retinol)	1500 mcg
Vitamina B1 (tiamina)	50 mg
Vitamina B2 (riboflavina)	200 mg
Vitamina B3 (niacina)	500 mg
Vitamina B5 (ácido pantoténico)	1000 mg
Vitamina B6 (piridoxina)	100 mg
Vitamina B12 (cianocobalamina)	3000 mcg
Biotina	2500 mcg
Ácido fólico	1000 mcg
Vitamina C	1000 mcg
Vitamina D	20 mcg
Vitamina E	750 mg

Minerales	
Calcio	1500 mg
Yodo	1000 mcg
Hierro	20 mg
Magnesio	700 mg
Manganeso	20 mg
Fósforo	1100 mg
Zinc	30 mg

Qué buscar en los suplementos

Puedes comprar suplementos en muchas formas: tabletas, cápsulas, polvo, pastillas, aceites, jarabes, tés, infusiones, fórmulas efervescentes, tinturas e incluso gels. Hablando en general, cuantos menos aditivos tengan, mejor. Algunos pueden contener azúcar como endulzante, de modo que vale la pena revisar las etiquetas si eres diabético y si estás siguiendo una dieta baja en carbohidratos.

Sin embargo, no todos los aditivos son riesgosos. Los minerales en tabletas están ligados (quelatados) con otras sustancias, sean sales inorgánicas como sulfatos, carbonatos y fosfatos o sustancias orgánicas como citratos, fumaratos, aminoácidos y ascorbatos. Esto les permite pasar por el estómago sin causar irritación y les ayuda a no unirse a otras sustancias en el tracto digestivo que podrían impedir o hacer más lenta su absorción. En general, los suplementos de mejor calidad contienen minerales unidos a sustancias orgánicas, pues éstas se digieren y absorben más fácilmente.

Algunas tabletas se fabrican usando un proceso de liberación prolongada de manera que los ingredientes activos sean enviados a una tasa fija en un periodo de tiempo más largo, por lo general aproximadamente seis horas, en vez de liberarse todos al mismo tiempo poco después de tomarlo. Esto es especialmente benéfico para las vitaminas solubles en agua, que el cuerpo no puede almacenar.

Cómo revisar las etiquetas para evaluar la calidad

Cuando lees las etiquetas de los frascos, todas parecen ofrecer diferentes beneficios a diferentes precios, lo cual simplemente puede hacer que la tarea de elegir el mejor parezca imposible. Sin embargo, pueden ayudarte a elegir. Los ingredientes del suplemento (incluyendo los ingredientes inactivos como azúcar y colorantes, entre otros) deben estar enlistados en orden descendente según su peso. También habrá un panel separado de información nutricional, donde se enlisten los ingredientes activos junto con su cantidad y porcentaje diario recomendado (RDA, por sus siglas en inglés).

A continuación están los puntos que necesitas buscar:

- Compara el rango de nutrientes que proporciona el suplemento: ¿se trata de la fórmula completa de la "A a la Z", o simplemente proporciona unos cuantos micronutrientes, como el grupo B de vitaminas? Cuando determines tus necesidades al leer los siguientes capítulos, ¿te parece que el suplemento proporciona el rango de ingredientes que definiste?

- Luego compara la cantidad proporcionada de cada nutriente, en el caso de vitaminas y minerales. ¿Equivale a la cantidad diaria recomendada (RDA)?

- ¿Los minerales están unidos con sales inorgánicas (sulfatos, carbonatos, fosfatos) o sustancias orgánicas (citratos, aminoácidos, ascorbatos)? Estos últimos tienden a ser más caros y de mejor calidad.

- ¿La vitamina E se suministra en su forma natural, tocoferil d-alfa, en lugar de la forma síntetica menos activa, tocoferil dl-alfa?

- Si el suplemento contiene hierbas, ¿se incluyen como crudas en polvo o como extracto concentrado? Los extractos sólidos se describen según su concentración de modo que, por ejemplo, un extracto 10:1 significa que se usaron 10 partes de hierba cruda para hacer una parte del extracto.

- ¿La preparación es estandarizada para proporcionar una cantidad activa y consistente de ingredientes activos? Los productos no estandarizados podrían contener muy poca cantidad de componentes activos.

- ¿El producto es bueno para tus requerimientos dietarios particulares? Por ejemplo, ¿es adecuado para vegetarianos? Si eres alérgico a una sustancia en particular, como gluteno, levadura, lactosa o lácteos, ¿no los contiene?

- ¿El producto está libre de endulzantes artificiales? Muchas personas prefieren evitar el aspartame, por ejemplo, en especial en suplementos masticables de multivitaminas y minerales para niños, ¡aunque puede ser difícil encontrar suplementos que no lo contengan!

- ¿De qué manera está relacionado el precio con los contenidos del producto?

- ¿Sigue dentro de la fecha de caducidad?

- Verifica quién es el fabricante. ¿Lo produce un fabricante conocido y prestigiado, cuyos productos siempre son buenos y siempre usa extractos estandarizados?

Resulta confuso que la ley no permite que las etiquetas de los suplementos alimenticios lleven alguna leyenda relacionada con su efecto en la salud, aunque se pueden permitir afirmaciones como: "Puede ayudar a mantener una buena salud cardiaca" o "Puede ayudar a recuperar la vitamina C que se pierde durante los resfriados". El resto de este libro te proporciona la información que necesitarás sobre el efecto que tiene cada micronutriente en tu salud, de modo que puedas tomar decisiones sensatas e informadas en materia de suplementos.

Cómo tomar suplementos

Si se toman en ayunas, algunos suplementos de vitaminas y minerales pueden darte náuseas o causar indigestión. De modo que por lo general es mejor tomarlos después de los alimentos y con suficiente agua.

No los tomes con café o té, pues estas bebidas pueden interferir con su absorción. El café, por ejemplo, puede reducir la absorción de hierro en el estómago hasta en 80 por ciento si se bebe una hora después de la comida. También reduce el consumo de zinc y se asocia con el aumento de excreción de magnesio, calcio y otros minerales. Sin embargo, contrariamente está el hecho de que la cafeína es un potente estimulante de la secreción de ácido gástrico que ayudará en la absorción de algunos micronutrientes como zinc, cuyo consumo requiere de un aumento en la acidez. También es una rica fuente de vitamina B3, o niacina, aunque, paradójicamente, beber café en exceso por lo general vacía las reservas de vitamina B.

Si tomas un suplemento diario de vitaminas y minerales que no sea de liberación prolongada, por lo general es mejor ingerirlo después de la comida principal en vez de con el desayuno. Esto se debe a que el proceso de reparación y el flujo de minerales en tu cuerpo son mejores durante la noche, cuando se secreta la hormona del crecimiento. Probablemente eres menos propenso a tomar café en la noche, así que evitas cualquier problema relacionado con la absorción de minerales.

Si necesitas tomar dos o más cápsulas diarias de la misma preparación, de ser posible divídelas para maximizar la absorción y asegurar menos fluctuaciones en los niveles sanguíneos, asumiendo que esto sea conveniente. Sin embargo, es mejor tomar una dosis diaria en lugar de que se quede en el empaque.

Debes notar que si estás embarazada, planeas embarazarte o estás amamantando, no debes tomar suplementos a menos de que estén diseñados específicamente para usarse durante el embarazo. Siempre consulta a un médico o farmacéutico para asegurarte. Algunos productos, como los que contienen vitamina A (aceite de hígado de bacalao, por ejemplo) y la mayoría de las hierbas, incluyendo aloe vera y *agnus castus*, no deben tomarse durante el embarazo.

Conserva los suplementos en lugar frío y seco para evitar calor y luz directos. Siempre debes mantenerlos fuera del alcance de los niños.

¿Cuándo estás listo para tomarlos?

Si deseas tomar un suplemento, sigue estas reglas generales:

- Informa a tu médico.
- Busca de antemano cualquier interacción potencial medicamento-suplemento.
- No dejes de tomar ninguno de los medicamentos prescritos, a menos de que te lo indique tu médico.
- Sólo agrega uno o dos remedios a la vez, en la dosis más baja sugerida; siempre puedes incrementarla dentro del rango de dosis recomendado si el suplemento no afecta tu control de glucosa.
- Monitorea de cerca tus niveles de glucosa en la sangre y mantén un buen control.
- Siempre deja por lo menos una semana entre los cambios para permitir que el cuerpo se ajuste. En algunos casos, puede llevar por lo menos tres meses evaluar la efectividad de un suplemento.

Mezclando medicamentos con suplementos

Si estás por tomar uno o dos medicamentos para la obesidad o el control de la glucosa, y estás pensando comprar algunos suplementos que recomiendo más adelante en este libro, quizá te estés preguntando si todas esas sustancias son compatibles en tu cuerpo.

Es un punto importante. Un estimado de 41 por ciento de los adultos del Reino Unido toman alguna forma de suplemento, vitaminas, minerales, aceite de pescado o remedios herbales y un tercio los toma a diario. Mientras tanto, el número de prescripciones de medicamentos ortodoxos también se incrementa: una de cada tres personas que toman un suplemento alimenticio o remedio herbal también ingiere por lo menos un medicamento prescrito.

Por fortuna, el riesgo de interacciones serias entre vitaminas, minerales y medicamentos prescritos generalmente es bajo. La mayoría de las personas pueden tomar un suplemento de multivitaminas y minerales que suministren una o dos de las RDA de manera segura. De hecho, muchos medicamentos (como los anticonceptivos orales) parecen vaciar tus reservas de vitaminas y minerales, haciendo que tomar suplementos sea aún más importante. Sin embargo, los suplementos especializados de un nutriente que proporciona reiteradamente la RDA, necesitan revisarse en cada individuo y se emplean mejor bajo la supervisión de un nutriólogo.

Primero, analicemos las interacciones benéficas positivas entre medicamentos y suplementos. Por lo general, en esas interacciones los suplementos contrarrestan los efectos secundarios potenciales de ciertos medicamentos o bien mejoran su eficacia. Sin embargo, siempre debes consultar a tu médico o farmacéutico si quieres tomar un suplemento y ya tomas un medicamento prescrito o que se vende sin receta médica.

Interacciones benéficas

Inhibidores ACE y zinc. El uso prolongado del inhibidor ACE, captopril, para tratar presión alta o falla cardiaca parece vaciar los niveles de zinc y llevar a una deficiencia de éste mineral, la cual es relativamente grave y puede resultar en pérdida de cabello, trastornos de piel, problemas con el sistema inmunológico y otras enfermedades. En consecuencia, es una buena idea que las personas que toman captopril a largo plazo también tomen un suplemento de multivitaminas y minerales que incluya zinc.

Antibióticos y probióticos. Los probióticos están compuestos por bacterias "buenas" que producen ácido láctico, como lactobacilos o bifidobacterias, que se encuentran de manera natural en el intestino grueso y favorecen una digestión saludable. Los probióticos entran en funcionamiento cuando necesitas tomar antibióticos. Como se sabe, los antibióticos matan las bacterias buenas junto con las dañinas, ocasionando alteraciones digestivas desagradables como diarrea y pueden ocasionar síntomas semejantes a los del síndrome del intestino irritable. Así que tomar probióticos repone las bacterias buenas, que entonces pueden ponerse a trabajar calmando tu digestión.

Antibióticos y vitamina K. Las personas que toman antibióticos a largo plazo o lo hacen con frecuencia, pueden beneficiarse también de tomar un suplemento de multivitaminas y minerales que proporcione vitamina K. Los antibióticos interfieren con la acción coagulante de la vitamina K en el cuerpo y matan las bacterias probióticas del intestino grueso que producen vitamina K (*ver arriba*), de modo que suplementar con este micronutriente puede equilibrar tus niveles.

Antibióticos y bromelina. La bromelina es un tipo de enzima que se encuentra en la planta de la piña y tiene efectos benéficos en la digestión. Hay evidencia de que mejora la acción de los antibióticos (penicilina y eritromicina) al tratar una gran variedad de infecciones. En una prueba, 22 de 23 personas que no respondían a antibióticos lo hicieron cuando empezaron a tomar bromelina.

Antiácidos, vitaminas y minerales. El uso prolongado de antiácidos puede interferir con la absorción de nutrientes, incluyendo ácido fólico y posiblemente cobre y fósforo. En consecuencia, un suplemento de multivitaminas y minerales es una buena idea si tomas antiácidos.

Aspirina, vitamina C y zinc. El uso prolongado de la aspirina se ha asociado con un aumento en la pérdida tanto de vitamina C como de zinc en la orina y puede llevar a vaciar las reservas de corporales de ambos. Quienes siguen un tratamiento prolongado de aspirina pueden beneficiarse de tomar un suplemento diario que proporcione vitamina C y zinc. Formas sin ácido de vitamina

C (como ester C u otros ascorbatos) reducirán el riesgo de indigestión a causa del ácido.

Betabloqueadores y coenzima Q10. Los betabloqueadores (empleados para tratar la presión alta y la angina) inhiben las enzimas que usan coenzima Q10 como cofactor. Algunos estudios sugieren que efectos secundarios inducidos por betabloqueadores (por propranolol o timolol) pueden reducirse al tomar suplementos de CoQ10.

Corticosteroides, calcio y vitamina D. La terapia a largo plazo con corticosteroides es bien conocida como detonador de la osteoporosis. Buen consumo de calcio y vitamina D es vital para ayudar a mantener la densidad ósea y proteger contra esta enfermedad debilitante.

Anticonceptivos orales, vitaminas y minerales. Parece ser que los anticonceptivos orales vacían las reservas corporales de algunas vitaminas y minerales, en especial, del ácido fólico, el magnesio, las vitaminas B1, B2, B3, B6, B12, C, y el manganeso, pero pueden llevar a tener niveles elevados de hierro y vitamina A. Aunque la importancia clínica de esas interacciones no está clara, tomar un suplemento apropiado de multivitaminas y minerales, o un suplemento de ácido fólico y vitamina B, puede ser sensato.

Paracetamol y cardo lechero. Las personas que toman paracetamol a largo plazo (como para dolor de artritis) pueden beneficiarse de tomar también extractos de cardo lechero, para ayudar a mantener los niveles de glutatión protector en el hígado.

SSRI y ginkgo. Se ha demostrado que el ginkgo ayuda a superar la disfunción sexual que puede presentarse en algunas personas tratadas con antidepresivos SSRI.

Estatinas y CoQ10. Las personas que toman estatinas para bajar los niveles elevados de lípidos, experimentarán un declive significativo en los niveles de CoQ10 en la sangre, pues esos medicamentos bloquean la acción de una enzima involucrada en la síntesis de la CoQ10 en el cuerpo. Por lo tanto, los suplementos que suministran CoQ10 son una buena idea y también ayudan a reducir algunos efectos secundarios que pueden presentarse como resultado de la terapia con estatina.

Tratamientos tópicos contra hongos y equinácea. Un estudio encontró que en mujeres con cándida vaginal, combinar equinácea, tomada en forma oral, con una crema tópica de nitrato de econazol, reducía la tasa de recurrencia en comparación con quienes sólo usaban una crema antihongos. Como las infecciones de la piel ocasionadas por hongos son comunes en las personas con diabetes, vale la pena destacarlo.

Antidepresivos tricíclicos y CoQ10. Los antidepresivos tricíclicos interfieren con la acción de enzimas que usan CoQ10 como cofactor y se ha sugerido que la falta de CoQ10, puede contribuir a los efectos cardiacos secundarios de este grupo de medicamentos.

Interacciones potencialmente dañinas de medicamentos y micronutrientes

Aunque el riesgo de una interacción seria entre medicamentos prescritos y suplementos es bajo, y muchos riesgos potenciales son teóricos, cada vez aumenta el número de interacciones identificadas. Debe decirse que se trata de un área en evolución, la información es limitada y a menudo basada en un solo caso. Pero, en lo que concierne a ciertos medicamentos, es aconsejable caminar del lado de la prudencia. Si estás tomando warfarina para adelgazar tu sangre, por ejemplo, necesitas tener especial cuidado.

Pruebas de laboratorio y vitamina C. La vitamina C puede interferir con algunas pruebas de laboratorio empleadas para medir los niveles de glucosa en la orina, así que si tomas suplementos que contengan vitamina C, díselo a tu médico.

Paracetamol y vitamina C. Se ha demostrado que dosis altas de hasta 3 g de vitamina C prolongan la duración en el cuerpo del paracetamol. Esto puede ser benéfico cuando el paracetamol se toma para un alivio ocasional al dolor, siempre y cuando no tomes los dos juntos habitualmente, ya que cuando los niveles de paracetamol pueden acumularse, lo cual puede tener efectos tóxicos en el hígado.

Warfarina y...

- *Coenzima Q10.* Estructuralmente es similar a la vitamina K y puede interactuar con la warfarina.

- *Vitamina E.* Dosis altas de vitamina E, adelgazan la sangre al inhibir la acumulación de plaquetas y los factores de coagulación que dependen de la vitamina K, de modo que hay un potencial teórico de interacción con la warfarina. Sin embargo, una prueba clínica no encontró ninguna diferencia en la actividad de la warfarina entre quienes estaban tomando vitamina E (hasta 1 200 mg diarios) o un placebo.

- *Ácidos grasos esenciales.* Los suplementos de ácidos grasos esenciales como los aceites de pescado omega-3, el aceite de hígado de bacalao, el de linaza y el de prímula, en general se pueden combinar sin riesgo con medicamentos de prescripción en las dosis recomendadas, pero sí tienen propiedades anticoagulantes. Así que si estás tomando warfarina o aspirina, debes estar consciente de que los omega-3 pueden incrementar el potencial de sangrado y debes consultar antes de tomarlos.

- *Hierro, magnesio, zinc.* Esos minerales pueden unirse a la warfarina, de modo que deben tomarse por lo menos dos horas antes o después de tomar warfarina.

- *Vitamina K.* Si estás tomando warfarina no tomes suplementos que contengan vitamina K a menos que un médico te lo indique, pues ésta actúa como antídoto de la warfarina.

Cuándo evitar o limitar los remedios herbales

Las interacciones entre medicamentos prescritos y remedios herbales pueden presentarse cuando ambos actúan en los mismos sitios de receptores en el cuerpo (un punto específico o una célula a la que el medicamento se une) o cuando interactúan con las mismas enzimas metabólicas. Los medicamentos más propensos a interactuar con hierbas son los que tienen un rango angosto entre la dosis efectiva y la tóxica, como anticoagulantes, sedantes y algunos medicamentos prescritos para tratar problemas cardiacos, depresión, diabetes, presión alta y epilepsia; si tomas esos medicamentos ésta es un área que debes explorar.

Es vital que verifiques con un médico o farmacéutico si hay alguna interacción conocida entre las hierbas que deseas tomar y los medicamentos prescritos, aparecen nuevos con regularidad.

Mosto de San Juan. Ha demostrado ser efectivo para aliviar depresión ligera. Interactúa con varios medicamentos, incluyendo warfarina, ciclosporina, anticonceptivos orales, anticonvulsivos, digoxina, teofilina, inhibidores de la proteasa HIV empleados para tratar SIDA, y antidepresivos. Con muchos de esos medicamentos, el efecto principal de esta hierba es reducir los niveles del medicamento en la sangre, que pueden reducir su efectividad.

Sin embargo, con los antidepresivos, en particular el tipo SSRI (inhibidor selectivo de la recaptación de serotonina, por sus siglas en inglés), el mosto de San Juan puede elevar el efecto de la serotonina, químico cerebral de la "felicidad". Esto puede llevar a síndrome de serotonina: acumulación de serotonina en el cerebro, que es potencialmente dañina.

Si estás tomando cualquiera de los medicamentos enlistados antes, sería prudente evitar el mosto de San Juan o tomarlo sólo siguiendo el consejo de tu médico. Esta hierba está contraindicada si estás tomando un medicamento triptano para combatir la migraña.

Hierbas que interactúan con la warfarina y la aspirina. Se conocen varios remedios herbales que interactúan con la warfarina. También un potencial de interacción entre hierbas que afectan la forma en que las plaquetas de la sangre se unen y la warfarina (y posiblemente la aspirina, si se toman a largo plazo), aunque esas reacciones no están comprobadas en muchos casos. Esas hierbas incluyen:

- danshen (de la familia de la salvia), empleada para corregir la irregularidad menstrual y aliviar heridas;
- dong quai (*Angelica siensis*), usada para tratar cólicos menstruales, periodos irregulares y síntomas de la menopausia;
- ajo;
- ginseng;
- arándano;
- manzanilla;
- cohosh negro;
- jengibre;
- Pycnogenol® (extracto de corteza de pino);
- clavo rojo;
- garra del diablo; y,
- ginkgo.

En muchos casos, las personas que toman extractos de ginkgo biloba, empleados para incrementar el flujo de sangre al cerebro, en combinación con warfarina o aspirina, experimentan sangrado dentro del cráneo (hemorragia subaracnoide o hematoma subdural). Aunque los ginkgolidos que se encuentran en el ginkgo biloba sí impiden que las plaquetas de la sangre (cuerpos en forma de discos que ayudan a la coagulación) se junten hasta cierto grado, esas sustancias están presentes sólo en concentraciones pequeñas y su efecto en la acumulación de plaquetas parece insignificante cuando se toma ginkgo en la dosis recomendada. Sin embargo, puede ser más prudente tomar el camino de la precaución y evitar usar ginkgo biloba junto con aspirina o warfarina hasta que cualquier interacción posible haya sido investigada por completo.

Si estás tomando aspirina y quieres tomar un remedio herbal, busca el consejo de un farmacéutico. Si no hay ninguna contraindicación definida en cuanto a tomarlos juntos, por lo general te aconsejarán poner atención por si se desarrolla alguna herida o se incrementa el sangrado. En este caso deja de tomar la hierba y busca consejo médico.

Otras interacciones potenciales notables entre hierbas y medicamentos incluyen:

- diuréticos con diente de león, ginkgo, cola de caballo, palo dulce y uvaursi; y,
- tiroxina con toronjil.

Capítulo ocho

Antioxidantes

Los antioxidantes son un poco como superhéroes en miniatura en el cuerpo. Aunque nuestras proteínas, grasas, membranas celulares y material genético se ven bombardeados constantemente por radicales libres (moléculas oxidadas en el escape de autos, contaminación industrial del aire y otras fuentes) los antioxidantes están perfectamente diseñados para someter a esos "villanos". Y, al hacerlo, nos protegen de una amplia gama de problemas de salud graves comunes en la diabetes: endurecimiento y recubrimiento de arterias, enfermedades coronarias, deterioro de la visión y daño a la inmunidad.

Así que si padeces síndrome metabólico o diabetes, los antioxidantes son de tus mejores amigos.

Se conocen más de cien antioxidantes, algunos recientemente descubiertos. Como vimos en el capítulo cinco, muchos son nutrientes que se encuentran en frutas y verduras. El té y el vino tinto contienen otros, mientras varios (como el Pycnogenol®, proveniente de una especie de pino) sólo se pueden tomar con suplementos. Los antioxidantes dietarios más importantes son:

- polifenoles (flavonoides, antocianidinas, proantocianidinas, catequinas);
- vitamina A, betacaroteno y otros carotenoides;
- vitamina C;
- vitamina E;
- selenio.

Antioxidantes más ligeros, también importantes, incluyen:

- riboflavina;
- cobre;
- manganeso;
- zinc.

Aunque la dieta siempre debe venir primero, la diabetes significa una mayor necesidad de antioxidantes, haciendo que se dificulte obtener las cantidades óptimas requeridas. Si el consejo del capítulo cinco es importante como base para tu dieta, tomar suplementos de antioxidantes es una buena estrategia y este capítulo contiene todo lo que necesitas saber sobre los mejores.

Los antioxidantes más importantes para diabéticos son:

- Ácido alfalipóico, que ayuda a mejorar el control de glucosa y la sensibilidad a la insulina. También es útil para mejorar los síntomas del daño nervioso diabético (polneuropatía) y puede mejorar la función renal.

- Luteína, carotenoide relacionado con la vitamina A que ayuda a proteger contra la degeneración macular relacionada con la edad.

- Vitamina C, involucrada en la regulación de los niveles de glucosa de la sangre; también ayuda a mantener los vasos sanguíneos saludables y a reducir la formación de una sustancia dañina (sorbitol) relacionada con el daño celular diabético.

- Coenzima Q10, mejora el control de glucosa en la diabetes tipo 2 y tiene efectos benéficos en los vasos sanguíneos para reducir la presión alta. También aminora el riesgo de efectos secundarios de las estatinas, medicamento que baja el colesterol.

- Vitamina E, puede mejorar la tolerancia a la glucosa en personas con diabetes tipo 2 y proteger de enfermedades coronarias.

- Té verde, que cuando se toma con regularidad puede mejorar el control de glucosa y reducir el riesgo de padecer un ataque cardiaco.

- Los extractos de corteza de pino (conocidos comercialmente con el nombre de Pycnogenol®), pueden mejorar el control de glucosa en la diabetes tipo 2, y ayudar a proteger de la enfermedad ocular diabética y de la coagulación sanguínea indeseable.

- Selenio, que ayuda a mejorar el control de glucosa y a proteger de enfermedades cardiacas y cáncer.

A continuación hay información sobre cada antioxidante individual, que te ayudará a elegir los más adecuados para ti. Varios suplementos que combinan antioxidantes como selenio y vitaminas A, C y E se encuentran disponibles. Además de esto, podrías tomar ácido alfalipoico, coenzima Q10 o Pycnogenol®, según tengas polineuropatía diabética, retinopatía o presión alta, por ejemplo. Si deseas tomar varios antioxidantes juntos es mejor buscar el consejo de un nutriólogo.

Ácido alfalipoico

Qué es

También conocido como ácido tióctico, es una sustancia similar a una vitamina que puede hacerse en el cuerpo en pequeñas cantidades. Funciona junto con el grupo de vitaminas B para acelerar las reacciones metabólicas involucradas en la producción de energía de las células. Es un antioxidante poderoso y también regenera otros antioxidantes importantes como las vitaminas C y E, mejorando su efectividad.

Cómo puede ayudarte

El ácido alfalipoico se utiliza principalmente para mejorar los niveles de energía y combatir la fatiga crónica. También para tratar síntomas relacionados con daño nervioso como el hormigueo, los miembros dormidos o el malestar y los problemas del hígado como hepatitis y cirrosis.

En un estudio que incluyó a 107 personas con diabetes, quienes tomaban ácido alfalipoico como antioxidante (600 mg al día durante más de tres meses), tuvieron niveles significativamente más bajos de reacciones dañinas de oxidación que quienes no lo tomaban, incluso si tenían un mal control de glucosa y proteína en la orina.[22]

Añadiendo control de glucosa. El ácido alfalipolico mejora el control de glucosa al aumentar su extracción de la circulación en la sangre y su consumo en las células musculares del esqueleto hasta en 50 por ciento.[23] Se cree que estimula la actividad de la insulina y reduce la resistencia a ella; ha demostrado que mejora la sensibilidad a la insulina en personas con diabetes tipo 2.[24]

Reduciendo los efectos de la neuropatía diabética. Se cree que el ácido alfalipolico reduce los daños de la oxidación de la capa de mielina grasa que rodea nuestros nervios,[25] y se ha demostrado que mejora la transmisión de señales nerviosas y el flujo de sangre asociado a través de los vasos sanguíneos delgados en personas con neuropatía diabética (*ver página 63*).[26]

En un estudio que incluía a 120 personas con neuropatía diabética (que afecta varios nervios), redujo de manera significativa el dolor tipo punzadas y la quemazón, adormecimiento y sensaciones de aguijonamiento.[27]

Otra prueba incluyó a 328 personas con diabetes tipo 2, a quienes se les administraron dosis diarias de ácido alfalipoico durante tres semanas.[28] Sus síntomas se redujeron en 58 por ciento en la dosis más alta (1 200 mg), 63 por ciento en la dosis media (600 mg) y 43 por ciento en la dosis más baja (100 mg), en comparación con 38 por ciento de mejoría en quienes tomaban un placebo. En un estudio que incluyó a 24 personas con diabetes tipo 2 y polineuropatía, quienes tomaron 600 mg de ALA tres veces al día durante tres semanas, experimentaron mejoras significativas en síntomas como dolor, quemazón, aguijoneo y adormecimiento en los pies, en comparación con quienes tomaban un placebo.[29]

Para 1999, por lo menos 15 pruebas clínicas habían sido completadas en Alemania, junto con las que mostraron beneficios en polineuropatía y conducción nerviosa en dosis de por lo menos 600 mg al día.[30]

Prevención del daño renal. El daño ocasionado por radicales libres desempeña un papel importante en el daño renal en personas que padecen diabetes. Varios estudios han demostrado que tomar ácido alfalipoico puede reducir la oxidación y la albúmina en la orina (señal de fuga y daño renal) en personas con diabetes, así como reducir el deterioro de la función renal.[31]

Dónde lo encuentras

Las zanahorias, los camotes, la remolacha y la carne roja son buenas fuentes de esta sustancia. También se produce en pequeñas cantidades en el cuerpo.

Cuánto necesitas

Una dosis típica es de 50 a 100 mg al día como antioxidante general, aunque dosis más altas de 600 mg de una a tres veces al día pueden sugerirse para uso terapéutico en personas con diabetes, polineuropatía o daño renal.

Efectos secundarios / seguridad

Se han presentado urticaria ligera en la piel y efectos secundarios gastrointestinales, pero no han sido muy frecuentes.

Habla con tu médico antes de tomar ácido alfalipoico si tienes problemas cardiacos, renales o de hígado. Monitorea tus niveles de glucosa en la sangre cuidadosamente cuando lo tomes, pues puede estimular el consumo de glucosa de las células musculares.

Vitamina A y carotenoides

Qué son

Vitamina soluble en grasa que se puede almacenar en el hígado. Preformada (retinol) se encuentra sólo en alimentos animales, pero algunos pigmentos vegetales carotenoides, como el betacaroteno, pueden convertirse en vitamina A en el cuerpo. En cuanto a nutrición, 6 mcg de betacaroteno pueden proporcionar cerca de 1 mcg de retinol. Si tu hígado está en buena forma, conviertes, en promedio, la mitad del betacaroteno que comes en vitamina A.

Cómo pueden ayudarte

La vitamina A es un poderoso antioxidante que también regula los genes involucrados con el crecimiento, el desarrollo, la curación y la inmunidad normales. Y, como lo sabe cualquier persona que haya sido exhortada a comer zanahorias en su niñez, también es esencial para la vista. En el ojo, la vitamina A se convierte en un pigmento en la retina, "morado visual" (rodopsina), esencial para la visión.

Mejora la sensibilidad a la insulina. La vitamina A hace más que ayudarnos a ver y equilibrar nuestra actividad genética. También reduce la resistencia a la insulina en personas con diabetes tipo 2 y síndrome metabólico. Las personas con diabetes tipo 2 que obtienen la mayor cantidad de vitamina A de su dieta son los usuarios de insulina más eficientes.[32]

En Japón, un estudio que investigaba la relación entre niveles elevados de glucosa, carotenoides y consumo de frutas y verduras entre 288 personas con diabetes o intolerancia a la glucosa, encontró que quienes consumían más zanahorias y calabaza naranja (alimentos ricos en carotenoides) tenían la mitad de probabilidades de mala tolerancia a la glucosa que aquellos cuyo consumo era bajo. Los niveles de carotenoides alfa y beta, licopeno, beta-ciptoxantina, zeaxantina y luteína en la sangre mostraron un efecto benéfico. Ello sugiere que verduras y frutas ricas en carotenoides pueden proteger de niveles de glucosa elevados.[33]

Un nexo benéfico entre metabolismo de glucosa y carotenoides de frutas y verduras se ha visto en hombres con alto riesgo de diabetes tipo 2.[34]

Mejora la salud arterial. Investigaciones realizadas en niños con diabetes tipo 1, han demostrado que quienes tienen mal control de glucosa son más propensos a carecer de vitamina A antioxidante, con riesgo más alto de desarrollar endurecimiento y recubrimiento de las arterias que quienes tenían buen control. Los investigadores sugirieron que tomar suplementos de vitamina A podía ayudar a proteger la circulación de niños con diabetes tipo 1.[35]

Mejora la visión. La degeneración macular relacionada con la edad (AMD, por sus siglas en inglés) es la causa más común de la ceguera registrada en personas de más de 50 años. Se debe al deterioro de parte de la retina involucrada en la visión fina, como leer y reconocer rostros. La causa se desconoce, pero en las personas que fuman, tienen presión alta, niveles elevados de colesterol y diabetes el riesgo es mayor.

La mácula del ojo contiene dos pigmentos carotenoides, luteína y zeaxantina (que pueden generarse a partir de la luteína). Los investigadores han encontrado que personas con degeneración macular, tienen en promedio 70 por ciento menos luteína y zeaxantina que quienes tienen una visión saludable; se cree que un consumo dietario pobre causa la ruptura de esta parte vital de la retina. La luteína ayuda a proteger esta delicada estructura del ojo en parte a través de su poderosa acción antioxidante, que neutraliza los radicales libres generados durante el proceso químico involucrado con la detección de la luz. La luteína también ayuda a filtrar la luz azul visible, que puede causar daño en los receptores de luz del ojo. Es la razón por la cual la luteína y otros carotenoides, a veces se llaman "lentes para el sol de la naturaleza".[36,37]

Las personas con niveles más altos de luteína y zeaxantina en la retina tienen un riesgo 82 por ciento más bajo de degeneración macular relacionada con la edad que quienes tienen niveles bajos.[38] Obtener cantidades adecuadas de luteína también reduce de manera significativa el riesgo de cataratas.[39] Un estudio que incluyó a casi 77 500 enfermeras de entre 45 y 71 años, encontró que, después de considerar la edad, fumar y otros factores de riesgo potenciales para las cataratas, quienes tenían el consumo más alto de luteína y zeaxantina reducían en 22 por ciento las probabilidades de desarrollar cataratas lo bastante severas como para requerir extracción.[40]

Dónde los encuentras

Los carotenoides son pigmentos que se encuentran en vegetales de hojas color verde oscuro, como espinacas, en frutas y verduras amarillas, anaranjadas o rojas, incluyendo zanahorias, maíz dulce, camotes, melocotones, mangos y jitomates. La luteína carotenoide también está presente en la yema de huevo, dándole su color amarillo o anaranjado.

La vitamina A (retinol) se encuentra en alimentos animales como hígado, carnes, pescados oleosos, huevos, lácteos, mantequilla y margarina fortificada —por ley para contener tanta vitamina A como la mantequilla.

La vitamina A se destruye fácilmente expuesta a la luz, mientras los betacarotenos por calor y cocimiento extremo.

Cuánta necesitas

La RDA para la vitamina A es de 800 mcg. Idealmente, necesitas cerca de 6 mcg carotenoides mixtos al día.

Las etiquetas dan las cantidades de vitamina A en unidades internacionales (IU); 1 IU de vitamina A equivale a 0.3 mcg de retinol, mientras 1 mcg de vitamina A es igual a 3.33 IU.

Efectos secundarios / seguridad

Como la vitamina A entra con facilidad en tu sistema nervioso, tomar demasiada puede ocasionar síntomas de envenenamiento por retinol (dolor de cabeza, irritabilidad, visión borrosa, náusea, debilidad y fatiga). A largo plazo, su exceso puede incrementar el riesgo de cirrosis en el hígado.

Dosis altas de vitamina A (3 000 mcg diarios o más) durante el embarazo se asocian con ciertos defectos de nacimiento. Las mujeres embarazadas deben evitar suplementos que contengan retinol preformado y no deben comer hígado ni productos derivados del hígado. Sin embargo, como la vitamina A es vital para el desarrollo normal, saludable dentro del útero, los suplementos para las embarazadas por lo general contienen carotenoides como betacaroteno, que se pueden convertir en retinol cuando se necesita.

Debes limitar tu consumo de vitamina A a menos de 1 500 mcg al día. No combines suplementos que proporcionan vitamina A (como un multivitamínico más aceite de hígado de bacalao) sin antes revisar que no excedas los niveles recomendados.

Es preferible que los fumadores eviten las formas suplementarias de betacaroteno. Una prueba encontró que personas con alto riesgo de cáncer en los pulmones por fumar no se beneficiaba de tomar suplementos de betacaroteno y su riesgo de desarrollar ese cáncer incluso puede incrementarse. Esto probablemente se debe a que las personas involucradas fumaban mucho y pueden haber tenido cáncer de pulmón sin diagnosticar al inicio de la prueba; pero ésa es otra situación donde es mejor tomar el camino de la prudencia.

El exceso de carotenoides puede ocasionar una decoloración amarilla-naranja de la piel. Puede verse como un bronceado falso de mala calidad, pero no es dañino y se resuelve cuando reduces su cantidad.

Vitamina C

Qué es

También llamada ácido ascórbico, es una vitamina soluble en agua que no se almacena en el cuerpo en cantidades importantes. Es el principal antioxidante en los fluidos corporales. Protege a las células del daño de los radicales libres y también es cofactor esencial en por lo menos 300 reacciones metabólicas. Es vital para la síntesis de colágeno, proteína estructural importante en el cuerpo y necesaria para el crecimiento y la reparación de tejidos.

Cómo puede ayudarte

Control de glucosa. La vitamina C es similar en estructura a la glucosa y participa en su control y en la acción de la insulina.[41,42,43] Las personas con deficiencia de vitamina C pueden tener un control anormal de glucosa en la sangre similar al que se ve en los diabéticos; corregir la deficiencia regresa a la normalidad el equilibrio de glucosa, aunque el mecanismo exacto se desconoce.[44] La vitamina C es menos capaz de entrar en las células cuando se elevan los niveles de glucosa de la sangre y esto puede llevar a lo que se ha descrito como "escorbuto localizado" en personas con diabetes. De hecho, como los cambios en vasos sanguíneos que resultan del escorbuto se asemejan a los que se ven en personas con diabetes, esta falta de vitamina C localizada, puede contribuir al daño de vasos sanguíneos en la diabetes.

Reducción de la glicosilación. Las interacciones entre proteínas y glucosa, conocidas como glicosilación, llevan a daño de tejidos y envejecimiento prematuro en personas con diabetes. La vitamina C puede reducir la glicosilación de proteínas de manera significativa. Tomar 1 g diario puede reducir la glicosilación de la hemoglobina de la sangre en 18 por ciento y la albumina en 33 por ciento después de tres meses.[45] Es importante notar que este efecto, aunque benéfico, afecta los análisis de sangre para evaluar niveles de HbA1c (*ver página 96*); si te haces análisis y estás tomando suplementos de vitamina C, necesitas decírselo a tu médico.

Reducción de formación de sorbitol. Cuando los niveles de glucosa se elevan, parte de ella se convierte dentro de las células en una sustancia llamada sorbitol. Aunque es seguro como endulzante de alimentos, el sorbitol es dañino cuando se forma dentro de las células. Si se acumula ahí, puede contribuir a complicaciones diabéticas, en especial las que afectan los ojos (retinopatía, cataratas) y el sistema nervioso (neuropatía periférica, que afecta los nervios, con excepción de los del cerebro y la médula espinal).

Se ha demostrado que la vitamina C reduce la formación de sorbitol al bloquear una enzima crucial para el proceso. En un estudio,[46] tomar 1 g de vitamina C al día durante sólo dos semanas redujo la cantidad de sorbitol dentro de los glóbulos rojos en más de 12 por ciento; en otro estudio, tomar 2 g de vitamina C al día, redujo la acumulación de sorbitol en los glóbulos rojos en 44.5 por ciento en personas con diabetes.[47] Los investigadores del segundo estudio concluyeron que una suplementación moderada de vitamina C podía proporcionar un "medio simple, seguro y efectivo de prevenir y mejorar complicaciones crónicas de la diabetes".

Un estudio posterior,[48] encontró que tomar dosis aún más pequeñas de vitamina C (100 o 600 mg diarios) podía normalizar los niveles de sorbitol en los glóbulos rojos en personas con diabetes en un marco de 30 días y que esa reducción no se veía afectada por la forma en que la persona controlaba su diabetes.

Reducción de los niveles de colesterol. Como antioxidante, la vitamina C protege de la oxidación por colesterol del torrente sanguíneo. De modo que, como sólo el colesterol oxidado está relacionado con el endurecimiento y recubrimiento de las arterias, la vitamina C tiene el potencial de ayudar a proteger contra ataque cardiaco y posiblemente contra el infarto.

Un nivel significativamente más bajo de vitamina C se ha encontrado en la sangre y en los glóbulos blancos de personas con diabetes que también tienen niveles elevados de colesterol. Las personas que tomaron 500 mg al día durante 12 meses disminuyeron de manera significativa sus niveles de colesterol.[49] Este régimen también se asoció con una disminución moderada de los niveles de triglicéridos, mientras los niveles de grasa en la sangre en un grupo de control, que no estaba tomando vitamina C, permanecieron iguales. Los investigadores piensan que la vitamina C ayuda a mejorar la habilidad del hígado para limpiar el colesterol del cuerpo.

En una prueba controlada con un placebo en la que participaron 40 personas con diabetes tipo 2, quienes asimismo tenían niveles elevados de colesterol, se consumió 1 g de vitamina C al día durante cuatro meses. Las personas que tomaron vitamina C tuvieron una mejor tolerancia a la glucosa, niveles más bajos de colesterol total y LDL y menos daño por radicales libres. El aumento de porcentaje en la cantidad de vitamina C, presente en la parte líquida de la sangre (el plasma), se relacionó directamente con la disminución en el porcentaje de colesterol LDL y los investigadores concluyeron que la vitamina C desempeña un papel importante en el control de la diabetes tipo 2.[50]

En otros estudios, se han demostrado mejoras similares en el control de glucosa y el colesterol.[51]

Disminución del riesgo de enfermedades coronarias. La falta de vitamina C puede ser un factor de riesgo para desarrollar ataque cardiaco o infarto. En un estudio que incluyó a más de 6 600 hombres y mujeres, quienes tenían los niveles más altos de vitamina C, tuvieron un riesgo 27 por ciento más bajo de enfermedades coronarias y 26 por ciento menor de infarto que quienes tenían niveles bajos. Los investigadores concluyeron que esos resultados indicaban que tomar más vitamina C puede disminuir el riesgo de padecer enfermedades cardiacas e infarto.[52]

La vitamina C también puede desempeñar un papel en prevenir síntomas en quienes ya tienen enfermedades de las arterias coronarias,[53] y los niveles bajos se relacionan con un mayor riesgo de desarrollar angina.[54] Un estudio realizado durante 10 años que incluyó a 11000 personas, demostró que los hombres con consumos más altos de vitamina C, tienen 40 por ciento menos probabilidades de desarrollar enfermedades coronarias y 35 por ciento menos de morir a causa de ellas. Para las mujeres con los niveles más altos de vitamina C, hubo un riesgo 25 por ciento más bajo de enfermedades coronarias y 42 por ciento menos probabilidades de morir de cáncer. De acuerdo con otro estudio de 1605 hombres maduros, quienes tenían deficiencia de vitamina C tuvieron un riesgo 3.5 veces más alto de padecer ataque cardiaco que los hombres con niveles normales de vitamina C en el líquido sanguíneo (plasma).[55]

Un estudio reciente que incluyó a más de 19 000 adultos de entre 45 y 79 años, halló que los niveles circulantes de vitamina

C, se relacionaban de manera inversa, con los casos de muerte ocasionada por todo tipo de causas en los cuatro años que duró el estudio.[56] Los investigadores también han encontrado que en los pacientes de edad avanzada tomar cantidades bajas de vitamina C, era un indicador fuerte de riesgo de muerte por infarto.[57]

Mejor dilatación de vasos sanguíneos. La vitamina C puede mejorar el flujo sanguíneo y la dilatación de vasos sanguíneos en personas con diabetes.[58] Hallazgo importante porque quienes padecen diabetes a menudo tienen un flujo sanguíneo deficiente, probablemente en parte como resultado del daño de los radicales libres, así como de la falta de activación del mecanismo corporal que dilata los vasos sanguíneos.[59] La vitamina C puede mejorar el flujo sanguíneo actuando en la molécula de óxido nítrico "de señalización", muy semejante al Viagra. (Todavía está por verse si los suplementos de vitamina C son útiles o no para los hombres con diabetes que padecen disfunción eréctil.)

Prevención de cataratas. Como ya mencioné, las personas con diabetes son más propensas a desarrollar cataratas porque el daño de los radicales libres puede acumular proteínas en el cristalino del ojo. La vitamina C es un antioxidante importante en este órgano, el nivel de esta vitamina en tu cristalino es 60 veces más alto que el que se encuentra en tu circulación, y su presencia protege de las cataratas.

Un estudio en 1 380 personas que asistían a una clínica oftalmológica, encontró que las que tomaban suplementos multivitamínicos y antioxidantes con frecuencia, tenían un riesgo 37 por ciento menor de desarrollar cataratas y sus consumos dietarios de vitamina C, entre otros nutrientes, disminuyó el riesgo.[60] Otro estudio encontró que quienes tomaban 300 mg diarios de vitamina C, tenían 70 por ciento menos probabilidades de desarrollar cataratas que pacientes similares que no tomaban ningún suplemento.[61]

El Estudio de Salud de Enfermeras demostró que 60 por ciento de las cataratas prematuras se presentaba en mujeres relativamente jóvenes que no habían tomado suplementos de vitamina C; mujeres que la habían tomado durante por lo menos 10 años, tenían un riesgo 45 por ciento más bajo de desarrollar cataratas que quienes no la habían tomado.[62] Resulta interesante que quienes no tomaron suplementos de vitamina C, tenían un consumo naturalmente alto de vitamina C en su dieta, en promedio 130 mg, el doble de alto de la RDA; no obstante, quienes tomaban vitamina C adicional parecían obtener beneficios.

Esos descubrimientos fueron confirmados recientemente cuando se descubrió que las mujeres que tomaron suplementos de vitamina C durante por lo menos 10 años, tenían un riesgo 77 por ciento más bajo de desarrollar cataratas prematuras y 83 por ciento menor de desarrollar cataratas moderadas, en comparación con mujeres que no la ingerían. Esos estudios sugieren que el consumo a largo plazo de suplementos de vitamina C, pueden reducir de manera sustancial el desarrollo de cataratas relacionadas con la edad,[63] así que, si tienes diabetes, éste es un hallazgo muy importante.

Dónde puedes encontrarla

Se halla principalmente en frutas y verduras, incluyendo moras, guayaba, kiwi, cítricos, mango, pimiento y verduras verdes como brócoli, germen y berro. Las fuentes animales incluyen riñón e hígado.

La vitamina C es una de las más inestables y se pierden hasta dos tercios al procesar, cocinar durante mucho tiempo y almacenar alimentos.

Cuánta necesitas

La RDA para la vitamina C es de 60 mg, aunque en general se piensa que esta cantidad es demasiado baja. Un artículo sobre vitaminas publicado en el *American Journal of Clinical Nutrition* recomendó un consumo de 90 a 100 mg, como mínimo, para la reducción óptima del riesgo de enfermedades cardiacas en personas sin diabetes.[64] En Estados Unidos, un panel de científicos expertos sugirió que la necesidad promedio de la mitad de los individuos de una población, debía ser de 100 mg diarios de vitamina C, con un margen de seguridad (donde se cuenta a las personas que pueden necesitar más) propuesto de 120 mg al día.[65]

Para las personas que no tienen diabetes, el consenso general es que entre 120 y 250 mg de vitamina C, es un buen consumo básico. La mayoría de los estudios han encontrado que las personas con diabetes tienen niveles en circulación por lo menos 30 por ciento más bajos de vitamina C, en comparación con quienes padecen diabetes.[66] Esto se debe en parte a una mayor producción de radicales libres, y en parte, a que niveles más bajos de insulina significan que menos vitamina C llega a las células.[67] La falta de vitamina C dentro de las células, a su vez, puede provocar varios problemas, incluyendo una mayor fuga capilar, mala curación de heridas, niveles elevados de colesterol y menor inmunidad. Todo esto sugiere que dosis más altas de 500 mg a 1 g de vitamina C al día, o incluso más, se han recomendado para personas con diabetes. Tomar de 2 a 3 g diarios, en dosis divididas, no parece dañino.

Efectos secundarios / seguridad

Varias investigaciones en cuanto a la seguridad de tomar suplementos de vitamina C, demostraron que es falso que dosis altas detonan piedras en los riñones. Sin embargo, si has padecido repetidamente de piedras en los riñones o falla renal, o heredado un defecto en el metabolismo del oxalato o del ácido ascórbico, puede ser aconsejable restringir tu consumo diario de vitamina C a aproximadamente 100 mg.

Si tomas 3 g o más al día, puede ocasionarte indigestión o diarrea. Estos malestares pasarán cuando reduzcas tu dosis o tomes una forma recubierta o sin ácido de vitamina, como Ester-C®. Resulta interesante que, cuando estás enfermo, tu requerimiento de vitamina C parece incrementarse hasta un punto en el que te vuelves mucho más tolerante a dosis altas y puedes tomar mayores cantidades antes de desarrollar movimientos intestinales.

Como hemos visto, la estructura de la vitamina C es similar a la de la glucosa. Si tomas vitamina C en dosis altas y necesitas hacerte un análisis de orina, sangre o heces fecales, informa a tu médico, pues puede afectar los resultados de las pruebas de laboratorio (en el caso de la HbA1c y la glucosa de la orina, por ejemplo).

Los individuos que tienen una enfermedad de almacenamiento del hierro como la hemocromatosis no deberían tomar suplementos de vitamina C, salvo si lo aconseja su médico, puesto que incrementan la absorción de hierro inorgánico.

Si decides tomar suplementos con dosis muy altas y luego decides dejar de hacerlo, debes reducir tu consumo de manera gradual en el transcurso de algunas semanas y no dejarlo de golpe.

Coenzima Q10

Qué es

Es una sustancia semejante a una vitamina que también se conoce como ubiquinona. Se necesita para procesar el oxígeno en las células y para generar moléculas ricas en energía. También actúa junto con la vitamina E, para formar una poderosa defensa antioxidante contra la aterosclerosis y las enfermedades cardiacas.

Los niveles de CoQ10 empiezan a disminuir a los 20 años, conforme es absorbida de manera menos eficaz en los intestinos y su producción en las células comienza a decaer. Si careces de CoQ10, tus células, incluyendo las del músculo del corazón, no reciben toda la energía que necesitan, de modo que funcionan en un nivel menor al óptimo, son más propensas a enfermarse y a envejecer de manera prematura.

Cómo puede ayudarte

Mejora el control de glucosa. Se ha sugerido que la CoQ10 puede incrementar la secreción de insulina al mejorar la producción de energía dentro de las células beta. Esto puede explicar por qué a menudo mejora la función de las células beta y el control de glucosa en personas con diabetes tipo 2.[68]

Reduce la densidad de la sangre. La CoQ10 parece reducir el tamaño y densidad de las plaquetas (fragmentos de sangre involucrados en la coagulación) y también contribuye a disminuir el riesgo de formación de coágulos, determinantes en el ataque cardiaco. En un estudio, varios voluntarios que tomaron 100 mg de CoQ10 dos veces al día durante 20 días, tuvieron reducciones significativas en la actividad y tamaño de las plaquetas.[69]

Mejora la función de los vasos sanguíneos. La enfermedad arterial es una de las principales complicaciones en las personas que padecen diabetes tipo 2. Un estudio encontró que la arteria braquial (brazo) en 40 personas con diabetes tipo 2, mostró problemas de dilatación, en comparación con quienes no tenían diabetes.[70] Cuando a algunos se les dio 200 mg de CoQ10 durante 12 semanas, la dilatación en su arteria braquial aumentó 1.6 por ciento, mientras a quienes se les dio un placebo experimentaron un mayor deterioro en la arteria. Esta mejora no se debió a su acción antioxidante. Es posible que funcione a través de óxido nítrico, como el Viagra y la vitamina C. La CoQ10, en consecuencia, puede ser útil para hombres con diabetes que asimismo tienen problemas para alcanzar una erección.

Alivia problemas cardiacos. Se ha demostrado que de 50 a 75 por ciento de personas con varias enfermedades cardiacas tienen una deficiencia de CoQ10. Por lo menos un estudio ha encontrado que cuanto más severa sea la enfermedad cardiaca, más bajos son los niveles de CoQ10, la cual, por lo tanto, ha sido usada por algunos médicos para tratar enfermedades coronarias y falla cardiaca congestiva. También parece tener un efecto benéfico en la reducción de ritmos cardiacos anormales.[71]

Cuando a 22 personas con fallo cardiaco se les administraron 100 mg de CoQ10 o un placebo, dos veces al día durante 12 semanas, quienes tomaron la CoQ10, mostraron mejoras significativas en su ventrículo izquierdo (la cámara izquierda más baja del corazón).[72] Una prueba que incluyó a 641 pacientes con falla cardiaca congestiva encontró que quienes tomaron 2 mg por kilo de peso corporal al día durante un año, ingresaron al hospital para recibir tratamiento por complicaciones muchas menos veces que quienes tomaron un placebo.[73]

En otra prueba, 424 pacientes con diversas formas de enfermedades cardiacas, agregaron CoQ10 a sus regímenes habituales de medicamentos en dosis de 74 a 600 mg diarios. Después de monitorear durante un promedio de 17.8 meses, 87 por ciento mostró mejoras significativas en la función cardiaca, y 43 por ciento fueron capaces de dejar de tomar entre uno y tres medicamentos para el corazón.[74]

Reduce de la presión sanguínea. Se piensa que la CoQ10 reduce la presión alta al mejorar la elasticidad y reacción de la pared de los vasos sanguíneos. En una prueba que incluyó a 18 personas con hipertensión "esencial", cuya causa se desconocía, tomar 100 mg de CoQ10 al día, redujo de manera importante la presión sanguínea en comparación con un placebo.[75] En otra prueba que incluyó a 109 personas con hipertensión esencial, una dosis diaria promedio de 225 mg de CoQ10, se añadió al régimen de medicamentos que ya tenían.[76] Experimentaron una notable mejora en el control de la presión sanguínea y, en general, más de la mitad de los participantes fueron capaces de abandonar de uno a tres medicamentos contra la hipertensión unos cuantos meses después de empezar a tomar la CoQ10. Quienes recibieron ecocardiogramas mostraron una mejora significativa en la densidad y función de su ventrículo izquierdo, lo cual hizo que la acción de bombeo del corazón fuera más eficaz.

En una prueba que incluyó a 74 personas con diabetes tipo 2 y niveles anormales de colesterol, los participantes recibieron 100 mg de CoQ10 dos veces al día, 200 mg de fenofibrato todas las mañanas, ambos, o ninguno, durante 12 semanas.[77] Los resultados mostraron que los suplementos CoQ10, mejoraron la presión sanguínea y el control de glucosa, aunque esto no parece deberse a sus efectos antioxidantes; ello sugiere que otros mecanismos (como paredes arteriales más flexibles) pueden estar involucrados.

Reduce efectos secundarios de las estatinas. Las personas que toman estatinas para bajar niveles de colesterol (*ver página 122*), reducen la producción de CoQ10 en su cuerpo, porque esos medicamentos bloquean una enzima (HMG-CoA) involucrada en la producción de CoQ10.[78] En algunos casos, niveles bajos de CoQ10 en personas con diabetes tipo 2, pueden ocasionar cardiomiopatía diabética, enfermedad que puede llevar a falla cardiaca congestiva. Esto es reversible si tomas suplementos de CoQ10. De modo que, si padeces diabetes o síndrome metabólico y necesitas medicamentos para bajar el colesterol, te beneficiarás de tomar un suplemento de CoQ10.

Dónde la puedes encontrar

Las fuentes dietarias de CoQ10 incluyen carne, pescado, granos integrales, nueces y vegetales verdes.

Cuánta necesitas

No hay una cantidad diaria recomendada y el consumo promedio se calcula de 3 a 5 mg para quienes comen carne y 1 mg diario para vegetarianos. Los suplementos van de 10 a 100 mg, lo cual significa que se deben tomar diario. Cantidades más altas a 600 mg al día se deben tomar para uso terapéutico. La CoQ10 es mejor con alimentos para mejorar la absorción, pues es soluble en grasa. Por lo general se toma tres semanas y en ocasiones tres meses antes de que se noten sus efectos benéficos.

Efectos secundarios / seguridad

No se ha reportado ningún efecto secundario, incluso en dosis altas, sólo náuseas ligeras y ocasionales.

Vitamina E

Qué es

En realidad es un grupo de ocho vitaminas solubles en grasa, de las cuales la forma más activa es el d-alfa-tocoferol. Proporciona la principal protección antioxidante para grasas del cuerpo, incluyendo membranas celulares; fortalece fibras musculares y mejora tersura y curación de la piel. También desempeña un papel importante en la función inmunológica. La vitamina E y el selenio (*ver página 248*) trabajan de manera sinérgica; es decir, trabajan conjuntamente en la formación de anticuerpos en el sistema inmunológico. Se ha encontrado que ambos incrementan la síntesis de anticuerpos y mejoran la respuesta del cuerpo a las vacunas contra la influenza. La vitamina C es necesaria para regenerar, la E cuando se ha llevado a cabo su función antioxidante.

Cómo puede ayudarte

Reduce grasas corporales. Las personas con diabetes que toman 1 200IU (800 mg) de vitamina E natural durante ocho semanas, redujeron de manera significativa la oxidación del colesterol LDL en circulación, que quienes no tomaban suplementos.[79] En otro estudio, una cantidad modesta de vitamina E (1 000IU o 67 mg diarios) demostró disminuir los niveles de radicales libres en las grasas de la sangre, así como los niveles de triglicéridos.[80]

Mejora tolerancia a la glucosa. Algunos estudios han demostrado que la vitamina E mejora la tolerancia a la glucosa en personas que padecen diabetes tipo 2,[81,82,83] aunque los beneficios pueden tardar tres meses o más en ser visibles. En un estudio, tomar 1 350 ıu (900 mg) de vitamina E al día durante cuatro meses, disminuyó la producción de radicales libres y mejoró la acción de la insulina en personas con diabetes tipo 2, en comparación con las personas que no tomaban este suplemento.[84]

Otro estudio que quizá fue más importante, descubrió que un consumo bajo de vitamina E, era un factor de riesgo significativo para el desarrollo de diabetes tipo 2. Cuando 944 hombres que no tenían diabetes, entre 42 y 60 años, fueron estudiados durante cuatro meses, se observó que quienes tenían un consumo por debajo del promedio de vitamina E, fueron casi cuatro veces más propensos a tener un resultado anormal en el análisis de tolerancia a la glucosa, que quienes tenían un consumo por encima del normal.[85]

Cuando las personas con diabetes tipo 2 recibieron 1 350ıu de vitamina E al día, durante cuatro meses, mostraron mejorar su tolerancia a la glucosa y la sensibilidad a la insulina. Sin embargo, cuando 36 personas con diabetes tipo 2 recibieron dosis ya fuera de 400ıu (268 mg) u 800ıu (536 mg) de vitamina E al día, no se vieron efectos significativos sino hasta seis meses después del tratamiento, y no se observó ningún efecto en el grupo que recibió la dosis más baja.[86] Éste y otros estudios, sugirieron que una dosis de menos de 800ıu era necesaria en personas con diabetes para producir mejoras en el control de glucosa.[87]

Reduce la glicosilación. Como la vitamina C, la E parece reducir la glicosilación de proteínas,[88, 89] factor significativo en el envejecimiento prematuro, aunque no todos los estudios lo han confirmado,[90] y dosis altas (más de 800IU al día) parecen ser necesarias. Cuando se administraron 1 340IU (alrededor de 900 mg) de vitamina E, a 25 personas de edad avanzada con diabetes tipo 2, durante tres meses, sus niveles de hemoglobina glicosilada disminuyó 9 por ciento y su glucosa "en ayunas" 10 por ciento. Su nivel total de colesterol también se redujo.[91]

Protege contra enfermedades coronarias. Los poderes antioxidantes de la vitamina E se enfocan a las grasas y eso incluye las grasas de la sangre. Además de neutralizar radicales libres, reduce la acumulación de plaquetas, adelgazando la sangre, y tiene un efecto antiinflamatorio.[92, 93] Se piensa que esas propiedades hacen más lento el endurecimiento y recubrimiento de arterias; y, también reducen el riesgo de que las placas de grasa en las coronarias se rompan y desencadenen trombosis coronaria, formación de coágulos dañinos.

En hombres europeos de edad madura, entre 40 y 59 años, se ha demostrado que niveles bajos de vitamina E, se relacionan con una incidencia más alta de muerte, a cualquier edad, a causa de enfermedades coronarias, en las cuales las arterias están tan recubiertas con placas que el corazón no logra recibir suficiente oxígeno.[94] Algunos estudios muestran una reducción en las tasas de enfermedades coronarias tanto en hombres como en mujeres que toman suplementos de vitamina E; el riesgo es más bajo en quienes tomaron 100IU (cerca de 67 mg) de vitamina E al día, durante por lo menos dos años.[95, 96]

Esos hallazgos no son aislados. La vitamina E ganó aceptación médica general cuando el *Estudio Cardiaco de Antioxidación de Cambridge* (CHAOS, por sus siglas en inglés), fue publicado en 1996.[97] Más de 2 000 pacientes con enfermedades coronarias fueron divididos en dos grupos. Una mitad tomó vitamina E durante 18 meses y la otra recibió un placebo. Se encontró que tomar dosis altas de vitamina E (por lo menos 400IU al día), reducía el riesgo de sufrir un ataque cardiaco en 77 por ciento. La diferencia no sólo fue estadísticamente significativa: resulta sorprendente que parecía que el grupo tratado con vitamina E, no tenía mayor riesgo de padecer ataque cardiaco que las personas sin enfermedades coronarias. Como resultado, muchos médicos ahora recomiendan dosis altas de vitamina E para personas de más edad, en especial para quienes tienen riesgo de ataque cardiaco.

Mejora función cerebral. La parte sólida del cerebro es bastante grasosa, de modo que la vitamina E desempeña un papel protector importante al evitar la oxidación de las neuronas. Esto constituye un cerebro saludable y mejora nuestra cognición o habilidades de pensamiento. En consecuencia, niveles altos de vitamina E se asocian fuertemente con un mejor puntaje cognitivo, en comparación con quienes tienen los consumos más bajos de vitamina E.[98]

Protege contra las cataratas. La vitamina E también ayuda a proteger de cataratas que, como hemos visto, son un riesgo significativo en las personas que padecen diabetes. En un estudio, las personas con el consumo más alto de vitamina E, resultaron tener la mitad de probabilidades de desarrollar cataratas lo bastante severas como para necesitar cirugía, en comparación con quienes tenían los consumos más bajos.[99] Un estudio de 1 380 personas que asistían a una clínica oftalmológica, encontró que el uso regular de suplementos de multivitaminas y antioxidantes, en combinación con alimentos ricos en vitamina E, entre otros nutrientes, disminuía el riesgo de desarrollar cataratas en 37 por ciento.[100]

Dónde la encuentras

Las fuentes más ricas de vitamina E son: aceite de germen de trigo, aguacate, mantequilla y margarina, cereal integral, nueces y semillas, pescados oleosos, huevo y brócoli. Los alimentos crudos frescos y los suplementos son las mejores fuentes. El procesamiento y la exposición al aire, rápidamente vacían las reservas de esta vitamina. Incluso la congelación acaba con ella: los alimentos congelados pueden perder hasta 70 por ciento de su contenido de vitamina E en 14 días.

El contenido de vitamina E de alimentos y suplementos, por lo general se expresa en términos equivalentes de alfa-tocoferol. Este sintético (dl-alfa tocoferol) tiene menos fuerza biológica que una fuente natural de vitamina E (d-alfa tocoferol); si tomas suplementos, elige el tipo natural.

En ocasiones, la cantidad de vitamina E se expresa en iu en vez de en miligramos; 1iu es igual a 0.67 mg alfa-tocoferol equivalentes, o 1 mg es igual a 1.5iu.

Cuánta necesitas

La RDA para la vitamina E es de 10 mg, pero en general mientras más grasas poliinsaturadas consumas, más vitamina E necesitas. Dosis de hasta 727 mg (800IU) al día o más, se pueden tomar a largo plazo sin efectos aparentes de enfermedad, aunque por lo general se sugiere un máximo de 1 g al día.

Las dosis altas de vitamina E se toman mejor junto con otros antioxidantes, como la vitamina C, con carotenoides y selenio. Hay evidencia que apoya que muchos antioxidantes trabajan de manera sinérgica. Esto es especialmente cierto en el caso de la vitamina E, que constantemente necesita que otros antioxidantes como la vitamina C la regeneren.

Efectos secundarios / seguridad

Un consumo alto de vitamina E puede ocasionar dolor de cabeza, fatiga, trastornos gastrointestinales, visión doble y debilidad muscular, pero esto por lo general ocurre en cantidades mayores a 3 000 mg al día.

Té verde y extractos de té verde

Qué es

No todo alimento o bebida popular es bueno para la salud. Así que tenemos suerte de que el té sea una fuente rica en antioxidantes.

Dos variedades principales se emplean: la de hojas más pequeñas de China (*C. sinensis sinensis*) y la de hojas más largas del té
Asma (*C. sinensis assamica*). El té verde no está fermentado, el
negro sí, y el "café" u "oolong" es intermedio. El té blanco es similar
al verde, pero sólo se hace con brotes nuevos de té, cosechados
antes de abrir. Tiene los niveles más bajos de cafeína.

Como hemos visto, el té tiene abundantes polifenoles
antioxidantes como catequiza y epicatequina, que en conjunto
tienen una acción antioxidante por lo menos 100 veces más
poderosa que la de la vitamina C y 25 veces más que la E. Los
antioxidantes del té verde se convierten en antioxidantes menos
activos como teaflavinas y tearubiginas durante la fermentación.
A pesar de esto, beber de cuatro a cinco tazas de té negro al día
seguirá proporcionando más de la mitad de tus requerimientos
diarios de antioxidantes flavonoides (otras fuentes incluyen frutas
y verduras, en especial manzanas y cebolla.) El té también es
una fuente rica en fitoquímicos y en el microelemento llamado
"manganeso"; es una de las pocas fuentes naturales de fluorido
que ayuda a proteger del deterioro dental.

Cómo puede ayudarte

Mejora el control de glucosa. Los antioxidantes del té verde
(catequinas) parecen tener una acción similar a la de la insulina.[101]
Pueden mejorar el metabolismo de glucosa y grasa, la sensibilidad
a la insulina y favorecer la que ma de grasa en vez de almacenarla,
en especial alrededor del abdomen, lo cual puede hacerlo útil
para personas con síndrome metabólico o diabetes tipo 2.

Cuando 20 personas con diabetes tipo 2 bebieron 1.5 litros de té oolong todos los días durante 30 días, sus niveles de glucosa en la sangre disminuyeron en 30 por ciento en comparación con un régimen en el que el té se sustituía con agua. Los investigadores concluyeron que el oolong podía ser eficaz con otros tratamientos para la diabetes tipo 2.[102]

El té negro ha demostrado tener efectos contra la diabetes similares a los del té verde.[103]

Protege contra enfermedades coronarias. Beber té negro, verde o blanco tiene efectos benéficos en las grasas de la sangre, en la presión y densidad de la sangre, y puede disminuir el riesgo de padecer enfermedades cardiacas e infarto.

En un estudio, de 3430 personas de 30 a 70 años, quienes bebían más de seis tazas de té negro al día tenían un riesgo notablemente menor de desarrollar enfermedades coronarias que quienes no lo bebían, incluso cuando se tomaron en cuenta otros factores como fumar, peso, historial familiar, consumo de grasa, niveles de sangre y diabetes.[104] Otro estudio encontró que beber sólo una taza de té al día reducía a casi la mitad el riesgo de padecer un ataque cardiaco en comparación con las personas que no lo tomaban.[105] Otros estudios han fijado en cuatro el número de tazas para este nivel de protección. Se cree que el efecto proviene de su acción antioxidante, que reduce la oxidación del colesterol LDL, de modo que se deposita menos en las paredes arteriales.

En Japón, 512 hombres y mujeres que se sometieron a análisis de daño arterial fueron interrogados sobre la cantidad de té verde que bebían.[106] Quienes bebían más, disminuían su riesgo de enfermedades cardiacas en el caso de lo hombres, pero no en el de las mujeres. En un subgrupo de hombres que no tenían diabetes, quienes bebían de 2 a 3 tazas de té verde al día, tenían la mitad de probabilidades de padecer un constreñimiento significativo de las arterias coronarias y quienes bebían 4 o más, tenían 60 por ciento menos probabilidades de verse afectados. Esos resultados indican que el té verde puede proteger contra la aterosclerosis coronaria (endurecimiento y recubrimiento de las arterias), por lo menos en hombres que no tienen diabetes.

Ayuda a perder peso. Se ha demostrado que un extracto de té verde mejora la tasa de quema de calorías hasta en 40 por ciento en un periodo de 24 horas. Pruebas clínicas que incluyeron a 80 hombres y mujeres con sobrepeso que tomaban extractos de té verde, mostraron que perdían 3.5 kg en tres meses, con una disminución de 1 cm en la circunferencia de la cintura.

Protege contra infecciones. El té verde, negro y oolong tiene acciones antibacteriales[107] y antivirales,[108] para mejorar la inmunidad ante las infecciones. Sin embargo, un consumo alto (posiblemente mayor al obtenido por la mayoría de las personas que beben té) puede requerirse para obtener esos beneficios.[109]

Cuánto necesitas

Por lo menos 4 a 5 tazas al día parece ser lo más benéfico. Los extractos de té verde también se encuentran disponibles en forma de suplementos.

Efectos secundarios / seguridad

No se ha relacionado ningún problema de salud significativo con el hecho de beber té.

Extracto de corteza de pino

Qué es

Los extractos de la corteza del pino marítimo francés (conocido comercialmente como Pycnogenol®) contienen una rica mezcla de ácidos naturales de frutas y antioxidantes conocidos como proantocianidinas. La investigación sugiere que la acción antioxidante del Pycnogenol® es 100 veces más poderoso que la vitamina E y la C, y 16 veces más activo que los extractos de semilla de uva.[110] Como el Pycnogenol® mejora los efectos de otros antioxidantes como la CoQ10 y las vitaminas C y E, a menudo se combina en suplementos.

Los extractos de corteza de pino tienen efectos benéficos en la circulación, reduciendo el endurecimiento y recubrimiento de las arterias y adelgazando la sangre al disminuir la acumulación de plaquetas. Como resultado, también reducen el riesgo de padecer enfermedades coronarias e infarto. Se toman en muchos lugares para tratar enfermedades asociadas con la mala circulación, incluyendo diabetes, y son útiles para tratar impotencia, várices, venas delgadas, degeneración macular en el ojo, enfermedad vascular periférica (*ver página 74*), claudicación intermitente (*ver página 75*) y calambres en las piernas. Los extractos también se emplean como sustitutos de la aspirina para reducir el riesgo de trombosis durante vuelos largos.

Cómo te puede ayudar

Mejora el control de glucosa. Las personas con diabetes tipo 2 que toman de 50 a 200 mg de extractos de corteza de pino tienen niveles más bajos de glucosa en la sangre y vasos sanguíneos más saludables.[111] En un estudio que incluyó a 30 personas, los participantes tomaron dosis cada vez más altas empezando con 50 mg durante tres semanas; luego recibieron 100, 200 y 300 mg, cada dosis durante un periodo de tres semanas. Los niveles de glucosa en la sangre en ayunas disminuyeron de manera notable, dependiendo del tamaño de la dosis, hasta llegar a 200 mg. Los niveles de HbA1c (*ver página 96*) disminuyeron, pero los niveles de insulina no se vieron afectados, lo cual mostró que el efecto no se debía a la estimulación de la secreción de insulina. Un estudio ciego, controlado mediante un placebo que incluyó a 77 personas, ha confirmado que los extractos de corteza de pino sí disminuyen los niveles de glucosa.[112]

Protege contra enfermedades oculares. Por lo menos en cinco estudios clínicos que incluyeron un total de 1 289 personas, el Pycnogenol® ha demostrado ser de utilidad para sellar vasos sanguíneos que tienen fuga en los ojos de personas con diabetes.[113] Todos esos estudios mostraron que el extracto reducía el progreso de retinopatía (*ver página 59*) y en parte restauraba la agudeza visual, ayudando a preservar la visión. En otro estudio,[114]

40 personas con diabetes, aterosclerosis y otras enfermedades vasculares que involucraban a la retina, recibieron un placebo o 50 mg de Pycnogenol® tres veces al día durante dos meses. A quienes se les dio el extracto no mostraron ningún deterioro en la función de la retina y, de hecho, recuperaron parte de su agudeza visual, mientras que en quienes recibieron el placebo, la retinopatía empeoró poco a poco durante la prueba y la agudeza visual disminuyó de manera significativa. Las pruebas oftalmológicas mostraron que en comparación con el placebo, el extracto mejoró la circulación de la sangre dentro de la retina y redujo la fuga de los capilares. Se ha sugerido que el Pycnogenol® puede pegarse a las paredes de los vasos sanguíneos para "sellar" las áreas que gotean.

Protege contra la formación de coágulos sanguíneos. Estudios preliminares sugieren que el extracto de corteza de pino es tan efectivo como la aspirina para reducir la coagulación anormal de la sangre en fumadores. Un estudio alemán encontró que 100 mg de Pycnogenol®, impidió la acumulación de plaquetas en 22 personas que fumaban mucho, mientras otro encontró que 125 mg, eran tan efectivos como 500 mg de aspirina para prevenir el aumento en la presión de la sangre, la cual se veía normal después de fumar en 16 norteamericanos.[115] Otros estudios sugieren que una dosis de 200 mg es más efectiva para reducir la acumulación de plaquetas que dosis más bajas. La aspirina aumenta de manera significativa el tiempo de sangrado (por lo general de 167 a 236 segundos) en dosis terapéuticas, mientras el Pycnogenol® no. Esos estudios sugieren que es tan efectivo para prevenir el aumento de susceptibilidad a la coagulación como la aspirina, pero sin los efectos secundarios.

Cuánto necesitas

La dosis usual es de 50 a 200 mg diarios.

Efectos secundarios / seguridad

No se ha reportado ningún efecto secundario ocasionado por tomar extracto de corteza de pino.

Selenio

Qué es

Es un microelemento esencial que actúa como cofactor en la acción de muchas enzimas antioxidantes. Como resultado, ayuda a proteger de una amplia gama de enfermedades degenerativas como endurecimiento y recubrimiento de arterias, cataratas, artritis, infarto, ataque cardiaco y cáncer. El selenio es esencial para el crecimiento celular y la función inmunológica, y también es importante para la inmunidad.

En comparación con quienes no tienen diabetes, quienes la padecen tienen niveles significativamente más bajos de selenio, posiblemente por una necesidad mayor de antioxidantes, que rápidamente terminaría con las reservas de selenio.[116, 117, 118] Un estudio[119] diseñado para evaluar los efectos del estado de los antioxidantes en la densidad de la sangre en 20 personas con diabetes tipo 1, encontró que las concentraciones de selenio en los glóbulos rojos eran marcadamente reducidas en las personas con diabetes, en comparación con las que tenían 20 personas sin diabetes; y que esos niveles bajos se asociaban con un aumento en la densidad o viscosidad de la sangre. También se halló que los niveles de selenio son bajos en personas que padecen úlceras en las piernas.[120] Así que, si tienes diabetes, tomar un suplemento de selenio puede ser buena idea.

Cómo puede ayudarte

Mejora el control de glucosa. Se ha demostrado que el selenio tiene varias acciones semejantes a la insulina: estimula la entrada de glucosa en las células musculares y regula las funciones metabólicas que incluyen glucosa y ácidos grasos.[121] Los mecanismos no se conocen con precisión, pero se cree que el selenio activa las proteínas que indican a las células que la insulina está presente.

Protege contra enfermedades coronarias. Aunque los resultados no siempre concuerdan, cuanto más alto es el nivel de consumo de selenio, más baja es la incidencia de enfermedades coronarias.[122] La razón más probable es que tiene un efecto anticoagulante en las interacciones entre plaquetas y células que recubren el corazón.[123]

Protege contra pancreatitis. Algunas personas con diabetes sufren de pancreatitis crónica, una inflamación del páncreas. Se sabe que una deficiencia en antioxidantes y en especial de selenio, también desempeña un papel en el desarrollo de esta dolorosa enfermedad. Tomar un suplemento que combine antioxidantes, incluyendo selenio, puede reducir el dolor, la frecuencia de ataques agudos y la necesidad de someterse a cirugía.[124]

Protege contra el cáncer. El selenio está surgiendo como un preventivo importante de cáncer. En un estudio que incluyó a más de 1 300 personas, quienes recibieron 200 mcg de selenio al día, tuvieron un riesgo 52 por ciento más bajo de muerte a causa de cáncer y reducciones significativas en la incidencia de cáncer de pulmón, próstata, colon, recto y cáncer total, en comparación con quienes recibieron un placebo.[125]

Un estudio similar, analizó los efectos de 200 mcg de suplemento de selenio en 974 hombres que previamente habían tenido cáncer de piel y encontró reducciones de 50 por ciento en muertes por todo tipo de cáncer. La incidencia de cáncer de próstata disminuyó 63 por ciento, la de cáncer de colon y recto disminuyó 58 por ciento, de pulmón 46 por ciento y de hígado 35 por ciento. En consecuencia, la fase ciega de la prueba se terminó pronto, pues se consideró poco ético privar de selenio a quienes estaban en los grupos placebo.[126]

Esos hallazgos se vieron reforzados cuando se reunieron recortes de uñas de los pies de más de 33 700 hombres; quienes tenían los niveles más altos de selenio, eran 65 por ciento menos propensos a desarrollar cáncer de próstata en un periodo de cinco años que quienes tenían niveles bajos.[127]

Una nueva investigación en Canadá, sugiere que las personas con diabetes pueden tener el doble de probabilidades de desarrollar cáncer pancreático y tres veces más cáncer de hígado; por lo tanto, optimizar tu consumo de selenio podría ser una excelente idea.

Dónde lo puedes encontrar

El pan alto en proteínas, hecho de trigo canadiense y norteamericano, tiene un alto nivel de selenio. Debido a cambios en la política, la mayoría de los europeos ahora comen pan hecho de variedades de trigo que crece dentro del propio continente y es bajo en selenio. Como resultado, se ha esparcido la preocupación de que una dieta saludable ya no puede proporcionar cantidades adecuadas de selenio en muchas partes de Europa.

Otras fuentes de alimentos incluyen nueces de la India, mariscos, granos integrales, cebolla, ajo, brócoli, calabaza, hongos, rábanos y apio.

Cuánto necesitas

No hay una RDA para el selenio, pero se ha sugerido tomar alrededor de 75 mcg al día. Entre 1975 y 1994, el consumo de selenio casi se redujo a la mitad en el Reino Unido, de 60 a 34 mcg al día.[128] Debido a los beneficios en ocasiones espectaculares de tomarlo, parecería una muy buena idea emplear un suplemento de selenio.

Efectos secundarios / seguridad

Recientemente se ha sugerido un nivel máximo seguro de 300 mcg de selenio al día. La toxicidad puede presentarse en consumos mayores a 800 mcg al día; puedes tener olor a ajo en el aliento, uñas débiles o quebradizas y pérdida de cabello.

Capítulo nueve

Las vitaminas B

¿Tu madre te molestaba sin parar para que te comieras las verduras cuando eras niño? Pues tenía muchísima razón. Las espinacas son una poderosa fuente de nutrientes: contienen vitaminas A y C, y el ácido fólico del grupo de vitaminas B, por no mencionar minerales importantes. La coliflor aporta toda una gama de vitaminas B, mientras el brócoli, los pimientos, las zanahorias y el resto de las verduras, están llenos de una amplia gama de micronutrientes vitales. Junto con las frutas, proporcionan una gran riqueza nutricional, literalmente esencial para la vida, y mantienen tus sistemas corporales en óptimo funcionamiento al:

- convertir grasas y carbohidratos en energía;
- digerir alimentos;
- favorecer división y crecimiento celular;
- reparar tejidos dañados;
- mantener tu sangre en estado saludable;
- combatir infecciones;
- favorecer la alerta mental; y,
- fomentar una reproducción saludable.

Vitaminas

Hay 13 vitaminas principales que no se pueden sintetizar en el cuerpo o se producen en cantidades tan pequeñas que no logran hacer frente a los requerimientos, como en el caso de la vitamina D y la niacina. De modo que debes obtenerlas de tu dieta o de suplementos.

Sin embargo, no es un proceso tan sencillo. Como hemos visto, los requerimientos de vitaminas de una persona difícilmente serán iguales a los de otra. Y si padeces diabetes, tus necesidades de ciertas vitaminas serán mucho mayores.

Sean cuales sean tus necesidades, si no obtienes suficientes, lo sabrás. El dicho "eres lo que comes" nunca fue más cierto que en lo que respecta a estos importantes micronutrientes. Así, puedes empezar a experimentar síntomas como:

- piel seca o con comezón;
- cansancio y falta de energía;
- mala curación de las heridas; y,
- mayor susceptibilidad a las infecciones.

La rapidez con que se desarrollan esos problemas, dependerá de qué tan rápido se agota tu reserva corporal de cierta vitamina en particular. En el caso del ácido fólico, por ejemplo, los síntomas de deficiencia pueden verse en cuestión de semanas, pues se almacena muy poco en el cuerpo. En contraste, generalmente el cuerpo tiene buenas reservas de vitamina B12 y una deficiencia puede tardar años en notarse. En general, cuanto más soluble en grasa es una vitamina, mejor la puede almacenar tu cuerpo. Por ello, las vitaminas se dividen en dos grupos principales:

- las vitaminas A, D, E y K pueden disolverse en grasa y tu cuerpo las almacena de manera efectiva, principalmente en el hígado; y,
- las vitaminas solubles en agua, B y C, se pierden fácilmente en la orina. No se pueden almacenar en cantidades apreciables (con excepción de la B12) y debes recuperarlas continuamente a partir de tu dieta.

Vitaminas B

En el capítulo ocho exploramos diversas formas en que las vitaminas antioxidantes A, C y E combaten la diabetes, y una amplia gama de serios problemas para la salud que pueden acompañarla. El presente capítulo analiza lo mejor del resto: las vitaminas B. Todo el grupo es benéfico para personas con diabetes, pues están involucradas en los procesos que producen energía dentro de las células del cuerpo. Además de tener un efecto útil en el control de la glucosa, el ácido fólico y la vitamina B12, ayudan a proteger de enfermedades coronarias y otros problemas circulatorios. Algunas personas pueden necesitar más vitaminas B dependiendo de su salud general.

- Algunas, como la B2 (riboflavina), parece que ayudan a proteger de cataratas.
- La B3 (niacina) y B6 pueden ayudar a reducir el riesgo de ataque cardiaco.
- La B6 es especialmente útil para quienes padecen enfermedad arterial periférica o neuropatía.

Los suplementos que suministran el grupo de vitaminas B, incluyendo ácido fólico, se encuentran fácilmente disponibles y es útil tomar por lo menos la cantidad diaria recomendada de cada uno.

Sin embargo, antes de analizar cada una de las vitaminas del grupo B, necesitamos evaluar un aminoácido (un bloque constructor de proteínas) estrechamente relacionado con diabetes y con una deficiencia en el grupo de vitaminas B.

El villano de la obra: la homocisteína

La homocisteína, aminoácido de la sangre, está resultando uno de los mayores culpables de varias enfermedades degenerativas.

Cuando se acumula en la sangre, la homocisteína daña el recubrimiento de tus paredes arteriales, haciéndolas más angostas e inelásticas. Un nivel elevado de homocisteína se reconoce ahora como factor de riesgo independiente de endurecimiento y recubrimiento de arterias, enfermedades coronarias, infarto, enfermedad vascular periférica y otras enfermedades asociadas con una coagulación anormal.[129,130,131]

Si tu nivel de homocisteína aumenta en tan solo 5 mcg/l, tu riesgo de padecer enfermedades cardiacas aumentará en un alarmante 20 a 30 por ciento,[132] y se calcula que hasta 10 por ciento de los casos de enfermedades vasculares se deben a niveles elevados de homocisteína.[133] Un estudio realizado en Estados Unidos[134] detectó niveles elevados de homocisteína en 42 por ciento de las personas con infarto, 28 por ciento en personas con enfermedades vasculares y 30 por ciento en quienes padecen enfermedades coronarias, haciendo que sea menos importante como factor de riesgo que tener niveles anormales de colesterol y fumar. Se piensa que daña las paredes de las arterias al generar radicales libres[135] y activar factores de coagulación de la sangre. Un nivel elevado de homocisteína también se relaciona con varias enfermedades graves, incluyendo la osteoporosis, el Alzheimer y los defectos de nacimiento.

Todo esto hace surgir la pregunta: ¿cuánto es demasiado? Por desgracia, todavía no estamos completamente seguros, pues el nivel mínimo aceptable de homocisteína en la sangre es de 8 a 15 micromol/l,[136] pero algunos expertos ahora sienten que niveles de homocisteína mayores a 6.9 micromol/l pueden ser dañinos para tu salud a largo plazo. No obstante, los niveles de homocisteína se elevan naturalmente con la edad y un nivel de 12 micromol/l o menos, puede ser seguro en quienes pasan de los sesenta años.

Riesgo por homocisteína

Nivel de homocisteína	Nivel de riesgo
6.9 micromol/l	Óptimo (riesgo bajo)
7-9.9 micromol/l	Riesgo ligero
10-12.9 micromol/l	Riesgo moderado
13-20 micromol/l	Riesgo alto
Más de 20 micromol/l	Riesgo muy alto

Si tienes un historial personal o familiar de enfermedades coronarias u otros factores de riesgo en relación con esta enfermedad, es una buena idea que revises tus niveles de homocisteína. Si ese servicio no está disponible en tu clínica a través de tu médico, en algunas farmacias ya se encuentra disponible un análisis que puedes hacerte tú mismo, mediante una gota de sangre, o lo puedes ordenar por internet.

La relación entre homocisteína y diabetes

No sólo los niveles de homocisteína tienden a elevarse con la edad; niveles más altos también se asocian de manera estrecha con la diabetes tipo 2 más con que la tipo 1. Cuando los niveles del aminoácido se midieron en un grupo de 91 niños con diabetes tipo 1, por ejemplo, no fueron diferentes a los que se encontraron en un grupo similar de niños sin diabetes.[137]

El síndrome metabólico y la diabetes tipo 2 (ambos caracterizados por niveles elevados de insulina) parecen asociarse con niveles más altos de homocisteína en algunos estudios, aunque no todos, lo cual podría ser uno de los factores responsables del aumento en el riesgo de padecer complicaciones cardiovasculares en esas enfermedades.[138,139,140] Se cree que niveles altos de insulina afectan los niveles de homocisteína en muchas formas, posiblemente a través de la filtración en los riñones o afectando las enzimas que se necesitan para fragmentarla. Parece que cuanto más joven se dé la diabetes tipo 2 y peor sea el control de glucosa, más probabilidades tienes de desarrollar un rápido aumento en los niveles de homocisteína.[141]

Los factores de riesgo en enfermedades cardiovasculares (ataque cardiaco, infarto) se evaluaron en un grupo de personas que tenían niveles elevados de homocisteína al igual que diabetes tipo 2, y se compararon con un grupo similar de personas con diabetes tipo 2 pero niveles normales de homocisteína. Los investigadores encontraron que, en comparación con las personas que no tenían diabetes, las personas con tipo 2, revelaron niveles significativamente más altos de factores de coagulación de la sangre, tuvieran o no niveles elevados de homocisteína. A quienes tenían diabetes tipo 2 *y* niveles altos de homocisteína se les dieron dosis altas de ácido fólico (15 mg diarios) y vitamina B6 (600 mg diarios de piridoxina), lo cual produjo una disminución significativa en los niveles de homocisteína de 12.3 a 9.1 micromol/l. El nivel de factores de coagulación de la sangre no cambió de manera significativa, pero como todos éstos son factores de riesgo para las enfermedades cardiacas, no es sorprendente.[142]

La enfermedad vascular periférica, en la cual las arterias que suministran sangre a las piernas se endurecen y recubren, es una de las complicaciones potenciales de tener diabetes por mucho tiempo. Un estudio de personas con tipo 2 y enfermedad vascular periférica encontró que una mejora en los niveles de homocisteína estaba asociada con un constreñimiento aún más severo de las arterias.[143]

Otro estudio que relacionaba la enfermedad vascular periférica con mejoras en el consumo de folato, o ácido fólico (una de las B vitales), no sorprende, en vista de la conexión con la homocisteína. En una prueba que duró 12 años, se encontró que por cada incremento de 400 mcg al día en la cantidad de ácido fólico dietario consumido, el riesgo que tenía el participante de desarrollar enfermedad vascular periférica, disminuía en 21 por ciento. Los hombres con el consumo más alto de folato (840 mcg al día) bajaron 33 por ciento sus probabilidades de verse afectados sobre quienes tuvieron los consumos más bajos (244 mcg al día). También se encontraron asociaciones menos fuertes para consumos de vitamina B6 y B12. Estos resultados sugieren que un consumo más alto de ácido fólico puede ayudar a prevenir la enfermedad vascular periférica.[144]

Los niveles de homocisteína también están implicados en un aumento en el riesgo de desarrollar daño nervioso, o neuropatía, en personas con diabetes tipo 2. Un estudio encontró que cada aumento de 5 micromol/l en los niveles de homocisteína, incrementaba el riesgo de padecer neuropatía diabética entre dos y tres veces.[145] Niveles elevados de homocisteína se asocian asimismo con un aumento en el riesgo de desarrollar problemas renales,[146,147] neuropatía y la enfermedad ocular denominada retinopatía[148] (ver capítulo dos para una explicación de esas complicaciones de la diabetes).

Las personas con diabetes parecen ser más susceptibles a los efectos dañinos de la homocisteína en la circulación. En un estudio de 231 personas, 60 por ciento de las cuales tenía diabetes tipo 2, los niveles de homocisteína de más de 12 micromol/l se asociaron con un ensanchamiento de las paredes de la arteria carótida, que suministra sangre a la cabeza; pero quienes tenían diabetes revelaron un ensanchamiento más pronunciado que quienes no.[149] Una razón pueden ser los niveles reducidos del químico corporal protector llamado adenosilmetionina-S o SAM (por sus siglas en inglés), que se encuentra en los glóbulos rojos.

Niveles más altos de homocisteína también se han relacionado con un declive de la función mental en el curso de la vida y esto se ha demostrado en estudios con personas que padecen tanto diabetes tipo 2, como niveles elevados de homocisteína.[150]

La buena noticia en todo esto es que si revisas constantemente el estado de tu diabetes, es probable que también mantengas bajo control tus niveles de homocisteína. Cuando se dio seguimiento a 95 personas con diabetes tipo 2 durante tres años, quienes mejoraron su control de glucosa en ese tiempo (como lo muestra una disminución en los niveles de HbA1c glicosilado) también disminuyeron sus niveles de homocisteína. En contraste, las personas cuyo control de glucosa empeoró, tuvieron niveles más altos de homocisteína.[151] Por fortuna, este estudio sugirió que las personas que padecen diabetes tipo 2, pueden ver los beneficios incluso con mejoras relativamente modestas en el control de glucosa.

Cómo bajar los niveles de homocisteína

El nexo entre homocisteína y diabetes es serio, y se vuelve cada vez más evidente que si tienes tipo 2 o síndrome metabólico en particular, necesitas prestarle atención no sólo a los niveles de glucosa en la sangre, sino también a los de homocisteína. Por suerte, bajar tus niveles de este aminoácido no podría ser más simple. Prácticamente todo queda en manos de vitaminas las B12, el folato (también conocido como ácido fólico) y la vitamina B6.

Aunque entre 10 y 15 por ciento de la población general (y casi 30 por ciento de quienes tienen enfermedades coronarias) no fragmentan la homocisteína como debieran, tomar suficiente folato parece mantener bajos los niveles de homocisteína, incluso en muchas personas que heredaron esa anomalía. Hablando en general, cuanto más alto sea tu consumo de B12, B6 y folato, más bajo será tu nivel de homocisteína.[152,153]

Pero en este momento un número impresionante de personas padece deficiencia de esas vitaminas. Por ejemplo, en Estados Unidos, una encuesta sugiere que sólo 40 a 50 por ciento de las personas obtienen suficiente folato de su dieta como para procesar normalmente la homocisteína.

¿Cuánto se debe tomar para obtener el máximo efecto? Hasta ahora, la investigación no ha llevado a ninguna regla bien definida.

Un análisis de 12 pruebas sugirió que tomar de 0.5 a 5.7 mg de ácido fólico al día, podía reducir los niveles elevados de homocisteína en 25 por ciento, mientras añadir de 0.02 a 1 mg de vitamina B12 al día, los disminuía en 7 por ciento adicional.[154]

En un estudio de 350 personas entre 65 y 75 años, tomar un suplemento de ácido fólico en una dosis de 400 a 600 mcg al día era necesario para producir niveles significativamente más bajos de homocisteína, en comparación con un placebo.[155] Como las personas de edad avanzada tienden a no absorber bien la vitamina, los investigadores calcularon que un consumo total de 926 mcg al día era necesario para evitar la deficiencia de folato y disminuir el riesgo cardiovascular. Agregar B12 es doblemente importante aquí, puesto que el folato puede cubrir los signos de su deficiencia, que pueden provocar daño en la médula espinal, conocido como "degeneración subaguda combinada".

Como puedes ver, hay divergencias considerables en cuanto a la cantidad óptima de vitaminas B que debes tomar para equilibrar los niveles de homocisteína. Pero si te han hecho un análisis, la siguiente tabla muestra sugerencias en relación con la cantidad de suplemento que debes tomar. Nota que junto con el suplemento necesitas seguir una dieta saludable y rica en vitaminas.

Dosis sugeridas de vitaminas B

Nivel de homocisteína Nivel micromol/l	Nivel de riesgo	Suplementos
6.9 o menos	Óptimo	400 mcg diarios en el caso de mujeres que planean tener un bebé
7-9.9	Ligero	3 mg de B6, 100 mcg de B12, 400 mcg de ácido fólico
10-12.9	Moderado	10 mg de B6, 100 mcg de B12, 1 mg de ácido fólico
13-20	Alto	50 mg de B6, 500 mcg de B12, 2 mg de ácido fólico
Más de 20	Muy alto	100 mg de B6, 1 mg de B12, 5 mg de ácido fólico

Puedes encontrar lineamientos sobre alimentación saludable en el capítulo cinco. Aunque debes tener en mente mis advertencias respecto al consumo de alcohol, recuerda que una cerveza de vez en cuando podría ser benéfica en el contexto del control de la homocisteína. Por mucho tiempo se ha sabido que la cerveza es buena fuente de vitaminas B y un estudio de 155 personas con diabetes tipo 2, encontró que quienes tomaban cerveza tenían niveles más altos de vitamina B12 y ácido fólico y más bajos de homocisteína.[156] Un caso genuino de "¡un poco de lo que te gusta puede hacerte bien!".

Homocisteína, metformina y vitaminas B

Uno de los tratamientos principales para la diabetes tipo 2, es un medicamento conocido como metformina (*ver página 92*). Evidencia reciente sugiere que el tratamiento con metformina durante sólo cuatro meses se asoció con una disminución de 7 por ciento en los niveles de folato, y de 14 por ciento en los niveles de vitamina B12, lo cual llevó a un aumento de 4 por ciento en los niveles de homocisteína. Este hallazgo necesita ser investigado con más detalle, pero si tomas metformina, debes asegurarte de tener un buen consumo de ese grupo de vitaminas B.[157]

Sin embargo, hablando en forma realista, necesitarás obtener tu mayor cantidad de vitaminas B de alimentos y suplementos. Las páginas siguientes te dan toda la información necesaria sobre cada uno de los miembros de esa invaluable familia de vitaminas.

Vitamina B1 (tiamina)

Qué es

Es soluble en agua y el cuerpo la pierde con facilidad. La mayoría de las personas sólo tiene una reserva suficiente como para un mes, así que tomar un suplemento habitual es esencial.

Cómo puede ayudarte

La vitamina B1 desempeña un papel central en el metabolismo y en cómo nervios y células musculares llevan mensajes. Está involucrada en la producción de energía a partir de la glucosa, en la función de las células beta, y en la regulación del metabolismo de la glucosa; quizá también en la transportación de glucosa dentro de las células.[158] Ayuda a mantener sentimientos de calma, alerta y energía mental.

Previene enfermedades arteriales. Uno de los efectos de los niveles altos de insulina y glucosa en personas con diabetes tipo 2, es que las células musculares suaves que recubren sus arterias tienden a crecer en exceso, lo cual contribuye al endurecimiento y recubrimiento de las mismas, o aterosclerosis. Un estudio analizó a personas con diabetes tipo 2 que necesitaban la amputación de un miembro inferior debido a aterosclerosis severa. De sus recubrimientos arteriales se tomaron células musculares suaves y se expusieron a niveles altos de glucosa e insulina en cultivos de laboratorio; en un grupo también se añadió tiamina al fluido del cultivo. Las células en los cultivos sin tiamina incrementaron su número en seis días, como se esperaba, pero las células que se expusieron a la tiamina no lo hicieron, lo cual sugiere que la vitamina B1 podría tener un papel importante en retardar el inicio de aterosclerosis en personas con diabetes tipo 2.[159]

Previene la retinopatía diabética. Científicos alemanes y norteamericanos han encontrado que tratar ratas diabéticas con dosis altas de benfotiamina, una forma de vitamina B1 soluble en lípidos, ayuda a prevenir la retinopatía diabética,[160] aunque esos descubrimientos todavía deben investigarse en humanos.[161]

Alivia la neuropatía diabética. La vitamina B1 puede ayudar a reducir los síntomas de hormigueo y adormecimiento que pueden presentarse en la neuropatía diabética.

Dónde puedes encontrarla

Las fuentes dietarias incluyen granos integrales sin refinar (aunque en el Reino Unido, la harina blanca y el café están fortificadas con tiamina para remplazar las pérdidas durante la producción), carnes (en especial puerco y pato), mariscos, lácteos, huevos, extracto de levadura, leguminosas, frutas, nueces y verduras. La tiamina se pierde con facilidad durante el procesamiento y cocinado de alimentos. Por ejemplo, congelar la carne reduce su contenido de tiamina hasta en 50 por ciento, mientras cocinarla a más de 200° C, lo disminuye en otro 20 por ciento.

Cuánta necesitas

La RDA para la tiamina es de 1.4 mg. Las personas mayores necesitan más B1, pero muchas personas de más de 55 años no obtienen suficiente. Para ellas, los nutriólogos pueden recomendar de 50 a 100 mg al día. En general, mientras más carbohidratos ingieres, más tiamina necesitas, pues su carencia puede provocar intolerancia a la glucosa. Algunos estudios han demostrado que quienes padecen diabetes tipo 2, muestran niveles más bajos de B1 que las personas que no la tienen.[162,163] Quienes toman diuréticos pueden perder suficiente tiamina en la orina a causa de una deficiencia.

Efectos secundarios / seguridad

La vitamina B1 es relativamente no tóxica, pues el exceso se pierde fácilmente a través de la orina. Dosis altas diarias (5 000 mg de hidroclorhidrato de tiamina o más) pueden causar dolor de cabeza, náusea, irritabilidad, insomnio, pulso rápido y debilidad. Esos síntomas desaparecerán en cuanto dejes de tomar los suplementos.

Vitamina B2 (riboflavina)

Qué es

Es soluble en agua y como tal, no puede almacenarse en el cuerpo, así que necesitarás un suministro regular a partir de tu dieta o de suplementos. Algunos estudios hallaron que las personas con diabetes tipo 2 tienden a revelar niveles más bajos de B2 en la sangre, en comparación con quienes no padecen diabetes.[164] Un estudio encontró que niños con diabetes tipo 1, eran cuatro veces más propensos a tener deficiencia de vitamina B2.[165] Los niños con diabetes tipo 1, también eran más propensos a tener un mecanismo deteriorado para la riboflavina y eliminan más B2 en la orina conforme más tiempo hayan padecido diabetes.[166]

En un estudio se encontraron distintas alteraciones en el metabolismo de la B2 y menos B2 dentro de los glóbulos rojos en circulación en 35 niños con diabetes tipo 1. Los investigadores sugirieron que las personas con tipo 1 podían eliminar la B2 en la orina a una tasa más rápida que quienes no la padecían, lo cual podía significar que requerirían obtener más de su dieta o de suplementos.[167]

Cómo puede ayudarte

La vitamina B2 desempeña un papel crucial en la producción de energía y en el metabolismo de proteínas, grasas y carbohidratos. Se cree que desempeña un papel en la forma en que las células beta productoras de insulina detectan la glucosa. Incluso se ha sugerido que una falta de vitamina B2, o anormalidades en su metabolismo, puede relacionarse con el desarrollo de diabetes. Los defectos en el metabolismo de la riboflavina parecen "estar lejos de lo común en cuanto a contribuir al desarrollo de diabetes tipo 2.[168]

Previene cataratas. La B2 parece desempeñar un papel esencial en proteger contra formación de cataratas.[169] Un estudio de 1380 personas que asistieron a una clínica oftalmológica —mencionada en el capítulo siete—, encontró que un uso regular de suplementos multivitamínicos, incluyendo la riboflavina, disminuía el riesgo de desarrollar cataratas en 37 por ciento.[170]

Dónde lo encuentras

Las fuentes dietarias incluyen extracto de levadura, cereales integrales, lácteos, huevos, vegetales de hojas verdes y frijoles. La riboflavina se pierde fácilmente de los alimentos. Si se expone dos horas a la luz solar una botella de leche, se destruye el contenido de riboflavina en un 90 por ciento, por ejemplo; de modo que compra cartones de leche en vez de botellas.

Cuánta necesitas

La RDA es de 1.6 mg. Las personas físicamente activas necesitan más riboflavina que quienes hacen poco ejercicio; un nutriólogo puede sugerir de 25 a 100 mg. Las personas mayores o con diabetes necesitan obtener más B2 de su dieta para mantener los niveles de glucosa de la sangre.

Como el exceso de B2 se elimina en la orina, su color puede volverse notoriamente más amarillo cuando tomas suplementos que contienen riboflavina.

Efectos secundarios / seguridad

No hay preocupaciones serias sobre tomar B2 en las dosis recomendadas.

Vitamina B3 (niacina)

Qué es

Es soluble en agua bajo dos formas: ácido nicotínico y nicotinamida. Pequeñas cantidades de B3 pueden elaborarse en el cuerpo a partir del aminoácido esencial llamado triptofano, pero no en cantidades suficientes para cumplir nuestros requerimientos diarios.

Cómo te puede ayudar

La vitamina B3 funciona junto con el cromo (*ver página 294*) para formar el complejo orgánico denominado "factor de tolerancia a la glucosa" (GFT, por sus siglas en inglés). El GFT, y en consecuencia la vitamina B3, son esenciales para la acción de la insulina en el control de la glucosa de las células; también desempeña un papel importante en liberar el glicógeno de tus músculos para usarlo como energía y para procesar ácidos grasos liberados de las reservas de grasa del cuerpo. Funciona junto con las vitaminas B1 y B2 para incrementar la producción de energía en las células.

Disminuye niveles de colesterol. La vitamina B3 se prescribe para disminuir niveles anormalmente altos de colesterol. En dosis altas (bajo supervisión médica), ha demostrado reducir el riesgo tanto de ataque cardiaco no fatal como fatal, hasta en 30 por ciento. La niacina ahora está reconocida como el tratamiento más eficaz para incrementar los niveles de colesterol benéfico HDL.[171] Asimismo, puede disminuir los niveles totales de colesterol dañino LDL y de triglicéridos, y es uno de los pocos tratamientos que puede bajar un tipo dañino de partícula de grasa conocida como apolipoproteína (apo) B, y de otra grasa, la apo A.[172] Parece funcionar en el hígado para reducir la producción de triglicéridos y apo B, mientras bloquea las reacciones que rompen el colesterol HDL.

En una prueba de 16 semanas que incluyó a 148 personas con diabetes, un suplemento de liberación prolongada de B3, tomado diario, demostró incrementar los niveles de colesterol benéfico HDL de 19 a 24 por ciento, en comparación con un placebo, y bajó los niveles de triglicéridos de 13 a 28 por ciento. Lo logró sin ningún cambio significativo en los niveles de control de glucosa o HbA1c.[173]

Dónde la encuentras

La niacina se encuentra en harina de trigo y maíz, carne, huevo, leche y extracto de levadura.

En el Reino Unido, la niacina está fortificada con vitamina B3 para remplazar las cantidades que se pierden con el procesamiento.

Cuánta necesitas

La RDA es de 18 mg, pero personas físicamente activas necesitan más niacina. Dosis mayores a 50 mg o más al día, pueden prescribirse para ciertos trastornos médicos como niveles elevados de colesterol (*ver página 271*). Por lo general, se necesitan análisis de sangre habituales para verificar el funcionamiento del hígado.

Los suplementos pueden describir su contenido de vitamina B3 como "equivalentes de niacina", que corresponden a la cantidad de nicotinamida y ácido nicotínico que incluyen, además de un sexto de la cantidad de triptofano (aminoácido) que contienen, pues algunos se pueden convertir en B3 en el cuerpo.

Efectos secundarios / seguridad

Una dosis alta de niacina (más de 30 mg, sobre todo como ácido nicotínico) puede ocasionar enrojecimiento de la piel del rostro debido a la habilidad de la vitamina para dilatar las venas. Si estás repuesto y quieres tomar un suplemento de niacina, una dosis baja de aspirina (75 a 300 mg), tomada media hora antes de tu B3 puede reducir el enrojecimiento.

Dosis muy altas de niacina pueden causar síntomas de toxicidad, los cuales pueden incluir que empeoren enfermedades como la diabetes, además de endurecimiento y oscurecimiento de partes de la piel, palpitaciones, úlceras pépticas, gota y hepatitis.

La niacina puede afectar el metabolismo del ácido fólico e incrementar los niveles de homocisteína de la sangre[174] (*ver página 256*).

En consecuencia, puede ser sensato tomar niacina en combinación con B6, B12 y ácido fólico.

Las pruebas han demostrado que personas con diabetes pueden tomar niacina sin ningún riesgo, pues no tiene efectos adversos en el control de la glucosa. Incluso puede producir una disminución significativa en los niveles de HbA1c.[175] La niacina también se puede emplear junto con una estatina, que disminuye el colesterol LDL en una forma distinta.

Vitamina B6

Qué es

En realidad es un grupo de sustancias solubles en agua, que incluye piridoxina, piridoxal y piridoxamina, que en el cuerpo se convierten en la forma más activa, la piridoxina.

Cómo puede ayudarte

La piridoxina es esencial para el funcionamiento adecuado de más de 60 enzimas en el cuerpo. La necesitas para sintetizar material genético, aminoácidos y proteínas, para metabolizar reservas de carbohidratos (glicógeno) que tiene el cuerpo, así como ácidos grasos esenciales.

Suministros habituales de vitamina B6 son necesarios para las células que se dividen con rapidez, como las que se encuentran en abdomen, piel, folículos del cabello y médula. A veces se le denomina el intensificador inmunológico, pues es clave para las células que producen anticuerpos y combaten infecciones, conocidas como linfocitos. Uno de los papeles más importantes de la B6 es su participación en la fragmentación de homocisteína, que, en niveles altos, como recordarás, puede dañar las paredes arteriales e incrementar el riesgo de padecer enfermedades coronarias (*ver página 67*).

Previene enfermedades coronarias. En el Estudio de Salud de Enfermeras,[176] que he mencionado en otros contextos, un total de 80 082 mujeres que no tenían una historia previa de enfermedades coronarias, cáncer, niveles altos de colesterol o diabetes, completaron un cuestionario detallado sobre alimentos. Luego se evaluó su consumo de nutrientes. Durante 14 años de seguimiento, se registró el número de ataques cardiacos, al igual que la influencia de factores como fumar, presión alta y la cantidad de alcohol, grasa y fibra que consumían.

Quienes tenían los consumos más altos de vitamina B6, tuvieron 45 por ciento menos probabilidades de padecer un ataque cardiaco que quienes los tenían más bajos. Los investigadores concluyeron que un consumo de vitamina B6 superior a la dosis recomendada, podía ser importante en la prevención de enfermedades coronarias en mujeres. El mecanismo más probable es la habilidad de las vitaminas para bajar los niveles de homocisteína en la sangre.

Disminuye riesgo de enfermedad vascular periférica. Desarrollar enfermedad vascular periférica (*ver página 74*) es un riesgo para personas con diabetes. En un estudio que incluyó a 392 hombres de más de 50 años, de lo cuales 22 por ciento tenía la enfermedad,[177] los investigadores encontraron que los consumos de vitamina B6 eran más bajos en esos hombres, junto con sus niveles de consumo de folato. Concluyeron que niveles bajos de folato y vitamina B6, eran factores de riesgo independientes de la enfermedad vascular periférica después de tomar en cuenta otros factores de riesgo como edad, presión, niveles de colesterol, diabetes y fumar.

Alivio de la neuropatía diabética. La falta de vitamina B6 ha sido relacionada con daño nervioso, aunque este hallazgo sigue siendo controversial. En un estudio, se midieron los niveles de vitamina B6 de 50 personas que tenían neuropatía diabética (*ver página 63*) y encontró que eran significativamente más bajos que en un grupo de personas con diabetes que no padecían neuropatía diabética.[178]

La deficiencia de vitamina B6 también se ha vinculado con el síndrome del túnel carpiano, en el cual los tendones de la muñeca se inflaman. Sin embargo, cuando los niveles de B6 se midieron en 13 personas tanto con diabetes como con síndrome de túnel carpiano, no se encontraron diferencias significativas entre los que tenían el síndrome, los diabéticos sin neuropatía y personas saludables.[179] Esto sugiere que el síndrome del túnel carpiano en personas con diabetes puede no ser el resultado de niveles bajos de B6.

Alivia la retinopatía diabética. La vitamina B6 puede ser útil para reducir la retinopatía (*ver página 58*) en personas con diabetes. Esta observación está respaldada por un estudio que analizó a 18 personas con diabetes durante 28 años. Quienes tomaron suplementos de vitamina B6 no desarrollaron retinopatía. Los investigadores describieron este descubrimiento como "monumental" y dijeron que se necesitaba seguir investigando.[180]

Dónde la puedes encontrar

Algunas fuentes de vitamina B6 en alimentos incluyen granos integrales, carne de hígado, pescado oleoso, productos de soya, plátanos, nueces (en especial de nogal), vegetales de hojas verdes, aguacates y yema de huevo. El extracto de levadura y la jalea real también son buenas fuentes. La vitamina B6 se destruye fácilmente al cocinar y por exposición a la luz.

Cuánta necesitas

La RDA para la vitamina B6 es de 2 mg. Algunos nutriólogos pueden sugerir dosis más altas de 100 a 200 mg, pues algunos estudios han encontrado que las personas con diabetes tipo 2 al parecer tienen niveles más bajos de vitamina B6, en comparación con quienes no padecen diabetes.[181] En dos estudios, se encontró que los niveles en la sangre eran bajos en 25 por ciento de 518 adultos con diabetes tipo 2, y en 24 por ciento de 63 niños con diabetes tipo 1.[182,183]

Efectos secundarios / seguridad

Los riesgos asociados con tomar B6 en dosis de entre 10 y 200 mg a largo plazo no son claras, pero quizá son bajos; aunque algunos piensan que puede ocasionar síntomas nerviosos como punzadas y piquetes, no se ha demostrado de manera definitiva. Tomar 40 mg de vitamina dos veces al día durante tres semanas no parece afectar el control de glucosa en personas con diabetes, pues no se han encontrado cambios en la tolerancia a la glucosa oral ni en la respuesta a la glucosa de la insulina.[184]

En otro estudio se halló que tomar 50 mg de B6, tres veces al día durante seis semanas, no tenía efecto en los niveles de glucosa en la sangre, pero sí reducía el nivel de HbA1c glicosilado en cerca de 6 por ciento.[185] Esto sugiere que la vitamina B6 puede reducir la glicosilación de proteínas (*ver página 54*). Si esto es correcto, le puede ser asignado otro papel en el que ayude a reducir las complicaciones de la diabetes además de disminuir los niveles de homocisteína.

Vitamina B12 (cianocobalamina)

Qué es

Soluble en agua, puede almacenarse en el hígado. Esto significa que por lo general tenemos suficiente durante años.

La vitamina se absorbe en la parte más baja del intestino, pero sólo si está presente una proteína, "factor intrínseco". La deficiencia de B12 a veces se desarrolla a una edad avanzada debido a una falta de factor intrínseco o enfermedad en el intestino delgado.

De diez a treinta por ciento de personas con diabetes tipo 2 que tomaban metformina para controlar la glucosa, mostraron evidencia de una absorción reducida de B12; como su absorción depende del calcio, tomar suplementos de este mineral ha demostrado revertir esta caída inducida por la metformina en los niveles de absorción de vitamina B12.[186]

Cuando el suministro de B12 es escaso, las células que se están dividiendo se vuelven extrañamente grandes y si esto le sucede a los glóbulos rojos, se puede presentar anemia perniciosa (cuyos síntomas tienden a aumentar lentamente al paso del tiempo). Esto tiene relevancia para personas con diabetes tipo 1, pues un estudio mostró que la incidencia de la anemia perniciosa en personas que padecían diabetes tipo 1 y enfermedad autoinmune de la tiroides, era tan alta como 6.3 por ciento en un estudio y las mujeres tenían un riesgo un poco más elevado.[187]

La vitamina B12 también se necesita para una función nerviosa saludable y una deficiencia que no se corrige puede llevar a daño en la médula espinal, aunque esto es poco común.

Cómo puede ayudarte

Junto con el ácido fólico y las vitaminas B6, la vitamina B12 es importante porque disminuye los niveles de homocisteína (*ver página 256*) y desempeña un papel en proteger contra algunas anomalías, como la espina bífida.

Alivia la retinopatía diabética. Niveles elevados de homocisteína se han relacionado con un aumento en el riesgo de padecer retinopatía proliferativa en personas con diabetes tipo 2.[188] Se puede esperar que esta enfermedad mejore cuando se combinan B12, ácido fólico y B6, debido a sus efectos benéficos en los niveles de homocisteína.

Resulta interesante que la retinopatía diabética ya se trataba con vitamina B12 desde los años cincuenta, antes de que se supiera sobre la homocisteína, pero esos estudios no parecen haber recibido mucho seguimiento. En uno de los primeros estudios, se agregaron 100 mcg de B12 a las inyecciones de insulina administradas a 15 personas que padecían retinopatía como complicación de la diabetes tipo 1.[189] Un año después, se dijo que la retinopatía había desaparecido en siete de los participantes. Resultados similares también se reportaron en otro estudio del mismo año.[190]

Dónde puedes encontrarla

Las fuentes de vitamina B12 en los alimentos incluyen hígado, riñón, carne, pescados oleosos (en especial sardinas), huevos y lácteos. Los suplementos que suministran B12 sintética, o formas naturales derivadas de algas verdiazules o cultivos de bacterias, están disponibles para los vegetarianos.

Cuánta necesitas

La RDA para la B12 es de 1 mcg. Consumos tan altos como de 1 mg diario parecen seguros. Aunque la vitamina B12 como tratamiento para la anemia perniciosa tradicionalmente se administra como inyecciones regulares, también puede darse oralmente en dosis muy alta (de hasta 2 mg diarios).

Efectos secundarios / seguridad

Ningún efecto secundario severo se ha reportado, pues cualquier exceso se elimina con la orina. Como la deficiencia de vitamina B12 puede verse enmascarada por tomar suplementos de folato, por lo general se administran juntas esas dos vitaminas.

Ácido fólico

Qué es

Es una vitamina soluble en agua. Es la forma sintética del folato que se encuentra de manera natural, y en realidad es preferible en suplementos pues se absorbe con más facilidad y se usa con más eficacia en el cuerpo.

Cómo puede ayudarte

El ácido fólico está involucrado en la síntesis y metabolismo de proteínas, azúcar y ácidos nucléicos durante la división celular. Al igual que la vitamina B12, se necesita en particular por las células que están en proceso de rápida división. Cuando el ácido fólico tiene un suministro escaso, los cromosomas recién formados son más propensos a ser anormales en las células, en especial en los glóbulos rojos, a hacerse más grandes de lo normal, lo cual, como hemos visto, puede llevar a anemia perniciosa.

El ácido fólico también es esencial durante las primeras semanas del desarrollo del bebé en el útero, pues ayuda a prevenir un tipo de anormalidad del desarrollo conocida como defecto del tubo neural (como la espina bífida), que se da entre los días 24 y 28 de la concepción. Debido a sus efectos en la división celular, el ácido fólico también puede ayudar a proteger de ciertos tipos de cáncer, incluyendo los de cérvix, esófago, boca (sobre todo en fumadores), colon y recto, así como en tipos de cáncer relacionados con fumar como el de pulmón y el de seno en mujeres con altos consumos de alcohol.

Dos de las tres enzimas que controlan los niveles de homocisteína dependen del ácido fólico para su actividad, así que esta vitamina también puede reducir el riesgo de infarto y enfermedades coronarias.

Reduce enfermedades coronarias. En los 14 años de seguimiento del Estudio de Salud de Enfermeras,[191] se registró el número de ataques cardiacos en las más de 80 000 mujeres que participaron, junto con factores como fumar, presión alta y consumos de alcohol, grasa y fibra. Se encontró que quienes tenían los consumos más altos de folato, mostraron 45 por ciento menos probabilidades de padecer un ataque cardiaco que quienes los tenían más bajos. La conclusión fue que tomar una dosis más alta a la recomendada puede ser importante en la prevención de enfermedades coronarias en mujeres.

En otro estudio de 82 personas con diabetes, se encontró que quienes padecían enfermedades cardiovasculares, tenían niveles de homocisteína significativamente más altos que quienes no padecían enfermedades cardiacas.[192] También eran más propensos a mostrar niveles bajos de ácido fólico. En este estudio en particular de personas con diabetes, el nivel de homocisteína resultó depender del nivel de ácido fólico más que de la vitamina B12.

Disminuye el riesgo de padecer enfermedad vascular periférica. Como se demostró en el estudio de 392 hombres de más de 50 años (*ver página 274*), entre los cuales había 86 con enfermedad vascular periférica (*ver página 74*),[193] los consumos diarios de folato y vitamina B6 son factores de riesgo independientes para la enfermedad, después de tomar en consideración otros como edad, presión, niveles de colesterol, diabetes y tabaquismo.

La claudicación intermitente, el dolor en las pantorrillas durante el ejercicio como resultado de enfermedad vascular periférica, es relativamente común en personas mayores con diabetes. En un estudio de más de 15 000 hombres maduros, los investigadores encontraron que los niveles de homocisteína eran significativamente más altos en quienes tenían claudicación intermitente que en quienes no la padecían.[194] También se descubrió que niveles altos de homocisteína se presentaban principalmente en quienes tenían niveles bajos de ácido fólico. Esto sugiere que las personas con claudicación intermitente deberían tomar suplementos de ácido fólico.

Disminuye la presión sanguínea. Un estudio de 33 personas con diabetes tipo 2 y 16 voluntarios sanos, encontró nexos entre los niveles de ácido fólico, la homocisteína y la presión sistólica (la presión más alta en las arterias al latir el corazón).[195] Quienes revelaron niveles elevados de homocisteína tenían niveles más altos de ácido fólico, que a su vez se asociaron con presión sistólica más baja. Es muy probable que los niveles elevados de homocisteína asociados con niveles bajos de ácido fólico, dañen los recubrimientos arteriales y afecten su flexibilidad, ocasionando una elevación de la presión.[196]

Previene infartos. En un estudio, a 44 000 hombres de 40 a 75 años, que inicialmente estaban libres de enfermedades cardiovasculares y diabetes, se les dio seguimiento durante 14 años, de 1986 al 2000.[197] Sus dietas fueron evaluadas cada cuatro años y después de hacer ajustes de estilo de vida y factores dietarios, se encontró que quienes tuvieron consumo más alto de ácido fólico, mostraron un riesgo significativamente más bajo de padecer infarto isquémico, el cual resulta cuando una arteria del cerebro se bloquea, pero no infarto hemorrágico, detonado por la ruptura de un vaso sanguíneo.

Previene cataratas. Un estudio encontró que las personas con el consumo más alto de ácido fólico tienen 60 por ciento menos probabilidades de desarrollar cataratas, lo bastante severas como para necesitar cirugía, en comparación con quienes tenían consumos más bajos.[198]

Dónde lo encuentras

El folato (la forma natural del ácido fólico) se encuentra en vegetales de hojas verdes como espinacas, brócoli, coles de Bruselas y en granos enteros, frijoles, productos de soya, hígado, riñón, algunas frutas, nueces y lácteos. Sin embargo, es difícil obtener cantidades óptimas de folato únicamente de fuentes dietarias, a los alimentos originalmente ricos en folato les puede quedar sólo un tercio después del procesamiento y el cocinado.

Cuánto necesitas

La RDA para el ácido fólico es de 200 mcg. Las mujeres que planean tener un bebé deberían tomar 400 mcg de ácido fólico al día (o 4 mg, si tienen un historial familiar o personal que indique una probabilidad de concebir un hijo con defecto del tubo neural como espina bífida).

Niveles altos de homocisteína (*ver página 256*) también pueden reducirse tomando suplementos de ácido fólico. A las personas con una historia familiar o personal de enfermedades coronarias se les puede aconsejar tomar por lo menos 400 mcg al día de ácido fólico.

Tu cuerpo almacena muy poco ácido y una carencia en la dieta rápidamente causa deficiencia, quizá la más común de vitamina en los países desarrollados. Algunos estudios han encontrado que las personas con diabetes tipo 2, tienden a niveles más bajos de ácido en comparación con quienes no tienen diabetes.[199] Beber alcohol en exceso también puede disminuir tus niveles de ácido fólico.

Efectos secundarios / seguridad

Tomar medicamentos contra la epilepsia puede disminuir los niveles de ácido fólico. Las personas que los ingieren deben decirle a su médico si toman suplementos de ácido fólico, de modo que los niveles sanguíneos de su medicamento puedan ser monitoreados cuando sea apropiado. En el caso de las mujeres que toman medicamentos antiepilépticos y desean tener un bebé, es de vital importancia contactar a su médico para tomar suplementos adicionales de ácido fólico, que por lo general debería tomarse junto con vitamina B12. Esto se debe a que la falta de esta vitamina (que conduce a daño del sistema nervioso, en especial de la médula espinal) se ve enmascarada al tomar suplementos de ácido fólico (pues previene la anemia perniciosa que regularmente permite detectar una carencia de vitamina B12).

El ácido fólico en general se considera seguro, incluso en dosis tan altas como 10 a 20 mg al día. Sin embargo, como puede enmascarar la deficiencia de vitamina B12, la dosis máxima recomendada es 1 mg diario. Para quienes tienen niveles elevados de homocisteína o riesgo alto de concebir un hijo con defecto de tubo neural, dosis de 5 mg al día o más pueden ser aconsejables. Si te han hecho análisis y esto se parece a tu caso, busca consejo médico y toma dosis como ésta únicamente bajo supervisión médica.

Biotina

Qué es

Es una vitamina soluble en agua, requerida para la síntesis y metabolismo de glucosa, ácidos grasos, aminoácidos, material genético y hormonas del estrés.

Cómo te puede ayudar

Mejora el control de glucosa. La biotina puede mejorar el metabolismo de la glucosa al estimular la secreción de insulina de las células beta e incrementar la fragmentación de la glucosa en hígado y páncreas. En consecuencia, los investigadores sospechan que puede mejorar el metabolismo y el uso de glucosa en personas con diabetes tipo 2,[200] aunque hasta la fecha no parece haber mucha información publicada sobre pruebas con humanos en esta área, algo bastante sorprendente.

Un estudio analizó si dosis altas de biotina, administradas de manera intravenosa a personas sometidas a diálisis, podían mejorar su análisis oral de tolerancia a la glucosa. Este estudio se realizó porque las personas con falla renal a menudo tienen un mecanismo anormal respecto a la glucosa vinculado con resistencia a la insulina, lo cual las pone en riesgo de padecer diabetes tipo 2. A 11 personas sin diabetes, sometidas a diálisis tres veces a la semana, se les midió el nivel de glucosa en la sangre en ayunas y la hemoglobina glicosilada en ayunas antes y dos horas después de recibir 75 g de glucosa (mediante una solución azucarada administrada por vía oral, como parte de un análisis oral de tolerancia a la glucosa, *ver página 44*). Estas medidas se tomaron antes, dos semanas y dos meses después de haber recibido 50 mg de biotina inyectada directamente en una vena.[201] El análisis oral de tolerancia a la glucosa fue anormal en cuatro personas antes de que recibieran las inyecciones de biotina, pero se normalizaron después, lo cual indica que la biotina puede ser benéfica para el control de glucosa en personas con riesgo de desarrollar diabetes tipo 2.

En otro estudio, 7 personas con diabetes tipo 1 dejaron de tomar insulina durante una semana, en ese tiempo se les dio una dosis alta de biotina (16 mg al día) o un placebo. En quienes tomaron el placebo, los niveles de glucosa en la sangre en ayunas se elevaron, pero en quienes recibieron biotina, los niveles de glucosa en la sangre disminuyeron de manera notable.[202] No obstante, otro estudio mostró que los niveles de biotina en la sangre eran significativamente más bajos en 43 pacientes con diabetes tipo 2, que en personas sanas del grupo de control, y que niveles más bajos de glucosa en la sangre en ayunas, se asociaban con niveles más altos de biotina. Cuando tomaron un suplemento de 9 mg de biotina al día, sus niveles de glucosa en la sangre disminuyeron un promedio de 45 por ciento,[203] pero no cambiaron en las personas del grupo placebo.

Trata la neuropatía periférica. A tres personas con neuropatía periférica severa, la cual afecta a los nervios salvo a los del cerebro y la médula espinal, se les administró 10 mg de biotina al día mediante una inyección durante seis semanas, luego 10 mg inyectados tres veces a la semana durante seis semanas, y después 5 mg diarios por vía oral durante uno a tres años.[204] En un marco de cuatro a ocho semanas de tratamiento, reportaron mejoras significativas en los síntomas, se confirmaon mediante descubrimientos clínicos y de laboratorio. La investigación sugiere que la diabetes puede ser asociada con una deficiencia, inactividad o falta de disponibilidad de biotina, lo cual resulta en un metabolismo anormal de los carbohidratos dentro de las células nerviosas. Incluso llegaron a sugerir que la administración regular de biotina debía recomendarse a todas las personas con diabetes, para prevenir y tratar la neuropatía periférica, aunque primero se necesitan muchas pruebas clínicas.

Dónde la encuentras

Las fuentes de alimentos incluyen carne, hígado, pescados oleosos, yema de huevo, granos integrales, nueces, algunas verduras como la coliflor y el extracto de levadura. Como la biotina está muy distribuida en los alimentos y también es producida por bacterias del estómago, de donde puede ser absorbida, una deficiencia dietaria severa es poco común. Sin embargo, tomar antibióticos a largo plazo también puede vaciar las reservas de biotina, así que es una buena idea invertir en probióticos (*ver página 201*) si debes tomar varios antibióticos. La deficiencia de biotina también puede presentarse en fisicoculturistas, que comen grandes cantidades de clara de huevo cruda durante largos periodos, la cual, sin cocinar, contiene una proteína llamada avidita que se fija a la biotina en el estómago e impide su absorción.

Cuánta necesitas

La RDA para la biotina es de 0.15 mg (equivalente a 150 mcg). Si tienes neuropatía o quieres mejorar tu control de glucosa, tomar hasta 1 mg diario puede ser aconsejable. No se han reportado efectos secundarios graves.

En una de cada 123 personas se calcula que existe una enfermedad heredada relacionada con el metabolismo de la biotina, ya sea deficiencia de la enzima biotinidasa o alteración en la acción de otra enzima, la holocarboxilasa. Si es el caso, toma una dosis alta de suplementos de biotina para resolver el problema.[205]

Capítulo diez

Los minerales

Es raro pensar que cargamos alrededor de 3 kg enteros de minerales y oligoelementos en nuestros cuerpos, la mayoría de ellos en huesos y dientes. Sin embargo, los minerales no sólo sostienen nuestra estructura interna. Como las vitaminas, son jugadores dinámicos dentro de nuestro cuerpo, y alrededor de 20 minerales y oligoelementos –éstos sólo se necesitan en pequeñas cantidades– son esenciales para las reacciones bioquímicas durante el metabolismo. Aún más importante, algunos minerales están surgiendo como la clave para controlar aspectos de la diabetes, como la tolerancia a la glucosa y serias enfermedades relacionadas con ella: altos niveles de grasa en la sangre y enfermedades coronarias del corazón, por ejemplo.

A continuación algunas funciones que desempeñan los minerales en tu cuerpo:

- calcio, magnesio y fosfato mantienen tu armazón interna —huesos y dientes— en buenas condiciones trabajando de manera ordenada;
- sodio, potasio y calcio conservan la función celular normal;
- cobre, hierro, magnesio, manganeso, molibdeno, selenio y zinc actúan como cofactores de enzimas importantes, ayudándolas a funcionar de manera correcta;
- hierro ayuda a transportar oxígeno;
- cromo y yodo regulan la función hormonal; y,
- selenio y manganeso actúan como antioxidantes.

Los oligoelementos como níquel, estaño y vanadio se conocen por ser esenciales para un crecimiento normal, aunque sus papeles exactos todavía no se entienden completamente.

Algunos minerales son benéficos para las personas con diabetes, en especial:

- Cromo: juega un papel importante al regular los niveles de glucosa en la sangre en personas con diabetes tipo 2, a medida que interactúa con la insulina para ayudar a la glucosa a entrar en el músculo y las células de grasa. Quizá sólo ayude a personas que sufren deficiencia de cromo, pero como esto es relativamente común, hay poco daño en tomar un suplemento de cromo en dosis de 200 mcg al día durante unos cuantos meses.

- Cobre: escoge un suplemento multivitamínico y mineral que lo incluya, ya que muchas personas sufren su deficiencia, y parece ayudar al control de la glucosa en personas con diabetes tipo 2.

- Magnesio: influye en el trabajo de la insulina para controlar los niveles de glucosa; se ha sugerido que la deficiencia de magnesio puede contribuir al desarrollo del síndrome metabólico, de la diabetes tipo 2, de algunas complicaciones diabéticas y de la ulceración de los pies. Es benéfico para el corazón y la circulación.

- Zinc: se ha demostrado que contribuye a la producción y a la efectividad de la insulina; asimismo ayuda a reducir el riesgo de complicaciones como ulceración de pies.

En este capítulo veremos sólo minerales que han probado tener un mayor impacto en los problemas de diabetes y de salud asociados con ella. (El selenio, que también tiene una gran acción antioxidante, se cubre en el capítulo ocho.)

Necesitas saber sobre ellos porque nada más puedes obtener minerales y oligoelementos de tu dieta. Como resultado, las deficiencias de minerales son más comunes que las vitamínicas, en especial si comes vegetales cultivados en tierras bajas en minerales. La lluvia ácida y la comida procesada reducen el contenido mineral de la comida. Los minerales se toman mejor como parte de una fórmula multivitamínica y mineral, en vez que de manera individual, aunque algunas personas con diabetes pueden ingerir un suplemento de cromo o magnesio en dosis mayores a las de una formula estándar del tipo de la A a la Z.

Ahora veamos cada una de estas sustancias vitales con detalle.

Cromo

Qué es

Es importante por muchas razones. Regula tu metabolismo y ayuda a la síntesis de ácidos grasos. Pero aún más notable para los diabéticos, ayuda a balancear la insulina y el azúcar en la sangre. Junto con la niacina y algunos aminoácidos, el cromo forma un complejo orgánico conocido como factor de tolerancia a la glucosa o GTF (por sus siglas en inglés) el cual interactúa con la insulina para sacar la glucosa del torrente sanguíneo y llevarla a tus células.

Es interesante que los niveles de cromo disminuyen rápidamente después del nacimiento, especialmente después de los 10 años, y caen conforme vas envejeciendo.[206] Algunos especialistas creen que este descubrimiento refleja una deficiencia nutricional extendida en este importante oligoelemento, la cual puede relacionarse con el envejecimiento prematuro.[207]

Cómo puede ayudarte

Muchas evidencias señalan la vital importancia del cromo en combatir o tratar la diabetes. Por ejemplo, se han encontrado niveles más bajos de cromo en personas con diabetes,[208] y también que sus niveles del mineral en los glóbulos blancos es menor que en su plasma sanguíneo.[209] Esta escasez de cromo en las células refleja una deficiencia general, mientras las cantidades más altas en el plasma pueden significar que el cromo se perdió en los riñones para ayudar a esa deficiencia general. En un estudio se encontró que las personas con diabetes tipo 2 pierden el doble de la cantidad de cromo en su orina que la gente sana.[210]

El factor de tolerancia a la glucosa, o GTF, no sólo ayuda a tomar glucosa por las células; también estimula la producción de energía de ésta —en especial en los músculos—, aumenta la síntesis de proteínas; disminuye los niveles de grasa en la sangre, incluyendo los de colesterol LDL dañino. Asimismo puede suprimir la sensación de hambre afectando directamente la parte del cerebro que registra saciedad. Aparentemente el cromo tiene una acción antioxidante útil en las personas con diabetes tipo 2.[211]

Mejora la tolerancia a la glucosa. Los niveles bajos de cromo se han asociado con la baja tolerancia a la glucosa[212, 213, 214, 215] y la diabetes. Hoy en día es común creer que la falta de cromo en la dieta es un factor de riesgo para la diabetes tipo 2 en algunas personas. Aunque esto se sospechaba en los sesenta, se confirmó por primera vez en 1977, cuando una paciente que llevaba mucho tiempo con alimentación intravenosa desarrolló una severa diabetes y neuropatía: se curó tras añadir cromo a su alimento intravenoso.[216]

Se sabe que el cromo tiene un efecto benéfico en las interacciones entre glucosa, insulina y glucagón —hormona que eleva el nivel de glucosa en la sangre— para mejorar la tolerancia a la primera. El cromo actúa en ciertos sitios receptores en las células —los puntos en los cuales la insulina se une a ellos antes de escoltar a la glucosa al interior de las células— y así aumenta la sensibilidad a la insulina en el cuerpo.[217] Algunos investigadores han sugerido que el aumento de la deficiencia de cromo con la edad puede ser una importante causa subyacente de la diabetes tipo 2 en algunas personas, aunque esto causa controversia.[218]

En un interesante estudio,[219] a 180 personas con diabetes tipo 2 se les dio 100 mcg de picolinato de cromo (formula patentada y muy vendida que combina cromo y ácido picolínico), 500 mcg de picolinato de cromo o un placebo dos veces al día. Después de 2 y 4 meses, quienes recibieron un total de 1 000 mcg de cromo al día, mostraron mejoramientos considerables en el aceleramiento de glucosa e insulina, en los niveles de glucosa e insulina después de comer y en su HbA1c glicosilado, lo cual indica un mejor control de glucosa a largo plazo. El control de ésta no mejoró en aquellos que tomaron 200 mcg al día, pero se redujeron sus niveles de insulina cuando ayunaban y después de comer, igual que en quienes tomaron 1 000 mcg al día.

Algunas personas con diabetes tipo 1 también pueden beneficiarse por el cromo si reciben inyecciones de insulina, pero sólo si tienen cierta resistencia a la insulina. Existe un reporte de una mujer que a los 28 años había tenido diabetes tipo 1 durante 18 años y cuya necesidad de insulina crecía.[220] Cuando le dieron 200 mcg de picolinato de cromo dos veces al día durante tres meses, su nivel de glucosa y sus concentraciones de hemoglobina glicosilada mejoraron.

En otro estudio, cuando a personas con diabetes se les proporcionaron suplementos de 200 mcg de cromo diario, casi la mitad necesitaron menos pastillas para bajar el nivel de glucosa en la sangre e insulina. Personas con diabetes no dependientes de insulina respondieron mejor que aquellas con diabetes dependiente de insulina.

En algunas pruebas se ha encontrado un pequeño mejoramiento en la tolerancia a la glucosa por los suplementos de cromo; sin embargo, tan sólo puede ser benéfico cuando hay resistencia a la insulina y deficiencia de cromo en la dieta.[221] Vale la pena mencionar que las pruebas que muestran resultados bajos en cromo en este contexto, tienden a usar cloruro de cromo, el cual tiene poca absorción y biodisponibilidad y no se utiliza de manera común hoy en día. También es posible que los voluntarios tuvieran niveles bajos de niacina, debes recordar que ésta es un componente del GTF y, por lo tanto, tiene un rol crucial en la eficiencia del cromo en el cuerpo.

Los descubrimientos acerca del cromo y la tolerancia a la glucosa siguen inconclusos y sin duda se necesitan más estudios. Pero como se sabe que es seguro tomar cantidades de cromo razonables, su uso es muy recomendado para personas con diabetes, gracias a sus efectos potencialmente benéficos.

Baja los niveles de grasa en la sangre. Se ha descubierto que los niveles de cromo en personas con enfermedades coronarias son más bajos que en personas saludables, y la deficiencia de cromo puede ser un factor de riesgo independiente para las enfermedades cardiovasculares.[222] Por lo tanto, los suplementos de cromo pueden ayudar a reducir el riesgo de enfermedades coronarias, ya que bajan los niveles de triglicéridos dañinos en la sangre y aumentan los de colesterol HDL bueno. En un estudio que incluyó a personas con diabetes tipo 2,[223] a la mitad se les dio levadura de cerveza, la cual contiene cromo, seguida por 200 mcg de cloruro de cromo, con un placebo entre ambos, durante cuatro etapas de ocho semanas. Ambos suplementos redujeron los niveles de triglicéridos, mientras el promedio de los niveles de colesterol HDL bueno aumentó. En algunos casos, quienes requerían inyecciones de insulina ya no las necesitaron. Los investigadores concluyeron que los suplementos de cromo producían un mejor control de grasa en la sangre (junto con un mejor control de glucosa), y reducían la necesidad de tratamientos médicos en personas con diabetes tipo 2. En un estudio que incluyó a 76 personas con enfermedad arterial establecida, algunas de las cuales tenían diabetes tipo 2,[224] se hallaron efectos benéficos similares en los niveles de triglicéridos y colesterol HDL cuando se tomaba cloruro de cromo,

En otro estudio,[225] 30 personas con diabetes tipo 2 tomaron 200 mcg de picolinato de cromo o un placebo, todos los días durante dos meses. Luego de un periodo sin resultados, los investigadores invirtieron cualquier cosa que estuvieran tomando. Se descubrió que mientras estaban tomando picolinato de cromo, los niveles de triglicéridos de los participantes cayeron significativamente 17.4 por ciento. El equipo concluyó que el perfil de bajo costo y excelente seguridad del cromo lo hacen una opción atractiva para bajar los niveles de grasa en la sangre.

Mejora la pérdida de peso. Ya que el cromo afecta el apetito y el metabolismo graso, se usa en algunos productos para bajar de peso, lo cual puede interesarte si tienes el síndrome metabólico o diabetes tipo 2 y estás ansioso por perder unos kilos.

En un estudio,[226] 233 personas recibieron 200 ó 400 mcg de cromo o un placebo diario por 72 días. No los aconsejaron acerca de dietas o ejercicios y podían seguir cualquier tipo de programa para perder peso.

Al principio de la prueba no había diferencias significativas en peso y cantidades de grasa corporal y grasa magra en los tres grupos. Después de la prueba, se notaron mejoramientos en la composición del cuerpo o BCI (por sus siglas en inglés) que se calcularon con base en la pérdida de grasa muscular y aumento de la masa corporal magra (en su mayoría músculo). Quienes recibieron un placebo sólo perdieron 0.4 kg, mientras los que tomaron cromo perdieron un promedio de 1.26 kg. Y cuando se calculó su BCI, aquellos que tomaron cromo perdieron más grasa comparada con la masa corporal grasa. Estas diferencias son muy significativas.

Así que, cuando se combina con una dieta balanceada y ejercicio regular, los suplementos de cromo pueden ayudar a algunas personas a perder peso, en especial si tienen resistencia a la insulina y deficiencia de cromo. Otros estudios han mostrado un beneficio pequeño; sin embargo, es evidente que se necesita investigar más sobre el tema.

Dónde lo encuentras

Los alimentos que contienen cromo incluyen yema de huevo, carne roja, queso, fruta y jugo de frutas, granos enteros, miel, vegetales y condimentos tales como pimienta negra y tomillo. Como las plantas no necesitan cromo, el contenido en frutas y vegetales depende completamente de la cantidad y tipo de minerales en la tierra donde se cultivan.

Procesar los alimentos puede reducir su contenido mineral en más de 80 por ciento. Los granos más refinados, por ejemplo, tienen un bajo contenido de cromo. La levadura de cerveza es en particular una buena fuente de cromo ya que en ella está en forma de GTF, y eso lo hace por lo menos 10 veces más efectivo que el obtenido de otras fuentes de alimentos. Se creó recientemente una nueva variedad de levadura enriquecida con cromo.

Cuánto necesitas

No hay dosis diaria recomendada para el cromo, pero se cree que la ingesta de 50 a 200 mcg al día es segura y recomendable para adultos. No obstante, quienes siguen una dieta occidental obtienen mucho menos que esto. En un estudio de 22 dietas "bien balanceadas", se encontró que el nivel de cromo en ellas era, en promedio, de sólo 13.4 mcg al día.[227]

De hecho, se cree que la deficiencia de cromo es común. Un estimado sugiere que 90 por ciento de los adultos sufren esta deficiencia, ya que la mayoría de las personas obtiene menos de 50 mcg de su dieta, y sólo alrededor de 2 por ciento se puede absorber.

En general, entre más carbohidratos comas, más cromo necesitas. Los suplementos de cromo se absorben mejor cuando se toman con vitamina C, mientras los que contienen calcio reducirán la absorción.

El cromo inorgánico se combina mejor con la vitamina B3 (niacina) para asegurar que se incorpore al GTF.[228] Por lo tanto, ingerir suplementos de nicotinato de cromo, en vez de cloruro de cromo, hará el trabajo por ti.

Efectos secundarios / seguridad

El cromo parece ser el más seguro de los minerales nutritivos. Aunque han existido historias intimidatorias basadas en descubrimientos con el mosquito de la fruta; también se ha dado cloruro de cromo y picolinato de cromo a ratas en dosis miles de veces más grandes que las usadas en humanos según su peso, sin evidencia de toxicidad.[229] El Instituto de Medicina de Estados Unidos no encontró ningún fundamento creíble para establecer un límite de dosis mayor para el picolinato de cromo, aunque las autoridades europeas lo examinaron de manera más cuidadosa, excluyéndolo de la Dirección de Suplementos Alimenticios de Estados Unidos.

La Agencia de Estándares Alimenticios del Reino Unido sugirió introducir una prohibición, la cual parece absurda si nos basamos en la evidencia actual.

Sin embargo, es importante no excederse de la dosis recomendada de cromo, ya que de otra manera puede interferir con la absorción de zinc y hierro.

Cobre

Qué es

Es un oligoelemento necesario para producir algunos químicos del cerebro, el pigmento de la piel o melanina, y el sanguíneo rojo o hemoglobina. Juega un papel importante en la transportación de oxígeno; es esencial para la función de diversas enzimas antioxidantes, y necesario para el metabolismo de la vitamina C. Sin embargo, aunque la ingesta de vitamina C sea buena, la deficiencia de cobre puede ocurrir rápidamente. Un estudio en 83 personas con diabetes tipo 2, indicó que los niveles de cobre eran notablemente más altos comparados con los de personas sin diabetes.[230]

Cómo puede ayudarte

Mejora la tolerancia a la glucosa. En estudios con animales, la deficiencia de cobre se asocia con la tolerancia anormal a la glucosa[231] y los niveles altos de HbA1c glicosilado.[232] En uno se encontró una diferencia significativa en los niveles de cobre en mujeres con diabetes tipo 1, comparadas con voluntarias saludables, tuvieran o no buen control de glucosa.[233] Sin embargo, en cuanto a hombres, las únicas diferencias significativas encontradas fueron entre sujetos saludables y hombres con diabetes tipo 1 y bajo control de glucosa. No se encontró relación significativa entre niveles de cobre y HbA1c. En otro estudio, dos hombres con ingesta de sólo 0.7 a 0.8 mcg de cobre al día, desarrollaron de cinco a seis meses, niveles de glucosa más altos. Éstos regresaron a la normalidad después de que los investigadores aumentaron su ingesta de cobre.[234] En una prueba similar que involucraba a otros dos voluntarios, una dosis de 6 mg de cobre al día mejoró su respuesta a un examen oral de tolerancia a la glucosa, lo cual sugiere que su dieta normal era deficiente en cobre.[235]

Previene enfermedades coronarias. A principios de 1973,[236] se sugirió que la falta de cobre es una causa de la enfermedad coronaria.[237] Desde entonces, se ha mostrado que su deficiencia es dañina para la tolerancia a la glucosa: promueve la coagulación anómala de la sangre, aumenta la presión sanguínea, afecta negativamente el ritmo cardiaco.[238] De manera interesante, una dieta con base en cobre es aproximadamente cien veces más efectiva en bajar los niveles de colesterol que el clofibrato,[239] medicina para bajar el colesterol. Por lo tanto, se ha sugerido que una dieta con ingestas de cobre puede ser un poderoso factor del colesterol alto.

El efecto del cobre en el corazón y en fenómenos asociados con la salud del corazón, como sucede con el colesterol, no se detiene aquí. Una enzima llamada superóxido dismutasa de cobre y zinc depende del cobre para su funcionamiento, y provee una acción antioxidante importante contra radicales libres. Por lo tanto se ha sugerido que el cobre es un nutriente antioxidante para el bienestar del corazón y la circulación.[240] Se descubrió también que los niveles bajos de cobre aumentan los de homocisteína y los niveles altos de ésta interfieren con la capacidad del cuerpo para usar el cobre. Sin embargo, no todas las personas están de acuerdo con la investigación que relaciona la suficiencia de cobre con un corazón saludable. Para algunos investigadores el exceso de cobre es la causa de la aterosclerosis, en especial cuando la persona no recibe suficientes antioxidantes. Esta posibilidad se estudió en 4 574 personas, de las cuales 151 murieron después por enfermedad coronaria del corazón.[241] Al principio del estudio, se encontró que los niveles de cobre eran 5 por ciento más altos en las personas que murieron de enfermedad coronaria.

Tras considerar otros factores como edad, sexo, tabaquismo, presión sanguínea, niveles de colesterol, colesterol HDL, peso, ejercicio e historial de diabetes, se halló que las personas con niveles de cobre más altos eran 2.87 veces más propensos a un infarto que aquellas con niveles más bajos.

Otro estudio sugirió que altos niveles de cobre son un factor de riesgo independiente para enfermedades coronarias.[242] Se calcularon los niveles de cobre en 1 666 hombres elegidos al azar que no tenían enfermedad coronaria al principio de la prueba, quienes tenían niveles de cobre más altos eran de 3.5 a 4 veces más propensos a un infarto que aquellos con niveles más bajos.

Es un cuadro confuso y definitivamente se necesita más investigación para aclarar si la deficiencia o el exceso de cobre aumenta el riesgo de enfermedad coronaria.

Dónde lo encuentras

Fuentes alimenticias de cobre incluyen crustáceos como camarón, mariscos (en especial ostras), aceitunas, nueces, legumbres y granos enteros; también a los vegetales verdes de tierras ricas en cobre. Más de 70 por ciento del que comemos no se absorbe, sin embargo queda unido a otros elementos del intestino.

Cuánto necesitas

No hay una dosis diaria recomendada. Tomar entre 1.5 y 3 mg se cree seguro y recomendable para adultos, aunque no es usual. Una autoridad destacada cree que la falta de dosis diaria recomendada es dañina para la salud.[243] Hombres y mujeres que ingieren sólo 1 mg de cobre al día (lo cual es típico en la dieta occidental) desarrollan cambios reversibles pero potencialmente dañinos en el control de la presión sanguínea, metabolización de colesterol y glucosa, y cambios en el ritmo cardiaco.

Muchos de los efectos por exceso de zinc (*ver página 319*) están ligados a la interferencia con la metabolización del cobre, lo cual lleva a una relativa deficiencia de éste. La proporción alimenticia ideal de cobre y zinc es 1:10, y se encuentra comúnmente en suplementos. Vale la pena revisar las etiquetas para asegurarte de que la proporción no sea muy diferente.

Efectos secundarios / seguridad

Si tomas el doble de la cantidad recomendada de cobre, o si el drenaje de agua corriente de tu casa tiene este material, puedes arriesgarte a desarrollar un exceso de este mineral. Esto puede ser tóxico, causar inquietud, nauseas, vómito, cólicos y diarrea. Tomar mucho cobre en un plazo muy largo puede ocasionar cirrosis.

Magnesio

Qué es

Nuestros huesos y dientes contienen 70 por ciento del mineral esencial llamado magnesio. Es importante para mantener la estabilidad eléctrica de las células y vital para controlar la entrada de calcio a las células del corazón, lo cual asegura un ritmo cardiaco regular. Sin embargo, esto no es todo: el magnesio es un elemento destacado en cada una de las reacciones metabólicas más importantes, desde la síntesis de proteínas y material genético, hasta la producción de energía a partir de la glucosa. Muy pocas enzimas pueden trabajar sin él.

Cómo puede ayudarte

Si tienes sobrepeso, eres obeso o padeces síndrome metabólico, hay algunos nuevos descubrimientos alentadores: una dieta rica en magnesio puede ayudarte a prevenir la diabetes tipo 2. Algunos investigadores en Estados Unidos analizaron la salud alimenticia de 85 060 mujeres y 42 872 hombres sin historial de diabetes.[244] Después de estudiarlos de 12 a 18 años, descubrieron que la ingesta alimenticia más alta de magnesio los hacía menos propensos a desarrollar diabetes. En otro estudio se investigó a 39 345 mujeres y se encontró que quienes tenían sobrepeso y consumían mayores cantidades de magnesio, eran 22 por ciento menos propensas a desarrollar diabetes tipo 2, que aquellas que tomaban menos.[245]

Mejora la tolerancia a la glucosa. Las personas con diabetes suelen tener niveles bajos de magnesio, y este mineral esencial se relaciona íntimamente con los trabajos de la insulina. De hecho, las personas que toman cantidades adecuadas de magnesio —generalmente en suplementos— son menos propensas a desarrollar la tipo 2.

Las concentraciones de magnesio en general están fuertemente controladas por diversos factores, incluyendo a los niveles de insulina, los cuales afectan el que se encuentra dentro de cada célula. Por otra parte, se ha demostrado que el nivel de magnesio dentro de la célula determina cómo la insulina, los niveles de glucosa y los requerimientos de insulina, parecen ser más bajos en personas con diabetes tipo 1 que ingieren suplementos de magnesio.[246] Los bajos niveles de magnesio vinculados a diabetes pueden empeorar la resistencia a la insulina en personas con tipo 2 y/o elevar la presión sanguínea. Se ha sugerido que los niveles bajos de magnesio en las células pueden ser el eslabón perdido entre la diabetes tipo 2 y la presión sanguínea alta.[247]

En una prueba,[248] se calcularon ingesta y niveles de magnesio en más de 12 000 personas sin diabetes durante seis años, las personas blancas —pero no las negras— con niveles más bajos de magnesio, mostraron ser dos veces más propensas a desarrollar diabetes tipo 2 en ese tiempo.

Recientemente, se calcularon los niveles de magnesio en 192 personas con síndrome metabólico y se compararon con 384 personas similares sin el síndrome. Se hallaron niveles bajos de magnesio en 65.6 por ciento de personas con síndrome, comparadas con tan sólo 4.9 por ciento sin síndrome metabólico. Aquellos con niveles bajos de magnesio eran 6.8 veces más propensos a niveles anómalos de grasa en la sangre y dos veces más propensos a presión alta en la sangre.[249]

En otra prueba, 63 personas con diabetes tipo 2 y bajos niveles de magnesio tomaron 2.6 g de suplementos de cloruro de magnesio o un placebo diario durante 16 semanas. Quienes recibieron suplementos de magnesio mostraron mejoramientos considerables en los niveles de glucosa, sensibilidad a la insulina y niveles de HbA1C, comparados con aquellos que tomaron el placebo.[250]

Previene enfermedades coronarias. En un estudio que incluyó a más de 15 000 personas, se descubrió que los niveles de magnesio eran mucho más bajos en personas con enfermedad coronaria, alta presión sanguínea y diabetes. Los niveles bajos de magnesio también se relacionaron con el aumento de insulina rápida y de glucosa; bajas ingestas de magnesio con insulina alta y niveles de colesterol LDL, en mujeres, con paredes gruesas en la arteria carótida, la cual suministra sangre a la cabeza.[251]

De hecho, se sabe que la falta de magnesio provoca que las arterias coronarias se vayan tapando, lo cual reduce la cantidad de oxígeno y nutrientes que llegan a las células musculares del corazón. Por lo tanto, corregir los niveles de magnesio tiene un efecto benéfico en el corazón y la circulación.[252]

En cuanto al colesterol, un estudio sugiere que los suplementos de magnesio pueden ayudar a corregir los altos niveles de colesterol en personas con diabetes tipo 2.[253]

Se les dieron suplementos de magnesio a 26 personas durante un mes y 17 recibieron un placebo. Las personas que tomaron los suplementos de magnesio redujeron significativamente su colesterol total y el LDL, aumentando sus niveles de colesterol bueno o HDL.

Reduce el riesgo de úlceras diabéticas de pie. Bajar los niveles de magnesio aumenta el riesgo de neuropatía (*ver página 63*) y la coagulación anómala de sangre, ambos factores de riesgo para el desarrollo de úlceras diabéticas de pie. Esto se confirmó en un estudio que incluyó a 33 personas con diabetes tipo 2, quienes las habían desarrollado. Se compararon con un grupo similar de 66 personas con diabetes tipo 2, pero sin úlceras de pie: las ulceradas tenían un nivel mucho más bajo de magnesio y, en consecuencia, eran tres veces más propensas a tener úlceras de pie que aquellas con niveles más altos.[254]

Dónde encontrarlo

Mariscos, carne, huevos, productos lácteos, granos enteros, legumbres, nueces y vegetales de hojas verde oscuro, son ricos en magnesio. Las deficiencias no son raras: en una encuesta se encontró que 80 por ciento de las mujeres estadounidenses que seguían una típica dieta occidental tenían una ingesta de magnesio más baja que los niveles recomendados.[255] Además, es una de las deficiencias minerales más comunes en personas con diabetes tipo 2.

Un estudio suizo que incluyó a 109 personas con este tipo, por ejemplo, indicó que eran tres veces más propensas a tener niveles de magnesio más bajos de lo normal comparados con 156 personas sin diabetes.[256] Estos resultados deben tomarse en serio. La deficiencia no sólo se relaciona con resistencia a la insulina, intolerancia a la glucosa y enfermedad coronaria; también se vincula con un riesgo mayor de retinopatía[257] y neuropatía.[258]

Sin embargo, no nos queda claro por qué personas con diabetes tienen bajos niveles de magnesio. Puede deberse a una baja absorción de magnesio, pero un estudio que involucraba a personas con diabetes tipo 2 bien controlada, no indicó ninguna diferencia significativa entre la absorción y la retención de magnesio comparadas con personas no diabéticas.[259]

Cuánto necesitas

La dosis diaria recomendada de magnesio es de 300 mg. Las personas que están físicamente activas pueden necesitar más, ya que grandes cantidades se pueden perder con el sudor.

Efectos secundarios / seguridad

La ingesta de más de 400 mg al día no se asocia con ningún efecto negativo. Algunas personas han sufrido gases intestinales y diarrea cuando toman suplementos de este mineral. Es menos probable que el gluconato de magnesio cause alguno de estos efectos secundarios, aunque el citrato de magnesio es la manera más rápida para absorberlo. Es mejor tomar los suplementos con la comida para mejorar la absorción.

Sodio y potasio

Qué son

El sodio se encuentra principalmente en el fluido *fuera* de las células del cuerpo, lo cual las regula y balancea. En contraste, el potasio se encuentra principalmente en el fluido *dentro* de tus células. Ambos trabajan juntos mediante un intercambio eléctrico para mantener a tus nervios conduciendo y a tus músculos contrayéndose. De hecho, el transporte activo de los iones de sodio y potasio, dentro y fuera de las células, es uno de los procesos metabólicos más importantes en los que se utiliza energía en tu cuerpo. Se calcula que proporciona 33 por ciento de la glucosa utilizada en todas las células y 70 por ciento de la energía utilizada en las células nerviosas. El potasio también es importante para sacar el exceso de sodio del cuerpo a través de los riñones.

Esta sección habla de sodio y potasio, ya que trabajan de manera conjunta y el balance entre los dos es básico; pero el suplemento de sodio se necesita rara vez, gracias a las cantidades que obtenemos en la comida. Así que la información que aquí se presenta acerca del sodio es más bien para *limitar* este mineral en la dieta. (Para conocer consejos prácticos acerca de cuál es la mejor manera de hacerlo, *ver la página 159*.)

Cómo pueden ayudarte o dañarte

El sodio y la presión sanguínea. La presión alta que las personas con diabetes suelen desarrollar, se vincula con el manejo anormal del sodio dentro del cuerpo, las células y los riñones.[260] Esto puede deberse al aumento de retención de sodio.[261] Se ha descubierto, por ejemplo, que altos niveles de glucosa e insulina en la sangre parecen estimular la reabsorción de sodio por la orina que se filtra en los riñones, y por lo tanto, aumenta su retención. Personas con diabetes tipo 2 y resistencia a la insulina, son más proclives a este problema.[262, 263] Altos niveles de glucosa e insulina en personas con diabetes tipo 2 también aumentan la pérdida de proteínas en la orina, lo cual eleva la retención de sodio y ácido úrico.[264]

La manera más obvia de remediar este problema es ingerir menos sal. Sin embargo, el asunto no es tan simple. Se ha descubierto en algunos estudios que la restricción de sal en algunas personas, no siempre tiene efectos benéficos. En un estudio se encontró que una ingesta abundante de sodio mejora la tolerancia a la glucosa y la resistencia a la insulina en algunas personas con diabetes sensibles a la sal, o que recibían drogas para tratar la presión sanguínea alta.[265] Restringir la sal de la dieta demostró también bajar la sensibilidad a la insulina en personas con diabetes con presión sanguínea normal.[266] Estos descubrimientos son extraños. Pero todavía no se entiende por completo cómo interactúan los minerales en el cuerpo; tal vez bajos niveles de otros minerales como potasio, magnesio y calcio se encuentren por debajo de estos resultados.

En suma, el consenso de opinión es que consumir mucho sodio es dañino si tienes diabetes. La presión sanguínea en personas con tipo 1 es sensible al sodio,[267] y una ingesta relativamente alta, aumenta las probabilidades de desarrollar enfermedades cardiovasculares. Los resultados pueden ser gratificantes y rápidos. Un análisis de 28 pruebas que calculaban las reducciones realistas de sodio (equivalentes a 4.66 g de sal al día) mostraron durante las últimas cuatro semanas que la presión de la sangre caía en promedio 4.96/2.73 mmHg,, en personas con hipertensión, y 2.03/0.97 mmHg, en aquellos con presión normal en la sangre, en ese corto tiempo.[268]

El estudio Intersalt,[269, 270] el cual incluyó a más de 10 000 personas de entre 20 y 59 años de edad de 32 países, indicó que la relación entre ingesta de sal y presión alta en la sangre, aunada al aumento de edad, es más fuerte de lo que se pensaba. Se descubrió que niveles más altos de sodio en la orina estaban asociados con la presión alta en la sangre causada por la edad, lo cual llevó a los investigadores a recomendar una menor ingesta de sal.

Algunas investigaciones[271] sugieren que reducir tu ingesta de sal a 3 g al día (en el Reino Unido el promedio es de 9 g), puede bajar la presión sanguínea sistólica en personas de 50 a 65 años a 10mmHg, en promedio. Es una noticia aún mejor que esta reducción en la presión sanguínea, es suficiente para reducir 22 por ciento el riesgo de muerte por derrame cerebral a cualquier edad, y por enfermedades del corazón 16 por ciento.

El potasio y la presión sanguínea. Este mineral ayuda a mantener la presión sanguínea baja, por lo cual, una dieta baja en potasio conlleva un riesgo mayor de presión alta en la sangre y derrame cerebral, sobre todo si tu dieta es alta en sodio también.

En un estudio[272] que incluyó a 54 personas con presión sanguínea alta bien controlada, un grupo siguió una dieta alta en potasio, mientras otro persistió en su dieta normal. Durante el año siguiente se redujo gradualmente el tratamiento médico, pero siempre asegurándose de que la presión sanguínea seguía por debajo de 160/95 mmHg. La ingesta de potasio se revisó cada mes. Al final del año, el número promedio de píldoras anti-hipertensivas que tomaban al día personas con una dieta más alta en potasio, se redujeron 69 por ciento. De hecho, la presión sanguínea se puede controlar, si se utiliza menos de la mitad del tratamiento médico inicial, en 81 por ciento de quienes siguieron una dieta alta en potasio.

Dónde encontrarlos

Las fuentes ricas en sodio (en su mayoría cloruro de sodio) incluyen sal de mesa, refrigerios salados como papas fritas y nueces saladas, tocino, productos enlatados (en especial en salmuera) carnes y pescados curados, ahumados o picados y pastas de carne, patés, comidas ya preparadas, sopas y salsas de paquete, consomé en cubitos y extractos de levadura.

Los alimentos ricos en potasio incluyen mariscos, frutas frescas, en especial plátanos, chabacanos secos, peras y jitomate; jugos y yogur de fruta; vegetales, en especial hongos, papas, berenjenas, pimientos, calabacín y espinacas; granos como chícharos y frijol blanco; granos enteros y cereales para desayunar (revisa las etiquetas para ver el contenido de cloruro de sodio, ya que algunos tienen niveles altos); y sales bajas en sodio y ricas en potasio.

Cuánto necesitas

Sodio. Un hombre promedio que pesa 70 kg, tiene alrededor de 225 g de sal en su cuerpo, y puede mantener un balance saludable con una ingesta tan pequeña como 1.25 g de sal al día, siempre y cuando no sude mucho. La dosis diaria recomendada de sodio es de 1600 mg al día, pero la mayoría de la gente obtiene mucho más que esto, debido a las altas cantidades en la comida procesada. Idealmente, un adulto no debe ingerir más de 6 g de sal al día, una cucharada aproximadamente. Lo máximo que un niño puede ingerir, es proporcionalmente menor, y fue publicado en mayo de 2004 por la Agencia de Estándares Alimenticios. (*Ver páginas 159-60 para más información sobre cómo revisar tu ingesta de sal.*)

Potasio. No hay dosis diaria recomendada, pero se sugiere tomar de 3 000 a 3 500mg. Se estima que una de cada 3 personas obtienen menos que esto y su ingesta promedio es de 3 187 mg. Algunas personas sólo obtienen 1 700 mg de potasio de sus alimentos.

Para aumentar tu ingesta de potasio come más:

- mariscos;
- frutas frescas;
- jugos de verduras (como de tomate);
- vegetales, en especial hongos, papas, berenjenas, pimientos, calabacín y espinacas; y,
- granos como chícharos y frijoles blancos.

De igual forma, consume vegetales al vapor en lugar de hervidos para mantener mejor su contenido mineral. Si los cueces en agua, prepara una salsa baja en grasa con el caldo que sobre.

Efectos secundarios / seguridad

Como hemos visto, el problema de salud más importante relacionado con el exceso de sal es la presión sanguínea alta, lo cual incrementa el riesgo de infarto, derrame cerebral o falla en los riñones. El exceso de sal también se vincula con osteoporosis, retención de líquidos (equivalente a 1 o 2 kg al mes en las mujeres), asma y hasta cáncer estomacal.

El aumento de la presión arterial con la edad, como hemos visto, se relaciona estrechamente con la alta ingesta de sal.[273] Asimismo, con el ensanchamiento de la pared del ventrículo izquierdo del corazón,[274] el entumecimiento[275] y el estrechamiento de las arterias, [276] lo cual puede ocurrir de manera independiente a la presión sanguínea alta. Estos cambios, consecuencia de un alto contenido de sal en el cuerpo, se deben a una incapacidad de los riñones para excretar las grandes cantidades de cloruro de sodio que consumimos hoy en día.[277]

Hasta ahora se han identificado por lo menos 20 genes asociados con el desarrollo de hipertensión y todos, a su vez, con la regulación de sodio por medio de los riñones.[287] Los humanos comenzaron a añadirle sal a su comida hace apenas 10 000 años, evolucionamos y nos programamos genéticamente a través de millones de años durante los cuales las ingestas de sal eran de menos de 1 g al día. Los nativos que consumen menos de 3 g de sal no muestran aumento de presión sanguínea conforme aumentan su edad.[279]

Vanadio

Qué es

Es un oligoelemento cuya función biológica exacta todavía no nos queda clara, pero se puede relacionar con el balance de glucosa e insulina, así como con el crecimiento y la grasa del metabolismo: bajos niveles aumentan los de colesterol y triglicéridos. En el cuerpo se almacena en su mayoría en huesos y dientes.

Cómo puede ayudarte

El vanadio puede tener un efecto directo en la diabetes. En 1899, el médico francés B. Lyonnet demostró que dar vanadio a personas con diabetes reduce enormemente la concentración de glucosa en su orina (¡utilizando la tradicional prueba del gusto!). Alguna investigación moderna sugiere que mimetiza los efectos de la insulina o aumenta su acción para mejorar los controles de glucosa y bajar los niveles de insulina en la diabetes tipos 1 y 2.

También se cree que contribuye a protegernos contra la enfermedad coronaria, baja los niveles de colesterol y tiene un efecto benéfico en el metabolismo de éste y de triglicéridos, ayudando a regular el intercambio sodio-potasio.

Controla la glucosa. En ratas, el vanadio mimetiza la insulina, ayudando a bajar los niveles de glucosa e invertir artificialmente la diabetes inducida.[280,281] Se ha demostrado que tomar sales de vanadio mejora las concentraciones de glucosa 20 por ciento en personas con diabetes tipo 2,[282] y que mejora la tolerancia a la misma.[283] Sus efectos benéficos parecen durar por lo menos cuatro semanas después de que la persona deja de tomarlo.

En una pequeña prueba[284] que incluyó a 7 personas obesas con diabetes tipo 2, el HbA1c glicosilado bajó 6 por ciento y los niveles de glucosa acelerada bajaron 14 por ciento en tres semanas. No ocurrieron efectos similares en personas obesas que no tenían diabetes.

El vanadio puede ser efectivo no sólo para tratar o aliviar los dos tipos de diabetes, sino también para prevenir su aparición.[285] El mecanismo todavía no se conoce, aunque algunos sugieren que puede estimular la descomposición de la glucosa, su transportación a las células grasas y su conversión en glicógeno en el hígado; también reduce la cantidad de glucosa nueva producida en el hígado. El vanadio puede actuar sobre los receptores de insulina en las células para reducir la resistencia a la misma.

Un estudio interesante[286] encontró que personas con diabetes tipo 2, tienen niveles mucho más altos de vanadio en sus glóbulos blancos comparados con los controles de salud.

Dónde encontrarlo

En perejil, pimienta negra, mariscos, rábanos, lechuga, granos enteros, semillas de girasol, soya, trigo rubio, zanahorias y ajo.

Cuánto necesitas

No hay dosis diaria recomendada, pero las vitaminas del tipo "de la A a la Z" y los suplementos minerales tienden a contener alrededor de 10 mcg. El promedio de ingesta alimenticia se estima de 10 mcg a 2 mg al día.

Efectos secundarios / Seguridad

El exceso de vanadio es tóxico, y en algunas pruebas los participantes reportaron diarrea, calambres abdominales, flatulencias y nauseas cuando tomaban 50 mg o más al día. Sin embargo, en algunos estudios se utilizaron dosis miles de veces más altas que la cantidad ingerida en una dieta normal. Los efectos a largo plazo de dosis tan altas todavía no se saben, y por ello debe evitarse su consumo en exceso.

Zinc

Qué es

Es un oligoelemento esencial para la correcta función de más de cien enzimas diferentes. Te ayuda a regular la activación de genes y la síntesis de ciertas proteínas, en específico como respuesta a reacciones hormonales. Es vital para el crecimiento, la función sexual, curar heridas y la función inmunológica. .

Si tienes diabetes, afectará la manera en que trabaja el zinc en tu cuerpo. Los niveles altos de glucosa aumentarán la pérdida de zinc en la orina, y esto puede llevar a su deficiencia. Debido a que el zinc tiene una acción antioxidante, su carencia puede contribuir al daño oxidativo que ocurre en la diabetes. También es importante para la síntesis, almacenamiento y secreción de insulina, y su falta puede afectar la capacidad de las células beta para producir y secretar insulina. Esto es evidente sobre todo en la diabetes tipo 2,[287] en la cual se ha demostrado que el daño de las células beta contribuye a la interrupción de la metabolización del zinc.[288]

Cómo puede ayudarte

Mejora el control de la glucosa. Personas con diabetes tipos 1 y 2 tienden a niveles bajos de zinc,[289, 290] ya que la micción excesiva que ocurre con la diabetes implica que se puede perder mucho zinc de esta manera. Se ha demostrado que mejora la producción de insulina en las células beta dentro de cultivos de las mismas, y aumenta la fijación de la insulina en hígado y células grasas.

En una encuesta a 3 575 personas en la India,[291] se encontró que entre personas que viven en ciudad, el predominio de diabetes, intolerancia a la glucosa y enfermedad coronaria eran más altas entre quienes consumían menos zinc. La presión alta en la sangre, niveles de triglicéridos y colesterol HDL bajo, también se asocian con una ingesta más baja de zinc. En otro estudio, se observó que tomar suplementos de zinc ayuda a bajar niveles de glucosa en personas con diabetes tipo 1.[292]

Sin embargo, no toda la investigación concuerda con este descubrimiento. En un estudio de 30 personas con diabetes tipo 2 se halló que más de 30 por ciento podían tener deficiencia de zinc, pero tomar suplementos no mejoraba considerablemente el HbA1c o el control de glucosa, aunque mejoraba su estado de antioxidación.[293]

De hecho, la relación entre diabetes, insulina y zinc no está clara todavía, y no hay una relación obvia entre causa y efecto.[294] Pero como el zinc tiene un papel importante en la síntesis, almacenamiento y secreción de insulina, se cree que su pérdida en la orina empeora el control de la glucosa, en especial en personas con diabetes tipo 2. La ausencia de su acción antioxidante probablemente también sea importante en este contexto.

Cura úlceras de pie. Algunas investigaciones sugieren que las úlceras en piernas se asocian con niveles bajos de zinc. Así que tomarlo, además de vitaminas C y E, puede disminuir la inflamación y promover la curación.

Dónde encontrarlo

Carne roja, mariscos (en especial ostiones), menudencias, levadura de cerveza, granos enteros, legumbres, huevos y queso son ricos en zinc.

Cuánto necesitas

La dosis diaria recomendada de zinc es de 15 mg al día. Las deficiencias se dan porque mucha gente sólo obtiene la mitad de la dosis recomendada de su dieta y, conforme aumenta la edad, es más probable que presente carencias. Los hombres tienen más riesgo. Cada vez que un hombre eyacula, pierde alrededor de 5 mg de zinc, una tercera parte de lo que necesita cada día.

¿Cómo saber si eres deficiente? Uno de los síntomas más tempranos de la deficiencia de zinc es la pérdida del sentido del gusto. También puedes tener manchas blancas en las uñas (aunque esto causa controversia), piel grasosa, pérdida de apetito e infecciones frecuentes.

Efectos secundarios / seguridad

Las dosis altas de zinc, 1 a 2 g al día, pueden causar dolor abdominal, náuseas, vómito, aletargamiento, anemia y mareo. Se ha sugerido un límite seguro de no más de 25 mg al día a largo plazo. El zinc afecta la ingesta de hierro y cobre cuando se toma en dosis superiores a 50 mg al día.

Capítulo once

Medicinas herbales

Espero que te anime el gran número de suplementos nutritivos que pueden facilitar la tarea de balancear tus niveles de azúcar e insulina. Pero esos no son todos, ni por asomo. Aún no hemos mencionado una de las fuentes más ricas de tratamientos naturales para la diabetes y sus complicaciones: las medicinas herbales. Por fortuna, hay gran variedad de hierbas, aclamadas por tradiciones curativas alrededor del mundo, que tienen un valor especial por tratar una serie de condiciones y procesos del cuerpo relacionados con la diabetes.

La medicina herbal es un tema emocionante para personas con diabetes, ya que muchos remedios mejoran el control de la glucosa y reducen el riesgo de complicaciones. De hecho, muchas medicinas herbales son tan efectivas como los medicamentos alópatas. Por lo tanto, es mejor consultar un médico herbalista para escoger las más benéficas para ti, ya que todos somos diferentes y con diversas necesidades. Algunas hierbas sólo las puedes conseguir con un médico herbalista, ya que su uso no es muy común. También es importante que te asegures de que revisen regularmente tus niveles de glucosa y se cambie tu dosis de medicinas cuando sea necesario.

Aquí cubrimos un gran número de remedios herbales, desde nopal y aloe vera, hasta ginseng y ginkgo biloba. Sin embargo, hay muchos que se han estudiado poco o nada, así que su eficacia se puede comprobar más por anécdotas que por pruebas de laboratorio. Entre ellos están: diente de león, aguaturma, jambul, calalú, jugo de guayaba, jengibre, regaliz, enebrina, charnizo, hoja de *neem*, medicinas herbales tradicionales chinas como *jiang tang san*, reishi, maitake, hoja de higo, de sena y hasta té de vaina de ejote. Mencionamos esto aquí sólo porque podrías encontrarlas en revistas o artículos en sitios web. El hecho de que haya tantas nos debe dar esperanzas, ya que es probable que se les hagan más pruebas en el futuro y se agreguen a la ya impresionante lista de remedios seguros y efectivos para enfrentar los retos de la diabetes. En este capítulo veremos en detalle sólo aquellas medicinas herbales con creciente evidencia de ser benéficas para personas con diabetes.

A continuación encontrarás una lista de enfermedades comunes relacionadas con la diabetes, junto con los remedios herbales prescritos para aliviarlas:

- *Para el control de la glucosa:* aloe vera, melón amargo, fenugreco, ajo, ginseng, gymnema, albahaca morada, nopal.
- *Para las úlceras diabéticas en la piel:* aloe vera.
- *Para la salud de los ojos:* arándano, ginkgo biloba.
- *Para aumentar inmunidad a las infecciones:* echinacea, gymnema.
- *Para reducir los niveles de colesterol:* fenugreco, ajo, nopal.
- *Para bajar la presión sanguínea:* ajo.
- *Para mejorar la circulación:* ginkgo biloba, ajo.
- *Para combatir la disfunción eréctil:* ginkgo biloba, ginseng.
- *Para reducir la coagulación anómala de la sangre:* ajo, ginkgo biloba.

Algunos otros extractos herbales usados comúnmente por su acción antioxidante, como el Pycnogenol® se estudian en el capítulo ocho.

Datos verídicos sobre medicinas herbales

Poder de sinergia

En la medicina herbal se usan diferentes partes de plantas distintas —raíces, tallos, flores, hojas, corteza, zapa, frutos o semillas— dependiendo de la mayor concentración del ingrediente activo. Los remedios herbales pueden tener efectos poderosos y, como sabrás, muchas medicinas alópatas (de hecho entre 30 y 40 por ciento) son químicos derivados de plantas. Pero la mayoría de los suplementos herbales contienen una gran cantidad de sustancias de la planta original.

Éstas han evolucionado a través de milenios para lograr un balance sinérgico, el cual puede tener un efecto más suave que los extractos farmacéuticos, que típicamente contienen sólo uno o dos ingredientes. Por lo tanto, el riesgo de efectos secundarios con medicinas herbales es relativamente bajo (ver página 207 para las combinaciones potencialmente riesgosas de preparaciones herbales y medicinas).

Cómo se preparan

Los extractos herbales se preparan de manera que concentren sus componentes activos. Las tinturas se hacen remojando las hierbas en una base de alcohol y se deben describir, por ejemplo, como extracto 1:10, lo cual quiere decir que 10 por ciento de la tintura se hace con base en plantas, mientras 90 por ciento es solvente.

Los extractos sólidos se preparan removiendo el solvente (como el alcohol), secando el residuo y haciéndolo polvo para preparar pastillas o cápsulas. Se describen de acuerdo con su concentración y así, por ejemplo, un extracto 10:1 significa que se usaron 10 partes de hierba cruda para hacer una del extracto. Entre más concentrado sea el extracto, más fuerte será en teoría, aunque se hayan perdido componentes más volátiles, así que la concentración no refleja su actividad con precisión. Debido a esto, es mejor seleccionar una preparación estandarizada.

Advertencia

Muchas hierbas bajan los niveles de glucosa en la sangre. Si eliges tomar una, es vital que lo consultes primero con tu doctor. Deberás reducir las dosis de algunas medicinas con anticipación, y esto sólo se puede hacer bajo supervisión médica. Es importante que sigas revisando tus niveles de glucosa de manera regular si empiezas a tomar un suplemento, y estés seguro de ajustar la dosis de tus medicamentos como es apropiado, según las instrucciones de tu doctor. Si el control de glucosa de tu sangre cambia, avísale.

Extractos estandarizados

La cantidad de ingrediente activo que contiene cada planta varía, dependiendo de un gran número de factores como los antecedentes genéticos, la tierra en que creció, el periodo del año y los métodos de cultivo. Ya que los ingredientes de los diferentes manojos de hierba cruda pueden modificarse significativamente, la estandarización ayuda a asegurar una calidad consistente. Esto significa que cada manojo que compres te proporciona cantidades compatibles de uno o más elementos activos y proporciona los mismos beneficios. Aunque las pruebas para determinar esto sólo se pueden hacer con uno o dos ingredientes, ello no reduce de ninguna manera la sinergia, sin duda importante entre los otros componentes, cuyas concentraciones no se han determinado exactamente.

Una parte del extracto estandarizado se debe preparar de 50 partes de hojas secas o más, lo cual es otra razón por la que los estandarizados son tan efectivos; los productos baratos no estandarizados pueden contener pocos componentes activos (si es que poseen alguno).

También es más probable que los remedios estandarizados se apoyen en pruebas confiables.

Ahora veamos las hierbas que pueden unirse a tu lista de métodos naturales para mantenerte saludable.

Aloe Vera

Qué es

Es una suculenta con hojas carnosas en forma de lanza. Hay más de 200 especies diferentes, pero sólo cuatro se utilizan con fines medicinales, y la más útil es el *Aloe vera barbadensis*.

Su jugo se puede hacer del extracto líquido fresco (gel) o del aloe en polvo. El gel fresco se debe estabilizar mediante horas de cosecha para prevenir la oxidación y la inactivación. Cuando elijas un producto, busca uno hecho 100 por ciento de aloe vera. Su concentración necesita ser por lo menos de 40 por ciento del volumen, para que sea efectiva y lo ideal es que alcance 95 a 100 por ciento.

Por tradición, el aloe se ha tomado para mejorar diversos problemas intestinales, pero ahora también es prometedor para controlar los niveles de glucosa. Externamente, el gel de aloe es excelente para tratar enfermedades de la piel, lo cual es de gran ayuda para personas con úlceras diabéticas.

Cómo puede ayudarte

Mejora el control de glucosa. En un pequeño estudio de cinco personas con diabetes tipo 2, se encontró que la mitad de una cucharadita de gel de aloe vera al día, durante 4 a 14 semanas, reduce el aceleramiento de los niveles de glucosa alrededor de 45 por ciento, cantidad muy considerable. Los investigadores concluyeron de éste y otros descubrimientos que contiene un agente que reduce la glucosa en la sangre, pero su identidad y manera de actuar aún no se conocen.[295]

Otras pruebas que incluyeron a personas con diabetes tipo 2 y tomaban jugo de aloe vera, también mostraron una reducción considerable en la glucosa, así como en los niveles de triglicéridos, pero esta vez al cabo de dos semanas. Este descubrimiento se apoyó en un análisis reciente de 10 pruebas clínicas controladas, el cual indicó que tomar aloe vera de manera oral puede ayudar a bajar los niveles de glucosa en la sangre en personas con diabetes, y tiene efectos benéficos en los niveles de grasa en la sangre.[296]

Cura úlceras diabéticas. Para una prueba se obtuvieron células de piel —las cuales juegan un papel importante en la curación de heridas— de personas con diabetes tipo 2 y saludables, y se cultivaron con o sin extractos de aloe vera. En las células de las personas con diabetes se encontró que los extractos de aloe vera aumentan la comunicación entre ellas, así como su crecimiento, lo cual sugiere que puede ser una ayuda valiosa para la curación de heridas en diabéticos.[297]

Toma en cuenta, sin embargo, que el gel de aloe vera no se debe aplicar en heridas profundas o infectadas, ya que algunas pruebas sugieren que puede alargar el tiempo de curación. Nunca apliques aloe vera en úlceras, cortadas y heridas sin el permiso de un especialista o enfermero.

Cuánto necesitas

Si quieres tomar aloe vera vía oral, empieza con una dosis pequeña de gel (una cucharadita) y aumenta a una o dos cucharadas al día hasta que encuentres la dosis que más te convenga. El jugo de aloe vera se puede tomar de manera más libre, de 50 a 100 ml tres veces al día.

Efectos secundarios / seguridad

Como con la mayoría de las hierbas, evita tomar aloe vera si estás embarazada o en periodo de lactancia, ya que puede contener químicos conocidos como anthraquinones, que estimulan las contracciones uterinas; también entra en la leche materna y puede desatar calambres abdominales y diarrea en los niños. Algunas mujeres que toman aloe vera se dan cuenta de que aumenta su flujo menstrual. Algunos productos de aloe vera contienen "látex" amargo, extraído del interior de las hojas amarillas de la planta. Esto tiene un efecto catártico poderoso y tomar mucho puede producir una respuesta laxante rápida, debido a la presencia de los anthraquinones. Éstos estimulan la contracción de las suaves fibras musculares que recubren al intestino y suelen trabajar entre 8 y 12 horas. Por supuesto, puedes querer un efecto laxante, pero es importante que no sea excesivo.

Muchos productos afirman estar libres de anthraquinones, pero se descubrió en algunas pruebas independientes en laboratorios, hechas a las marcas más importantes de Estados Unidos, que tienen altos niveles de uno de ellos: el aloin. Busca el sello de certificación del Consejo Científico Internacional del Aloe (IASC, por sus siglas en inglés), el cual muestra que el producto se produjo de acuerdo con las instrucciones recomendadas.

Quizá desarrolles una reacción alérgica al aloe, que se manifiesta como una ligera erupción que pica cuando lo aplicas en la piel. Deja de usarlo si esto sucede.

Arándano (*Vaccinium myrtillus*)

Qué es

Es un pequeño arbusto de hoja caduca emparentado con la mora azul, la grosella negra y las uvas. Los arándanos son una rica fuente de antocianidina (también conocida como antocianosida) y glicósidos flavonoides, químicos con importantes efectos antioxidantes y antinflamatorios.

Mientras la mora azul americana tiene una pulpa color crema o blanca, la del arándano es morada como su piel. Hoy se sabe que el color brillante en frutas y verduras suele significar presencia de nutrientes valiosos y otras sustancias benéficas, así que esta riqueza de color en el arándano significa que su contenido de pigmentos antioxidantes es considerablemente mayor.

Cómo puede ayudarte

El arándano contiene un antocianosida único llamado *myrtillin*, el cual ayuda a reducir los niveles altos de glucosa en la sangre.

Los extractos de arándano se usan para fortalecer vasos sanguíneos y tejido conectivo que contiene colágeno: los sostiene y mejora la circulación. Los extractos son reconocidos como tratamiento para dolencias de los ojos, incluyendo degeneración macular, cataratas y retinopatía diabética (todo esto se comenta en el capítulo dos). Sus beneficios, como el tratamiento para problemas de visión, surgen de los pigmentos antioxidantes rojo azulados que contiene; éstos protegen las membranas sensibles a la luz y otras células de los ojos, reducen el endurecimiento y obstrucción de los vasos sanguíneos, estabilizan la producción de lágrimas, aumentan el flujo de sangre a la retina y regeneran el pigmento sensible a la luz llamado rhodopsina en la retina.

El efecto del extracto de arándano en sangre y tejido conectivo también ayuda a la visión. Parece que protege venas y arterias al establecer las estructuras adiposas que constituyen sus paredes internas, y aumenta la producción de componentes vasculares estructurales.[298]

Actividad antioxidante. Existe investigación de laboratorio que demuestra que los extractos de arándano tienen una poderosa acción antioxidante que ayuda a proteger las partículas del colesterol LDL de la oxidación, beneficio importante para personas con diabetes, quienes necesitan más antioxidantes para mantenerse saludables. Su acción antioxidante puede sobrepasar la de la vitamina C.[299]

Mejora la salud en los ojos. En un estudio, 40 pacientes (todos excepto tres con retinopatía diabética) tomaron 160 mg de extracto de arándano o un placebo dos veces al día durante un mes.[300] Quienes tomaban el placebo empezaron después a ingerir extracto de arándano por un mes. Mientras tomaron el extracto, 79 por ciento con anormalidades evidentes en la retina mejoraron, comparados con los que tomaron el placebo. Se encontraron resultados similares en una prueba de 31 personas, de las cuales 20 tenían retinopatía diabética.[301]

El efecto antioxidante de los arándanos te puede ayudar a prevenir el desarrollo y progreso de las cataratas, en especial cuando los combinas con vitamina E. En un estudio[302] de 50 pacientes con cataratas relacionadas con la edad, el extracto de arándano junto con la vitamina E, detuvieron su progreso en 97 por ciento de los casos. Algunos investigadores también sugieren que extractos de arándano reducen la miopía, tal vez al mejorar la reactividad y la capacidad de enfoque en el lente del ojo.

Cuánto necesitas

Puedes tomar de 20 a 60 g de la fruta seca y madura a diario o de 80 a 160 mg del extracto seco (es mejor 25 por ciento de antocianosidas) tres veces al día. Se puede aconsejar a personas con diabetes tomar más, así como otras preparaciones herbales, sólo bajo supervisión médica.

Efectos secundarios / seguridad

No se ha reportado toxicidad en dosis altas, ya que es soluble en agua y cualquier exceso se excreta a través de la orina y la bilis.

Melón amargo (*Momordica charantia*)

Qué es

También conocido como pera bálsamo, y en Asia como *karela*, es la fruta no madura de una vid asiática. Se usa como alimento (al vapor o sofrito) y de manera terapéutica en el antiguo sistema hindú de medicina ayurveda, así como en China, para mejorar la tolerancia a la glucosa.

Cómo puede ayudarte

Mejorar el control de glucosa. El componente activo principal del melón amargo, la charantina, contiene una mezcla de esteroides que pueden reducir los niveles de glucosa. La mayoría de sus capacidades parecen reducirse a una cadena de aminoácidos, conocida como polipéptido-p, el cual se encuentra en la fruta, semillas y otros tejidos del melón.[303] Se cree que esto disminuye la absorción de glucosa y reduce su producción en el hígado en vez de afectar los niveles de insulina,[304] a la planta misma se le llama "planta insulina".

Hasta ahora se ha estudiado poco y no han sido estudios aleatorios ni dobleciego. En una pequeña prueba[305] que incluyó a nueve personas con diabetes tipo 2, se descubrió que tomar 50 ml de melón amargo al principio de una prueba oral de tolerancia a la glucosa, reduce significativamente sus concentraciones en la sangre. Cuando se añadía el melón en sí a una dieta base diaria de 8 a 11 semanas, también mejoraba la tolerancia a la glucosa y los niveles de HbA1c glicosilado. No había aumento en los niveles de insulina.

En otra prueba,[306] una sola dosis de jugo de melón amargo mostró un efecto inmediato en la tolerancia a la glucosa en algunas personas con diabetes tipo 2. Un impresionante 73 por ciento de los participantes desarrollaron un aumento considerable de tolerancia a la glucosa.

En un estudio se encontró que el jugo parece ser más activo que la fruta.[307]

En una prueba reciente que incluyó a 100 personas con diabetes tipo 2, una mezcla de agua y pulpa de melón amargo produjo considerables cambios en los niveles de glucosa y en éstos dos horas después de una "comida" de 75 g de glucosa, en 86 por ciento de los participantes.[308]

Cuánto necesitas

Para ayudar a balancear los niveles de glucosa en la sangre, toma de 50 a 100 ml de jugo al día, pero sólo bajo supervisión médica.

Efectos secundarios / seguridad

El melón amargo, en cualquiera de sus presentaciones, sólo se debe usar bajo supervisión y monitoreo médicos muy cuidadosos. De acuerdo con una revisión de seguridad reciente: "Se necesitan pruebas adecuadas, potentes, aleatorias, y con control de placebos para evaluar su seguridad y eficacia antes de recomendar el melón amargo de manera rutinaria."[309]

Dosis más altas a la recomendada pueden causar dolor abdominal y diarrea, y afectar los niveles enzimáticos en el hígado. Sin embargo, el verdadero riesgo de tomar este remedio recae en su potencial para causar hipoglucemia. Por esta razón, niños y personas con hipoglucemia frecuente no deben comerlo. Se han reportado efectos secundarios que incluyen coma hipoglucémico y convulsiones en niños. También puede interactuar con otros agentes que reducen la glucosa.

Coccinia indica

Qué es

Es una enredadera silvestre que crece en la India.

Cómo puede ayudarte

Los doctores que practican la medicina ayurveda la han usado contra la diabetes durante siglos. En 1979, se llevó a cabo una pequeña prueba controlada con 32 personas con diabetes tipo 2. Diez de cada 16 que tomaban *Coccinia* mostraron una notable mejora en la tolerancia a la glucosa, comparada con quienes tomaban un placebo.[310]

En un estudio más reciente, [311] se le dio extracto de *Coccinia* seca a 30 personas con diabetes tipo 2 durante seis semanas, en dosis de 500 mg/kg de peso corporal. Los resultados llevaron a los investigadores a sugerir que la *Coccinia* tiene una acción parecida a la de la insulina en las enzimas involucradas en la metabolización de la glucosa.

Cuánto necesitas

No hay dosis recomendada.

Efectos secundarios / seguridad

Se ignoran, pero debe usarse bajo supervisión médica.

Echinacea purpurea

Qué es

Es una atractiva flor, también conocida como la flor púrpura en forma de cono: remedio tradicional de los nativos americanos.

Cómo puede ayudarte

Se sabe que las personas con diabetes pueden tener un sistema inmunológico suprimido y ser más susceptibles a una infección por bacterias, fungi y virus. Fortalecer las defensas interiores del cuerpo debe ser una prioridad y tomar echinacea es una excelente manera de hacerlo. Las encuestas sugieren que es uno de los remedios herbales más populares que toman personas con diabetes, ya que ayuda a reducir el riesgo de infección.

La *echinacea* contiene numerosos polisacáridos únicos, o grandes moléculas de carbohidratos, conocidas como echinacinas que parecen estimular la inmunidad al aumentar el número y la actividad de los glóbulos blancos.

Estimula en especial la fagocitosis —proceso en el cual los glóbulos blancos se tragan la bacteria y los virus antes de destruirlos— y eleva la producción de una sustancia natural antiviral llamada interferon. Por encima de todo esto, contiene flavonoides de acción antioxidante.

La *echinacea* eleva la inmunidad, y hoy en día se usa principalmente para ayudar a prevenir y tratar infecciones recurrentes del sistema respiratorio superior, como resfriado común, gripa, laringitis, amigdalitis, infecciones del oído medio o sinusitis, infecciones virales —fuegos labiales— y dolores en la piel. Se puede usar en tintura como enjuague bucal para tratar o prevenir aftas.

Combate las infecciones. La *echinacea* ha demostrado casi duplicar el tiempo entre infección e infección en personas comparadas con quienes no la toman, y cuando las infecciones ocurren, tienden a ser menos severas. La mayoría de los estudios demuestran que reduce la susceptibilidad a los resfriados de un cuarto a un tercio.

En una prueba que incluyó a 282 personas saludables con edades entre 18 y 65 años, se estudiaron los efectos de empezar a tomarla en contraste con un placebo, al primer síntoma de un resfriado: 10 dosis el primer día, después cuatro durante una semana. Un total de 128 participantes contrajeron un resfriado común —59 tomaron echinacea y 69 un placebo—. Se encontró que el puntaje de síntomas diarios fue de 23.1 por ciento más bajo en el grupo que ingería *echinacea* que en el grupo que tomaba placebos.[312]

En otro estudio, a 259 personas que asistían a uno de 15 doctores por un agudo resfriado común, se les dio *echinacea* o un placebo 3 veces al día de 7 a 9 días. Se encontró que la echinacea es casi 21 por ciento más efectiva en aliviar los síntomas que el placebo, produciendo un mejoramiento de los síntomas en el bienestar de

34 por ciento. Los beneficios ya eran evidentes al segundo día y fueron mayores en el cuarto día del tratamiento.[313]

Previene la cándida. Se descubrió en un estudio que para las mujeres con candidiasis vaginal, combinar echinacea oral con un antimicótico (crema de nitrato de econazole), reduce el índice de recurrencia, comparado con el de aquellas que usan sólo crema antimicótica. Como las infecciones micóticas en la piel son comunes en personas con diabetes, vale la pena estar consciente de esto.

Cuánto necesitas

Elige productos estandarizados que contengan al menos 3.5 por ciento de echinacoside. Una buena pauta es tomar 300 mg 3 veces al día para resfriados y gripa, o 200 mg 3 ó 4 veces al día para disminuir las infecciones; pero la opinión acerca de cómo tomarla varía.

Como parece funcionar por medio de la fagocitosis —estimulando la actividad de los glóbulos blancos que absorben los virus y las bacterias antes de destruirlos— y como su actividad permanece por encima de lo normal durante varios días después de una dosis, tomarlo entre semana y no los fines de semana, por ejemplo, o dos de cada cuatro semanas, no debe reducir su efectividad. Los fabricantes de una de las tinturas de *echinacea* más importantes, no ponen ninguna restricción en su uso a largo plazo, y dicen que se puede tomar en dosis bajas durante mucho tiempo para reducir las infecciones, o en dosis mayores cuando sientas que se presentará una infección. Sin duda, no hay evidencia de daño por tomarla a largo plazo. Otros fabricantes prefieren que su producto se utilice de manera intermitente, digamos que no más de dos semanas sin descanso.

Siempre sigue las instrucciones de los fabricantes acerca de cómo usar sus productos, ya que pueden indicar diferentes balances en sus ingredientes y quizá se deban usar de distintas maneras.

La *echinacea* también se puede aplicar en la piel como una solución diluida para tratar problemas de infección e inflamación.

Efectos secundarios / seguridad

No se han reportado efectos secundarios serios por el uso de la *echinacea*. Algunas personas desarrollan una erupción cuando utilizan la hierba.

Algunos elíxires de *echinacea* contienen azúcar, así que revisa las etiquetas para saber qué tanta incluye, o en su lugar elige pastillas.

Fenugreco (*Trigonella foenum-graecum*)

Qué es

Es una fuerte hierba aromática, común en el norte de África, el Mediterráneo e India, tiene una acción antidiabética y la capacidad para bajar los niveles de colesterol. Sus semillas también tienen un vasto número de usos tradicionales en la medicina ayurveda y en China.

Cómo puede ayudarte

Mejora el control de la glucosa. En un estudio se añadió polvo de semilla de fenugreco (100 g de extractos de semillas sin grasa —el proceso para quitarle la grasa le quita el sabor amargo— divididos en dos dosis y cocinados como pan ácimo indio) a la dieta controlada para personas con diabetes tipo 1, durante 10 días. Agregar fenugreco redujo considerablemente los niveles de glucosa rápida en la sangre y mejoró la tolerancia a ella comparándolo con la misma dieta, excepto que sin polvo de semilla de fenugreco. El grupo que tomó fenugreco también mostró una reducción de 54 por ciento en la excreción de glucosa a través de la orina.[314] No está claro si esta mejoría proviene de la reducción de la absorción o del mejoramiento de la metabolización de la glucosa.

Tomar 15 g de semillas de fenugreco en polvo remojadas en agua, redujo considerablemente los niveles de glucosa en la sangre después de una comida, en personas con diabetes tipo 2. Los niveles de insulina también tienden a ser más bajos.[315]

En otro estudio, se administró al azar a 25 personas (se les acababa de diagnosticar diabetes tipo 2), 1 g diario de extracto de semilla de fenugreco o un placebo durante dos meses. Al final del estudio, hubo un mejoramiento considerable en el control de la glucosa y en la reducción de resistencia a la insulina en personas que tomaron fenugreco. Los niveles de triglicéridos disminuyeron y el colesterol HDL también aumentó considerablemente.[316]

En un estudio,[317] se examinó a 10 personas con diabetes tipo 2 durante 30 días. En un periodo de 15 días, se añadieron 25 g de polvo de semilla de fenugreco a su dieta, excepto en la de una de ellas. Un examen de tolerancia de glucosa al final de cada periodo, demostró que el polvo de fenugreco mejora notablemente el control de glucosa; es probable que el alto contenido de fibra soluble del polvo pueda reducir la absorción de la glucosa. También se encontró un aumento en los receptores de insulina en glóbulos rojos. No se notó ningún efecto secundario.

Reduce los niveles de colesterol. Se añadió polvo de semilla de fenugreco a la dieta controlada de personas con diabetes tipo 1, durante 10 días. Disminuyeron considerablemente el colesterol total, los niveles del LDL y de triglicéridos, mientras el colesterol HDL quedó invariable.[318]

Cuánto necesitas

En las pruebas se han usado de 15 a 100 g de extracto de semilla sin grasa, o de 15 a 25 g de polvo de extracto de semilla entera al día.

Efectos secundarios / seguridad

Se han reportado ligeras flatulencias y diarrea como un efecto secundario en 10 o 20 por ciento de las personas que utilizan los extractos sin grasa, pero parece que el polvo de semillas enteras no causa ningún efecto. No tomes fenugreco durante el embarazo. Hay una posible interacción con la aspirina, la warfarina y otros medicamentos que aligeran la sangre. Se han reportado reacciones alérgicas.

Ajo (*Allium sativum*)

Qué es

Es el bulbo de una planta, popular en el mundo culinario, pero que tiene beneficios reconocidos para la circulación, así como propiedades antioxidantes y antibacteriales.

Cómo puede ayudarte

La sustancia benéfica más importante en el ajo es la alicina (dialil tiosulfato), la cual le da a sus dientes machacados su olor característico. Los compuestos de sulfuro que se forman por la degradación de la alicina también son benéficos, y se incorporan a una larga cadena de moléculas de ácido graso para actuar como antioxidantes.

La alicina impide que las células retomen el colesterol, reducen la producción de colesterol en el hígado y aceleran la excreción de los ácidos grasos, los cuales a su vez ahuyentan la ateroesclerosis. Los compuestos de sulfuro que se forman por la degradación de la alicina actúan como antioxidantes, al proteger de la oxidación al colesterol LDL en la sangre e impedir que las células "carroñeras" lo tomen para proteger contra la ateroesclerosis.

Mejora el control de la glucosa. El ajo tiene un ligero efecto que reduce la glucosa en la sangre y se descubrió en algunas pruebas recientes que mejora la tolerancia a la misma de 7 a 18 por ciento.[319] En un análisis reciente de pruebas aleatorias controladas que duraron por lo menos cuatro semanas no se encontraron efectos obvios de la tolerancia a la glucosa de ninguna manera, aunque muchas pruebas incluían a personas sin diabetes. [320]

Previene enfermedades coronarias del corazón. Se demostró en pruebas clínicas donde se utilizaron extractos de ajo estandarizados, que tomarlo regularmente puede reducir la presión sanguínea, bajar los niveles de colesterol LDL y los triglicéridos, adelgazar la sangre y mejorar la circulación. Por ejemplo, los extractos pueden reducir la presión sanguínea lo suficiente para reducir el riesgo de un derrame cerebral en más de 40 por ciento,[321] los niveles de colesterol LDL dañino en más de 12 por ciento y los triglicéridos de 8 a 27 por ciento.[322,323]

En un estudio importante que se centraba en 152 pacientes, por más de 4 años se encontró que las pastillas de ajo pueden reducir y hasta revertir la ateroesclerosis. En personas que no tomaron el ajo, las placas que "cubren" las arterias de manera típica en la ateroesclerosis crecieron 15.6 por ciento al pasar esos 4 años, mientras el volumen de placas se redujo 2.6 por ciento en personas que tomaron ajo, añadiendo una diferencia de 18.2 por ciento.[324] En otro interesante estudio se descubrió que las pastillas de polvo de ajo pueden incrementar la flexibilidad de la aorta, lo cual permite al corazón tener más tiempo para bombear la sangre en el cuerpo.[325] Se halló que los componentes derivados del ajo que contienen sulfuro tienen una poderosa acción que puede reducir la oxidación y glucosilación de grasa y proteínas. Esto puede resultar en un efecto benéfico y protector en las personas con diabetes y/o daño cardiovascular.[326]

Cuánto necesitas

Elige un producto que supla una cantidad estandarizada de alicina (de 1 000 a 1 500 mcg al día).

Efectos secundarios / seguridad

Para algunas personas el olor del ajo en el aliento y el sudor es desagradable. Si es tu caso, elige productos cubiertos por completo.

Ginkgo biloba

Qué es

A veces llamado árbol del cabello de Venus, el ginkgo biloba es una especie de árbol muy antiguo, que ha sobrevivido prácticamente sin cambios durante los últimos 200 millones de años. Sus hojas en forma de abanico contienen una variedad de sustancias únicas conocidas como ginkgolidos y bilobalidos.

Cómo puede ayudarte

Los extractos de ginkgo relajan los vasos sanguíneos y adelgazan la sangre, lo cual mejora la circulación en manos, pies y cabeza. Al incrementar el flujo de sangre al cerebro, mejora la memoria y la concentración, y combate mareo, zumbidos en los oídos, migraña, demencia y algunos tipos de depresión. En el resto del cuerpo, ese incremento de flujo sanguíneo ayuda a combatir el sabañón, la enfermedad de Raynaud (en la cual se puede interrumpir el flujo de sangre a los dedos de los pies, poniéndolos muy fríos) y la impotencia que, como hemos visto (*ver página 78*), puede ser un problema considerable en hombres con diabetes.

Mejorar el control de la glucosa. En personas con diabetes tipo 2 —que producen por mucho menos insulina de la que es normal para las células beta— y en quienes necesitan tomar medicinas hipoglucémicas orales, se descubrió que el ginkgo biloba puede incrementar considerablemente la secreción de la insulina. No se sabe si esto pasa porque "resucita" a las células beta exhaustas o porque estimula a las que permanecen activas. Sin embargo, este efecto no es suficiente para reducir los niveles de glucosa en la sangre en el examen oral de tolerancia, posiblemente porque el ginkgo aumenta la interrupción de las medicinas de insulina e hipoglucémicas en el hígado. Así que si tomas medicinas hipoglucémicas y ginkgo, deberás monitorear muy de cerca los niveles de glucosa en la sangre. En este estudio[327] también se encontró que el ginkgo redujo los niveles de insulina que circula en personas que tenían resistencia a ella y tomaban medicinas hipoglucémicas orales.

Reduce la coagulación anómala de la sangre. El incremento de la coagulación debido al aglutinamiento de fragmentos de células o plateletas en el torrente sanguíneo, aumenta el riesgo de daño cardiovascular en personas con diabetes. Por lo tanto, sustancias que adelgazan la sangre son muy importantes para los diabéticos. En un estudio, se investigó en voluntarios saludables y en personas con diabetes tipo 2, el ginkgo biloba como agente potencial que adelgaza la sangre. El aglutinamiento de plateletas se calculó antes y después de tomar 120 mg de extracto de ginkgo biloba estandarizado durante tres meses. Se encontró que en las personas con diabetes tipo 2, el extracto no afectó los niveles de insulina, pero mostró un efecto benéfico en el aglutinamiento de plateletas.[328]

En un estudio anterior[329] que incluyó a 20 personas con factores elevados de coagulación y pegajosidad en la sangre, debidos a enfermedades diferentes, incluyendo la diabetes, también mostró un adelgazamiento considerable de la sangre.

Mejora la salud de los ojos. La poderosa acción antioxidante del extracto de ginkgo biloba y su efecto benéfico en el flujo de sangre periférica lo hacen un candidato probable para prevenir o mejorar gran número de enfermedades de los ojos a las que los diabéticos son particularmente vulnerables, incluyendo glaucoma, cataratas, retinopatía y degeneración macular (*ver capítulo dos*). Los últimos estudios de laboratorio han demostrado que el ginkgo tiene un poderoso efecto antioxidante en el ojo que, se espera, pueda ayudar a prevenir la retinopatía diabética.[330]

También se ha demostrado que el ginkgo mejora la discapacidad visual en personas con diabetes. Durante una prueba de seis meses[331] que incluyó a 29 personas con retinopatía diabética temprana, los investigadores descubrieron mejoras considerables en la diferenciación de los colores azul y amarillo en quienes tomaban extracto de ginkgo. Este aspecto de la visión empeoró en las personas que tomaban un placebo.

La degeneración macular, en la cual la parte del ojo responsable de la visión buena se deteriora, es una causa frecuente de ceguera. En una prueba doble ciego[332] con 10 personas, en la que se compararon el extracto de ginkgo y los placebos, se encontró un mejoramiento estadísticamente considerable en la agudeza de la visión a larga distancia en las personas que tomaron los extractos. En una prueba más prolongada[333] de 99 personas con degeneración macular, se calculó la agudeza visual después de seis meses de tratamiento con 240 mg o 60 mg al día de extracto de ginkgo biloba. Los investigadores precibieron una notable mejora en la visión en ambos grupos después de tan sólo cuatro semanas, pero más pronunciada en aquellos que tomaron la dosis más alta. No ocurrió ningún efecto secundario serio.

La ateroesclerosis en la arteria carótida, la cual llega a la cabeza, puede restringir el flujo de sangre a la parte trasera del ojo, enfermedad conocida como insuficiencia retinal cerebral crónica. En un estudio que incluía a 24 personas, los efectos del ginkgo biloba se calcularon en dos dosis. En las personas que tomaron 160 mg al día se observó un aumento considerable en la sensibilidad retinal en cuatro semanas. No ocurrió este cambio benéfico en las personas que sólo tomaron 80 mg al día, pero sí cuando se les aumentó la dosis a 160 mg diarios. Doctores y pacientes notaron una mejora considerable después del tratamiento. Los resultados sugieren que el daño al campo visual en esta enfermedad es reversible.[334]

Ayuda en la enfermedad vascular periférica. Los extractos de ginkgo biloba pueden ser útiles para tratar la claudicación periférica (dolor en la pantorrilla al caminar), debida a un bajo flujo sanguíneo en las piernas. En una fuente de análisis de ocho pruebas clínicas aleatorias y controladas, que se publicó en el año 2000, se encontró que el ginkgo biloba incrementa las distancias de la caminata sin dolor en 34 metros, incluso en personas que usan escaladoras en lugar de caminar en el piso.[335] Ya que los efectos secundarios son raros, ligeros y pasajeros, vale la pena considerar los extractos de ginkgo, pero debes revisar su interacción con medicinas como aspirina y warfarina (*ver página 205*).

Combate la impotencia. En un laboratorio, los extractos de ginkgo biloba mostraron tener un efecto relajante en las suaves células musculares en el tejido del pene,[336] lo cual se espera que permita más flujo de sangre al área durante la erección. Otros estudios han mostrado una dramática diferencia para un considerable número de participantes, al demostrar que el ginkgo puede mejorar el flujo de sangre al pene para fortalecer y mantener la erección, lo cual produce un efecto benéfico después de 6 u 8 semanas en hombres con dificultades de erección, quienes no han respondido a las inyecciones de papaverina (músculo relajante derivado del opio). Después de seis meses, la mitad de los hombres que tomaron ginkgo, reobtuvieron la potencia por completo, mientras otro 20 por ciento respondió a la papaverina sólo después del tratamiento con ginkgo.[337]

Se encontró en un estudio, que incluyó a 50 hombres con impotencia, que quienes ya habían dependido de medicamentos como papaverina para tener una erección, reobtuvieron su potencia natural después de tomar ginkgo durante nueve meses.[338] En otra prueba, los hombres que tomaron 240 mg de extractos de ginkgo al día durante nueve meses, experimentaron un mejoramiento considerable comparados con quienes tomaron un placebo.[339]

Mejora la función mental. La diabetes tipo 2 puede, por lo menos de manera indirecta, causar demencia, debido a que el creciente riesgo de derrame cerebral representa uno proporcional de daño cerebral. Otros aspectos de la diabetes pobremente controlada, así como repetidos periodos bajos de azúcar en la sangre, también pueden dañar el cerebro. Pero el ginkgo biloba está surgiendo con una verdadera esperanza para mejorar la memoria y la actividad mental en personas de edad mayor. La dosis más efectiva parece ser de 120 mg en la mañana.

De acuerdo con una publicación,[340] un gran número de estudios clínicos han demostrado que el extracto estandarizado de ginkgo biloba es una terapia efectiva para la llamada demencia multiinfarto, en la cual el daño cerebral es causado por una serie de pequeños derrames; en la aparición de la pérdida temprana de memoria y para moderar ligeramente los casos de Alzheimer. El ginkgo ha demostrado mejorar un gran número de funciones cognitivas, como la memoria y la atención.

Cuánto necesitas

Para la mayoría de los casos se recomienda una toma 120 mg diario, en una sola dosis o dividida en tres. Elige extractos estandarizados con por lo menos 24 por ciento de ginkgolidos. Los efectos pueden no notarse hasta después de 10 días y puede tomarse hasta por 12 semanas para tener un efecto benéfico notable.

Efectos secundarios / seguridad

Ocurren ligeros dolores de cabeza que pueden durar un día o dos y leves malestares estomacales.

Como con la mayoría de las hierbas, es mejor evitarlo durante el embarazo y la lactancia.

Una publicación *Cochrane* (producida por el cuerpo de publicaciones no lucrativo de asistencia médica, la Colaboración Cochrane) acerca de los efectos del ginkgo biloba, analizó todas las pruebas aleatorias y controladas disponibles publicadas. En su metaanálisis no se encontraron diferencias significativas en los efectos secundarios entre el ginkgo y los placebos. La conclusión fue que el ginkgo biloba parece ser seguro.[341]

Busca los consejos de tu médico antes de tomar ginkgo si también llevas algún tratamiento que adelgaza la sangre o ingieres warfarina o aspirina, aunque en las dosis terapéuticas usuales del ginkgo no se han encontrado efectos de aglutinamiento de la sangre.

No uses hojas de ginkgo de árboles de jardín sin procesar, ya que pueden causar reacciones alérgicas.

Ginseng (*Panax ginseng; P. quinquefolium*)

Qué es

Usualmente llamado ginseng chino, coreano o asiático, es una de las medicinas herbales conocidas más antigua: se utilizó en oriente como tónico vigorizante y enriquecedor por más de 4000 años. Las raíces de alta calidad de ginseng se recolectan en otoño, de las plantas que tienen cinco o seis años de edad. El blanco se produce del secado al aire libre de la raíz, mientras el rojo (más potente y estimulante) se produce al poner las plantas al vapor y luego secarlas. El ginseng americano, su pariente cercano (*P. quinquefolium*, el cual crece en los bosques del sur y centro de Estados Unidos y Canadá), tiene una acción similar y, de hecho, generalmente se prefiere en Asia porque es más dulce.

Cómo puede ayudarte

Contiene por lo menos 29 sustancias únicas, conocidas como ginsenosidos, que componen de 3 a 6 por ciento del peso de la raíz seca. La investigación sugiere que el ginseng americano contiene más ginsenosidos Rg1 calmantes y relajantes, mientras el coreano contiene más de los ginsenosidos Rg1 estimulantes. Sin embargo, se ha descubierto que ambos balancean los niveles de glucosa y combaten la impotencia.

Mejora el control de glucosa. Se cree que reduce los niveles de glucosa al estimular la liberación de insulina[342] del páncreas e

incrementar el número de receptores de insulina en las células
—los puntos donde la insulina se puede "quedar sujeta" a una
célula— reduciendo la resistencia a ella. La actividad reductora
más importante de la glucosa parece ligarse hasta con cinco sustancias únicas del ginseng, llamadas panaxanos, en lugar de con
los ginsenosidos. Así, es importante no elegir un extracto altamente concentrado (más de 7 por ciento de ginsenosidos), ya
que puede incluir muchos panaxanos activos.

En 1995, 36 personas a quienes acababan de diagnosticar diabetes tipo 2, recibieron dosis de 100 mg o 200 mg al día de ginseng
o un placebo durante ocho semanas.[343] También se les alentó a
bajar de peso y seguir una dieta supliendo 30 por ciento de la
grasa. Los tres grupos perdieron peso, pero los que tomaron
ginseng mejoraron su humor, vigor, bienestar y rendimiento
psicomotor; la dosis mayor de ginseng también mejoró la
actividad física.

Las personas que tomaron el ginseng experimentaron una
rápida reducción de glucosa en la sangre, y ocho de ellos alcanza-
ron una glucosa rápida en la sangre normal. Hubo poca diferencia
en la efectividad entre las dosis de 100 mg y 200 mg, en cuanto al
efecto de reducción de glucosa en la sangre, pero la de 200 mg de
ginseng mejoró los niveles de HbA1c glicosilado y la actividad
física. En general, una tercera parte de las personas que tomaron
ginseng lograron un nivel de glucosa en la sangre dentro del
rango, sin que hubiera cambios en sus niveles de insulina. Esto
sugiere que el ginseng mejora la sensibilidad a la insulina en las
células.

En 1999, en un análisis de 16 pruebas bien controladas acerca
del extracto de raíz de ginseng, se llegó a la conclusión de que su

eficacia todavía no se establece más allá de un indicio de duda, incluyendo la diabetes.[344] Sin embargo, otros descubrimientos señalan un efecto definitivo en la glucosa de la sangre, aunque son descubrimientos que dependen de un balance cuidadoso en el consumo de carbohidratos.

En otra prueba en el año 2000,[345] se dio aleatoriamente a 10 personas sin diabetes y a 9 con diabetes tipo 2, 3 g de ginseng americano o un placebo durante 4 sesiones, 40 minutos antes o junto con una "comida" de 25 g de glucosa. Se revisaron sus niveles de glucosa en la sangre después de 90 minutos, y también se revisó a las personas con diabetes dos horas después de la comida.

En las personas sin diabetes, no se encontraron diferencias en los niveles de glucosa después de la comida, sin importar si tomaron placebo o ginseng; pero cuando tomaron ginseng 40 minutos antes de comer, experimentaron una reducción considerable en los niveles de glucosa. En personas con diabetes tipo 2, se vieron considerables reducciones en los niveles de glucosa en quienes tomaron ginseng, sin importar a qué hora. Los investigadores concluyeron que, para las personas sin diabetes, es importante ingerir ginseng americano con la comida para prevenir una hipoglucemia inesperada. En una prueba similar que incluía a personas con diabetes tipo 2, los autores sugirieron que no se necesitan más de 3 g de ginseng para reducir niveles de glucosa en la sangre,[346] si la tolerancia a la glucosa de las personas es anómala.

Combatir la impotencia. Como ya hemos visto, es una enfermedad común en hombres con diabetes. Muchos estudios sugieren que el ginseng puede ayudar a tratar la impotencia al incrementar los niveles de óxido nítrico (ON) en el tejido esponjoso del pene. El ON es un químico nervioso de comunicación, o un neurotrasmisor esencial que sirve, entre otras cosas, para aumentar el flujo de sangre al pene durante la excitación sexual. El efecto de esta acción es similar al del Viagra.

En una prueba[347] que se realizó a 90 hombres, los efectos del ginseng se compararon con un placebo y una medicina recetada contra la ansiedad (trazodona). Conforme transcurrió el estudio, ninguno de los tres grupos experimentó cambios considerables en la frecuencia con la que tenían sexo, eyaculación precoz o erecciones en la mañana; pero las personas que tomaron ginseng eran más capaces de mantener sus erecciones, y tuvieron una libido más saludable y más satisfacción con los resultados, comparados con los otros grupos.

En un estudio reciente,[348] 45 hombres con impotencia tomaron ginseng coreano rojo (900 mg tres veces al día) o un placebo durante ocho semanas; después los investigadores revirtieron las dosis en las ocho semanas que siguieron. El 60 por ciento de los hombres descubrieron que el ginseng mejoró su habilidad para desarrollar y mantener una erección.

Cuánto necesitas

Con el ginseng, la cantidad que tomes depende de la calidad de la raíz. Pueden ser de 200 a 1 000 mg de extractos estandarizados (supliendo de 4 a 7 por ciento de ginsenosidos al día). Una dosis óptima es de alrededor de 600 mg al día. Puedes dividir la dosis en dos y tomarla mañana y tarde. Si tienes una raíz entera, puedes tomar 1 ó 2 g de ella al día.

El ginseng no suele tomarse por más de seis semanas seguidas. En Oriente se toma en ciclos de dos semanas sí y dos no. Algunos doctores recomiendan tomarlo seis semanas sí y seis no.

Escoge productos estandarizados que contengan alrededor del 7 por ciento de ginsenosidos. Generalmente son más caros, pero las versiones baratas pueden contener muy pocos ingredientes activos.

Efectos secundarios / seguridad

Se recomienda precaución cuando se toma ginseng además de medicinas recetadas, incluyendo warfarina, medicinas hipoglucémicas orales, insulina y el antidepresivo fenelzina.[349] Siempre busca recomendación médica si planeas mezclar medicinas con remedios herbales.

El ginseng no se recomienda si tienes presión sanguínea alta (la puede empeorar) o ritmo cardiaco anómalo. Tampoco si dependes de estrógeno, hay embarazo o cáncer de mama, de ovarios o útero, ya que contiene componentes estrogénicos.

Los efectos secundarios reportados por el uso a largo plazo incluyen alta presión sanguínea súbita, diarrea, dolor de senos, dificultad para dormir, nerviosismo, erupciones en la piel y euforia. A estos síntomas juntos se les llama "síndrome de abuso del ginseng", pero las personas afectadas reportaron haber tomado 3 g de la raíz a diario durante dos años. Dosis altas de 15 g pueden causar sensibilidad, pérdida de personalidad y depresión.

Es mejor no tomar otros estimulantes, así como cafeína (que se encuentra en café, té y chocolate), mientras se toma ginseng.

Cuando se ingiere en cantidades apropiadas, como se recomienda arriba, en un ciclo de dos días sí y dos no, los efectos secundarios no deben ser un problema. Para quienes encuentran el ginseng chino muy estimulante, prueben el americano que parece tener una acción más ligera.

Gymnema silvestre

Qué es

Es una vid leñosa utilizada en la medicina ayurveda. Su nombre asiático, *gurmar*, significa "destructor de azúcar", lo cual indica su efecto en los niveles altos de glucosa en el cuerpo.

Cómo puede ayudarte

Mejora el control de la glucosa. La gymnema parece actuar de dos maneras para mejorar el control de la glucosa en personas con síndrome metabólico o diabetes: anula los sabores dulces y, por tanto, ayuda a detener los malos hábitos alimenticios y actúa sobre el balance de la glucosa en el cuerpo.

Cuando se mastica o aplica a la lengua, la gymnema reduce por más de 90 minutos la percepción de sabores dulces.[350, 351] Se ha descubierto que bloquea el sabor de la sacarosa, la glucosa y hasta de endulzantes artificiales como la sacarina y el aspartame. Así, para las personas diabéticas a quienes les gustan los dulces o quieren (con toda razón) evitar a toda costa los endulzantes artificiales, la gymnema puede ser una hierba que vale la pena tener cerca. Se cree que muchos componentes únicos con base oleosa, conocidos como saponinos, son responsables de la acción que bloquea el gusto.[352]

También se ha sugerido que puede ayudar a regenerar las células beta. Cuando se le dio a voluntarios saludables, no pareció afectar los niveles de glucosa en la sangre, pero cuando se suministró a personas con diabetes tipo 1 o 2, mejoró el control de la glucosa y redujo la cantidad de medicinas hipoglucémicas requeridas.

En una prueba se le dio 200 mg de la hierba, dos veces al día, por lo menos durante seis meses a 27 personas con diabetes tipo 1, quienes también estaban en terapia de insulina.[353] Un grupo de control similar siguió usando insulina sola. La gymnema demostró reducir los niveles de glucosa rápida en la sangre y el HbA1c glicosilado. Todos los que tomaron gymnema mostraron un mejor control de la glucosa y tuvieron que reducir la cantidad de insulina que estaban tomando para evitar desarrollar hipoglucemia durante la prueba. Los niveles de colesterol y triglicéridos también mejoraron con el tratamiento. Los autores sugirieron que la gymnema aumentaba la producción de insulina en el cuerpo, posiblemente actuando en las células beta, como se mencionó.

En otra prueba, se le dio 400 mg de extracto de gymnema al día a 22 personas con diabetes tipo 2, junto con sus medicinas hipoglucémicas normales, durante 18 a 20 semanas. Comparadas con un grupo que tomaba sólo las medicinas, todas las personas demostraron haber mejorado el control de la glucosa. Se encontraron reducciones considerables en sus niveles de glucosa en la sangre y la mayoría tuvo que reducir sus dosis de medicinas. Sorprendentemente, cinco personas dejaron de tomar sus medicinas y mantuvieron un buen control de la glucosa utilizando tan sólo extracto de gymnema. Se vieron caídas considerables en el HbA1c glicosilado en las personas que la tomaban. Al igual que en la prueba arriba mencionada, los autores sugirieron que la hierba puede regenerar o mejorar la acción de las células beta, conjetura apoyada por el aumento de los niveles de insulina en la sangre en las personas que tomaron gymnema.[354]

Funciona como antibiótico. Ya que las personas con diabetes pueden tener sistemas inmunológicos bajos y son más vulnerables a los agentes patógenos, las propiedades antibióticas de la gymnema —en particular contra la bacteria común *Staphylococcus aureus* y *Escherichia coli*— [355] pueden hacerla una hierba curativa útil.

Cuánto necesitas

Tomar 200 mg dos veces al día o 400 mg una vez al día es una buena dosis en general.

Efectos secundarios / seguridad

Si usas gymnema por mucho tiempo, puedes reducir la capacidad de tu cuerpo para absorber el hierro, lo cual puede provocar anemia por su deficiencia. Como resultado, es más común usar en las investigaciones un extracto de gymnema llamado GS4, al cual se le quitan componentes que se cree interfieren con la absorción del hierro.

No se han reportado efectos secundarios en pruebas en las que se tomó la cantidad señalada por 30 meses.

Si lo tomas, monitorea de cerca tus niveles de glucosa en la sangre y ajusta las dosis de tus medicamentos bajo supervisión médica.

La gymnema puede reducir el apetito y no sólo por las cosas dulces. Como la mayoría de las hierbas, no se debe usar durante el embarazo o la lactancia.

Albahaca morada (*Ocimum sanctum* y *Ocimum album*)

Qué es

También conocida en hindi como *tulsi,* es una hierba culinaria dulce de la India relacionada con la albahaca europea de jardín.

Cómo puede ayudarte

La hierba se utiliza en la medicina ayurveda para reducir niveles de glucosa en la sangre, reducir la presión sanguínea y aliviar fiebres, bronquitis, asma, estrés y úlceras en la boca. Tiene propiedades antiinflamatorias.

Mejora el control de la glucosa. Se cree que la albahaca morada incrementa la absorción de la glucosa por las células y mejora la función de la célula beta y la secreción de insulina.

En una prueba, a 40 personas con diabetes se les dieron hojas de albahaca morada o un placebo (espinacas) durante ocho semanas, suspendiéndose las demás medicinas diabéticas. Se demostró que la albahaca morada reduce los niveles promedio de glucosa rápida en la sangre 17.6 por ciento durante una prueba, y también mejora significativamente sus niveles después de comer.[356]

En otra prueba que incluía a 27 personas con diabetes tipo 2, se descubrió que la albahaca reduce niveles de glucosa en la sangre 20 por ciento, colesterol LDL 14 por ciento y triglicéridos 16 por ciento después de 30 días.[357] Los investigadores sugieren que usar la hierba junto con una dieta o medicamentos aligera moderadamente la diabetes tipo 2.

Cuánto necesitas

En las pruebas se usan 2.5 g de hojas frescas de albahaca morada en 200 ml de agua, diariamente en ayunas.

Efectos secundarios / seguridad

No se reportó ninguna reacción adversa en las pruebas.

Nopal (*Opuntia robusta; Opuntia streptacantha*)

Qué es

El nopal (*Opuntia robusta*) es un alimento tradicional entre algunos nativos americanos y un tratamiento "de arbusto" para la diabetes. Los peciolos se pueden asar a la parrilla, cortar en cubitos y añadirlos a una ensalada o en tacos y también se pueden hacer en jugo. Además tiene una acción antioxidante.[358]

Cómo puede ayudarte

Mejora el control de la glucosa. Ocho personas con diabetes tipo 2 y seis voluntarios saludables tomaron una dosis de 500 g de nopal asado, dos dosis con dos horas de diferencia o un control. Luego se midieron los niveles de glucosa en la sangre después de seis horas. Los participantes saludables no experimentaron ningún cambio en la glucosa en la sangre después de comer nopal. Pero hubo reducciones considerables en los niveles de glucosa en la sangre en las personas que tomaron dos dosis de nopal, sin haber ninguna diferencia considerable entre los que tomaron una o dos dosis.[359]

En un estudio similar se encontró que suministrar 500 g de nopal asado reduce en mayor medida los niveles de glucosa en la sangre tres horas después de la ingestión.[360] Los extractos crudos no produjeron ningún efecto considerable. Los autores sugieren que puede ser necesario cocinarlo para que la acción hipoglucémica ocurra.

En otra prueba que incluía a 24 personas sin diabetes, con niveles elevados de grasa en la sangre, los de glucosa y de insulina en la sangre fueron 11 por ciento más bajos cuando comieron nopal que cuando no lo hicieron. Los autores piensan que el nopal tiene potencial para tratar el síndrome metabólico.[361]

Baja los niveles de grasa en la sangre. El nopal contiene pectina, fibra soluble conocida como agente desencadenador en la preparación de mermelada. Sin embargo, es valiosa en el tratamiento de la diabetes y sus complicaciones. También puede hacer más lenta la absorción de carbohidratos y grasa; de este modo controla el aumento de los niveles de glucosa después de una comida y reduce los niveles de colesterol.

Una prueba en 24 personas sin diabetes, con altos niveles de grasa en la sangre, demostró que comer nopal durante ocho semanas reduce los niveles totales de colesterol 12 por ciento, el LDL 15 por ciento y los triglicéridos 12 por ciento. El factor de aglutinamiento de la sangre fibrinógeno también se redujo 11 por ciento. Todas estas son buenas noticias para personas que tienen diabetes, y un mayor riesgo de desarrollar enfermedades del corazón o un derrame cerebral.

Cuánto necesitas

Una dosis prudente sería 500 g de nopal asado al día.

Efectos secundarios / seguridad

El nopal se come de manera común en México y en el suroeste de Estados Unidos sin reportes de efectos secundarios.

Capítulo doce

Ácidos grasos esenciales

Vimos con detalle las grasas dietéticas en el Capítulo 5 y descubrimos que las estrellas de este *show* en particular son las grasas omega, llamadas acertadamente ácidos grasos *esenciales* o AGE. En este capítulo veremos con más detalle cómo los AGE te pueden beneficiar si tienes síndrome metabólico o diabetes.

Los AGE, también conocidos como ácidos grasos poliinsaturados, se dividen en dos familias: omega-3 y omega-6. Ambos son vitales para nuestro bienestar. Una gran parte del cerebro está compuesta de grasas: 60 por ciento del cerebro es peso seco y una porción considerable está hecho de AGE. Pero hay mucho, mucho más.

Los AGE también son los bloques constructores de las membranas celulares, las paredes de las arterias, las hormonas sexuales y los químicos que parecen hormonas —conocidos como prostaglandinas y que se encuentran en todos nuestros tejidos corporales—, así como las cubiertas que rodean a las conexiones entre tus nervios. Así que son muy importantes para tu paisaje interior.

Hay dos AGE fundamentales: el ácido linoleico (parte de la familia del omega-6) y el ácido linolénico (que viene de la familia del omega-3). Tu cuerpo sólo puede producir pequeñas cantidades de AGE a partir de otras grasas dietéticas. Por lo tanto, deben provenir de lo que comemos: nueces, semillas, vegetales de hojas verdes, pescado aceitoso y granos enteros son las mejores fuentes. Sin embargo, obtenemos por lo menos nueve veces más omega-6 que omega-3 en nuestra dieta occidental moderna y la mayoría de nosotros tenemos una relativa deficiencia de omega-3.

Cuando no obtienes AGE suficientes, tu metabolismo trabaja con el siguiente mejor ácido graso disponible. Estos pueden estar saturados de grasas de la carne y de productos lácteos, pero no tendrán el mismo efecto. Determinan calidad de membranas celulares, velocidad de comunicación entre células nerviosas y del cerebro, y pueden secar la piel, así como provocar desequilibrios hormonales y tendencia creciente en cuanto a reacciones inflamatorias.

Así, es importante que obtengas los tipos de grasa adecuados de tu dieta, en particular si tienes diabetes, porque se asocia con un gran número de alteraciones en el metabolismo.[362] Por ejemplo, el cuerpo debe metabolizar el ácido linoleico (ver arriba) para formar el ácido gammalinoleico más activo, o AGL, es importante para mantener bajas inflamación y las condiciones asociadas con ésta, así como enfermedades del corazón. Pero a las personas con diabetes generalmente les falta la actividad enzimática necesaria para que los primeros pasos de este proceso ocurran. Así que suplir el AGL antes de su formación sorteará el problema. La mayoría de las personas con diabetes se verá beneficiada de tomar aceite de pescado omega-3, ya que tiene un efecto protector útil en corazón, circulación e inflamación. Debudi a que los aceites de pescado pueden afectar el control de glucosa, es importante que monitorees sus niveles cuidadosamente cuando empieces a tomarlos. Para quienes sean alérgicos a los productos de pescado, no les guste, o sean vegetarianos, el aceite de semilla de lino o los omega-3 derivados de las algas son opciones apropiadas.

El aceite de onagra o prímula ayuda a mantener una piel saludable y suave, además de mejorar la resequedad en la piel que suele afectar a personas mayores. El EPO también puede ser útil para las personas con neuropatía diabética. Además, el ácido linoleico conjugado puede ayudar a reducir obesidad y mejorar la sensibilidad a la insulina.

Abajo se estudian los ácidos grasos esenciales con detalle.

Aceites de pescado Omega-3

Qué son

Se extraen de la carne de los pescados aceitosos de agua fría, como salmón, arenque, sardinas, sardinas grandes y caballa. Son particularmente ricos en AGE valiosos conocidos como EPA y DHA (*ver página 77*), los cuales se derivan de la microalga de la cual se alimentan los peces.

El aceite de bacalao se deriva del hígado del bacalao. Comparado con los aceites que se hacen de peces grasosos de agua fría, su contenido de AGE omega-3 es sólo alrededor de un tercio de alto, pero su porcentaje ahora se puede concentrar al procesarlo. El aceite de hígado de bacalao también contiene cantidades altas de vitamina A y de vitamina D.

Algunos estudios regionales y nacionales sugieren que personas con altos consumos de aceites de pescado omega-3, tienen una más baja incidencia de diabetes.[363] En un estudio en Noruega se sugirió que darle aceite de hígado de bacalao a los infantes durante su primer año de vida reducía considerablemente el riesgo de que el niño desarrolle diabetes tipo 1, tal vez por sus efectos antiinflamatorios.[364]

Cómo pueden ayudarte

Los aceites de pescado omega-3 ayudan a balancear la acción de los omega 6 tales como se encuentran en el aceite de girasol, los cuales se derivan en su mayoría de fuentes vegetales. Esto es importante, dado el desequilibrio en la dieta occidental promedio a favor de los omega-6.

Los omega-3 se convierten en el cuerpo en prostaglandinas, las cuales tienen una poderosa acción antiinflamatoria. Hoy en día se reconoce a la inflamación como uno de los problemas principales que llevan a que las arterias se tapen y a la enfermedad coronaria; también contribuye a las complicaciones a largo plazo de la diabetes.

Mejoran el control de la glucosa. Todavía se discute si los suplementos de aceite de pescado omega-3 mejoran o empeoran el control de la glucosa en personas con diabetes. Se han tenido resultados negativos en algunos estudios[365,366,367] y positivos en otros.[368,369,370,371] Evidencia más reciente sugiere que los efectos de los suplementos de aceite de pescado en el control de la glucosa, pueden relacionarse con los niveles de vitamina E. Las 12 personas del estudio no tenían diabetes, pero los investigadores encontraron que cuando tomaban 30 ml de aceite de pescado al día con niveles bajos de vitamina E (1.5IU), sus niveles de glucosa rápida en la sangre se elevaban 9 por ciento. Sin embargo, cuando tomaban aceites de pescado con niveles más altos de vitamina E (4.5IU) esos niveles no cambiaban de manera considerable.[372] Si tomas un suplemento de aceite de pescado, es importante que te asegures de que tienes un consumo alto de vitamina E y otros antioxidantes. También es vital revisar tus niveles de glucosa en la sangre de manera regular.

En otra prueba se relacionó a los suplementos de aceite de pescado con el ejercicio. Aquí, 49 personas con diabetes tipo 2 y altos niveles de grasa en la sangre se dividieron en cuatro grupos. Uno ingirió una comida de pescado al día e hizo ejercicio moderado; otro comió pescado una vez al día y se ejercitó ligeramente, mientras los otros dos no comieron pescado ni se ejercitaron moderada o ligeramente durante ocho semanas. Los niveles de colesterol en la sangre, triglicéridos y glucosa se calcularon; la conclusión fue que una dieta con base en pescado puede tener un efecto benéfico y sustancial en los niveles de grasa en la sangre en personas con diabetes, pero puede tener un efecto negativo en el control de glucosa.[373] El ejercicio moderado pareció mejorar el perfil de grasa corporal y compensó el efecto negativo del pescado en el control de glucosa, lo cual sugiere que quienes comieron pescado o tomaron suplementos de aceite de pescado deben proponerse hacer más ejercicio.

La revisión de un gran número de estudios[374] realizada por la Colaboración Cochrane, se llevó a cabo en 2001 para determinar efectos de suplementos de aceite de pescado en niveles de colesterol y control de glucosa en personas con diabetes tipo 2. Se identificaron 18 pruebas aleatorias controladas que incluyeron a 823 personas, observadas un promedio de 12 semanas. Las dosis de aceite de pescado usadas en estos estudios variaron de 3 a 18 g al día.

En este metaanálisis Cochrane demostró que el aceite de pescado puede reducir los triglicéridos de manera considerable. Los niveles de colesterol LDL subieron un poco pero no se encontró un efecto estadístico considerable en la glucosa rápida, hemoglobina A1c, colesterol total o HDL. No se reportaron efectos secundarios. Los analistas concluyeron que tomar suplementos de aceite de pescado reduce triglicéridos y puede aumentar el colesterol LDL, pero que no hay un efecto considerable en el control de glucosa en personas con diabetes tipo 2, lo cual es tranquilizador. Dos análisis anteriores (que usaron la misma información) llegaron a conclusiones similares.[375,376]

Mejoran la salud cardiovascular. Los AGE de omega-3 ayudan a mantener un latido del corazón normal y reducen su viscosidad; juegan un papel importante en regular presión sanguínea, niveles de colesterol y triglicéridos, todos efectos benéficos para personas con diabetes.

En un estudio se siguió a más de 79 800 mujeres con edades de entre 34 y 59 años por más de 14 años, y se encontró que las que comieron pescado de una a tres veces al mes eran 7 por ciento menos propensas a tener un derrame cerebral que quienes comían pescado menos de una vez al mes. Las que lo hicieron cinco o más veces por semana, tuvieron una reducción total de riesgo de infarto de 52 por ciento.[377]

En otro estudio con más de 11 300 personas que sobrevivieron a un infarto, se descubrió que quienes recibían suplementos de omega-3, tenían 15 por ciento menos riesgo de muerte, infarto no fatal y derrame cerebral. Esto se atribuye a 20 por ciento de disminución en riesgo de muerte total y a 30 por ciento de disminución en riesgo de muerte cardiovascular.[378]

Mientras tanto, los investigadores que analizaron los niveles de ácidos grasos omega-3 en células de 291 personas que sufrían angiografía coronaria, descubrieron correlaciones benéficas considerables entre niveles de EPA y DHA con riesgo de ataque cardiaco repentino.[379] Un estudio reciente[380] apoyó el resultado y sugirió que los omega-3 reducen considerablemente el riesgo de muerte repentina, debido a una arritmia después de un infarto en personas sin enfermedad cardiovascular previa.

Algunas investigaciones del corazón también arrojaron información del efecto, si hay alguno, de los omega-3 en niveles de glucosa en la sangre. Por ejemplo, en un estudio[381] que incluyó a 20 personas con diabetes tipo 2, se halló que tomar aceites de pescado también tenía efectos benéficos en la elasticidad de las paredes arteriales sin alterar los niveles de glucosa rápida en la sangre.

En otro estudio que consideró las propiedades que tiene el aceite de pescado para aligerar la sangre, se encontró que mientras la pegajosidad y el aglutinamiento de las plateletas incrementaba en cinco personas con diabetes tipo 2, antes de que tomaran aceites de pescado, éstas disminuyeron después de ocho semanas bajo este tratamiento.[382]

En una prueba de ocho semanas donde se revisaron los niveles de triglicéridos,[383] las personas con diabetes tipo 2 tomaron 20 g de aceite de pescado al día y, a mitad de camino, se añadieron 15 g de fibra de pectina a su régimen. Cuando sólo tomaron aceite de pescado, sus niveles de triglicéridos cayeron 41 por ciento y los de colesterol VLDL 36 por ciento. En total, el colesterol LDL y HDL no mostró cambios considerables. Sin embargo, cuando se le añadió fibra a su régimen de aceite de pescado, su colesterol total y HDL cayeron considerablemente y sus triglicéridos disminuyeron más de 44 por ciento. El control diabético de la glucosa quedó igual durante el estudio. Los autores concluyeron que añadir fibra a la dieta, puede aumentar los efectos benéficos de los suplementos de aceite de pescado en personas con diabetes tipo 2.

Cuánto necesitas

Tomar de 400 mg a 4 g al día es un buen lineamiento para la mayoría de las enfermedades. Para una enfermedad inflamatoria severa como la artritis reumática, se pueden recomendar más de 6 g al día. El aceite de hígado de bacalao se suele dar en dosis más bajas por su alto contenido de Vitamina A.

Efectos secundarios / seguridad

Tomar suplementos de aceite de pescado puede ocasionar eructos y náuseas ligeras. Puedes prevenir esto mezclando el aceite con leche o jugo para emulsionarlo, descompónlo en pequeños glóbulos suspendidos que ayudarán a la absorción y prevendrán los "eructos ocasionados por comer pescado". También puedes comprar suplementos de aceite de pescado como emulsión.

Pide consejos médicos antes de tomarlo si tienes un desorden de aglutinamiento de la sangre o tomas alguna medicina que adelgace la sangre, como la warfarina. Si eres alérgico al pescado —algo muy común— debes evitar todos los productos de aceite de pescado.

Como hemos visto, una investigación sugiere que el aceite de pescado aumenta niveles de azúcar en la sangre en personas con diabetes, aunque esto se refutó en otras pruebas. No obstante, también protege contra el riesgo creciente de enfermedad coronaria que puede acompañar a la diabetes. Se ha demostrado que tomar dosis altas de suplementos de vitamina E junto con él, y asegurarte de estar activo, puede compensar cualquier aumento en los niveles de glucosa, así que si haces esto al mismo tiempo que monitoreas tu sangre cuidadosamente, los riesgos se deben mantener controlados.

Recientemente, la Agencia de Estándares Alimenticios del Reino Unido anunció mayores limitaciones en el consumo del aceite de pescado, debido a la presencia de contaminantes químicos como la dioxina. Las mujeres que ya pasaron la maternidad y no desean más embarazos, así como hombres y niños, pueden comer hasta cuatro porciones de pescado con aceite a la semana antes de que los riesgos sean mayores que los beneficios. Niñas y mujeres embarazadas, o que desean tener hijos en algún momento, sólo deben comer una o dos porciones de pescado con aceite a la semana para evitar cualquier efecto dañino posible en su futuro bebé. Durante el embarazo es importante no comer tiburón, aguja y pez espada o grandes cantidades de atún por el contenido de mercurio de los peces de aguas profundas.

Toma en cuenta que si optas por el aceite de hígado de bacalao, los que dicen en la etiqueta concentración "alta" o "extra alta" proveen las cantidades más altas de ácidos grasos omega-3. Pero si tomas también un multivitamínico, revisa que las cantidades totales de vitamina A y D que tomas en los dos suplementos no excedan las dosis recomendadas. La dosis límite de vitamina A es de menos de 5000IU (1500 mcg) al día, aunque tomar más de 10 000IU (3000 mcg) se considera seguro. La dosis diaria recomendada para la vitamina D es de 5 mcg (200IU), pero las personas de más de 50 años deben duplicar esa cantidad (10 mcg son equivalentes a 400IU), ya que los niveles en la sangre caen conforme la edad aumenta.

No consumas productos de hígado de bacalao durante el embarazo, ya que altas cantidades de vitamina A pueden dañar potencialmente el desarrollo del bebé.

Pescado libre de omega-3

Dada la importancia del omega-3 para la salud, parece ser que los vegetarianos y las personas alérgicas al pescado pueden estar en un dilema en cuanto a los suplementos. Sin embargo, la ayuda está al alcance de la mano en forma de semillas de lino, linaza o calabaza; vegetales de hojas verdes y nueces de castilla. El aceite dietético del lino prensado en frío (no se debe confundir con el aceite de linaza que utilizan los artistas y los fabricantes de muebles, el cual es tóxico) provee AGE de omega-3, ácido alfa-linolénico o AAL, precursor de los AGE del aceite de pescado. Esto significa que el cuerpo debe convertir AAL para hacer DHA y EPA, más activos, formados completamente en el aceite de pescado.

Tomar aceite de semillas de lino te proveerá de una fuente indirecta de valiosos omega-3. Una o 2 cucharadas dos veces al día, de preferencia con la comida, no han mostrado tener efectos secundarios no deseados. Asegúrate de guardarlo en el refrigerador y no lo uses si ya pasó la fecha límite de venta, ya que se descompone fácilmente; también puedes comer las semillas, pero necesitas molerlas.

Sin embargo, se debe decir que hasta ahora no hay evidencia concluyente de que la semilla de lino tenga algún efecto en condiciones clave, como son los niveles elevados de glucosa, de presión sanguínea o de grasas en la sangre. Para eso, necesitamos las nueces de castilla, cuya cáscara es saludable.

Las nueces de castilla no sólo son una rica fuente de AAL. Un gran número de pruebas han demostrado que ayudan a reducir los niveles altos de colesterol en la sangre, lo cual es un gran riesgo si tienes diabetes tipo 2.

En un análisis de 5 pruebas clínicas que incluyeron a alrededor de 200 personas, se encontró consecuentemente que comer nueces de castilla reduce el colesterol en la sangre, cuando se incluyen en una dieta que cuida al corazón. Quienes añadieron 84 g de nueces de castilla a su dieta todos los días durante cuatro semanas redujeron su nivel de colesterol total en la sangre 12 por ciento más que un grupo control. Los niveles de colesterol ldl malo se redujeron 16 por ciento.

Algunos estudios enfocados a las propiedades de las almendras y las avellanas, también revelaron efectos benéficos de la grasa en la sangre, y en estudios nacionales y regionales también se halló una correlación entre alto consumo de nueces y bajo riesgo de enfermedad coronaria.

Es mejor comprar nueces de castilla con cáscara o envasadas al vacío ya que su exposición al aire reduce rápidamente su valor nutricional. Comer 28 g de nueces de castilla al día (lo cual no es muy difícil, porque son deliciosas), te ayudará a reducir los niveles de colesterol LDL 6 por ciento. ¿Esto te hará engordar? No: aunque las nueces de castilla son ricas en energía (60 g constituyen 578 calorías), no ganarás peso por comerlas, siempre y cuando las consideres alimento de sustitución. Trata de incluirlas en la ensalada en lugar del tocino o del queso, corta un poco de ellas en trozos pequeños, añádeselas a la avena o come un pequeño puñado como refrigerio con una manzana o una pera.

También está disponible el DHA de fuentes de algas.

Aceite de onagra o prímula

Qué es

Se extrae de las semillas de la planta de onagra. Es una rica fuente de ácido gammalinolénico (AGL) AGE omega-6.

Cómo puede ayudarte

El AGL ayuda a nivelar la inflamación, el aglutinamiento de la sangre, el balance hormonal y las respuestas inmunes.

Previene enfermedades del corazón. Se sugirió recientemente que los suplementos dietéticos con una combinación de pescado y ácidos grasos derivados de las plantas, así como el aceite de onagra, pueden ser más efectivos al combatir las enfermedades del corazón que tomar suplementos de aceite de pescado solos.[384] En este estudio, quienes recibieron 4 g de aceite de pescado, más 2 g de aceite de onagra, tuvieron una reducción de 43 por ciento en su riesgo de ataque al corazón en los próximos 10 años.

En otro estudio, las personas con diabetes tipo 1 se dividieron en 2 grupos. A uno se le dio una mixtura de 3 g de AGL al día durante dos meses. No se encontraron cambios en el grupo control, pero se vieron mejoras en el colesterol HDL bueno y en la pegajosidad de las plaquetas en quienes recibieron la mezcla esencial de aceite.[385]

Alivia el eczema / piel seca. Muchas personas con diabetes tienen piel seca y picazón, en especial en la parte inferior de la pierna, lo cual se puede relacionar con la deficiencia de ácidos grasos esenciales. En una publicación de nueve estudios de 1989, se encontró que el aceite de onagra reduce con frecuencia los síntomas de piel seca y eczema después de usarlo durante muchos meses, lo cual se suma a la mejoría antes vista en la reducción del nivel de picazón.[386] En otro estudio, en el cual los adultos con eczema recibieron 2.4 ó 6 g de aceite de onagra a diario y los niños tomaron 2 ó 4 g al día, se vieron mejoras considerables en la enfermedad, en especial con los consumos más altos.[387]

Metaboliza los AGE más rápido. Como ya hemos visto, las personas con diabetes pueden tener dificultades en metabolizar los AGE. En un estudio de ocho meses[388] en 11 niños con diabetes tipo 1, se compararon los suplementos que contenían 45 mg de AGL y 360 mg de ácido linoleico con un placebo para ver su efecto en metabolismo de los AGE y niveles de prostaglandina. Su dosis inicial era de 2 cápsulas diarias durante 4 meses, seguida de 4 durante 4 meses. No se vio ningún cambio con la dosis de 2 cápsulas, pero después de tomar 4 al día, los niveles de prostaglandinas (los cuales pueden llevar a reducir la inflamación) disminuyeron considerablemente en el grupo tratado, comparado con el grupo que tomaba placebos. Esto sugiere que el AGE alterado y el metabolismo de la prostaglandina en la diabetes, se pueden revertir con suplementos de aceite de onagra, así el cuerpo puede preparar al AGL del ácido linoleico. Este efecto es incierto, pero si ocurre, puede llevar un tiempo ver los beneficios. La dosis que se tome de AGL puede ser importante.

Alivia la neuropatía diabética. La neuropatía —daño a los nervios, lo cual puede ocasionar sensaciones de cosquilleo o comezón— es común en la diabetes. Una de las causas puede ser el metabolismo anormal de los AGE, ya que esto se asocia con una variedad de anormalidades vasculares y de aglutinamiento que pueden llevarnos al flujo reducido de sangre y, por esto, llegará menos oxígeno a las células nerviosas.[389]

Se le dio a 22 personas con neuropatía diabética una dosis de 360 mg de AGL o un placebo, durante seis meses. Comparado con el grupo del placebo, quienes tomaron AGL mostraron mejoras considerables en los síntomas neuropáticos y en la rapidez de sus nervios para conducir mensajes. Los investigadores concluyeron que el AGL puede tener un papel útil en prevenir y tratar la neuropatía diabética.[39]

En una prueba más grande,[391] que incluyó a 111 personas con esta afección, un grupo tomó 480 mg de AGL a diario durante un año, mientras el otro grupo tomó un placebo. Trece de 16 medidas diferentes de función nerviosa aumentaron considerablemente en quienes tomaron AGL durante un año, pero no en las personas que ingirieron el placebo. La respuesta al tratamiento fue mejor en aquellos cuyo control diabético era bueno.

Cuánto necesitas

Tomar de 1 a 3 g al día debe ser suficiente para ver resultados positivos.

Efectos secundarios / seguridad

Las únicas personas que no deben tomar aceite de onagra son las alérgicas a él, y aquellos con un desorden extraño conocido como epilepsia del lóbulo temporal, ya que puede empeorar su enfermedad (aunque se ha utilizado de manera diagnóstica para diferenciar esta enfermedad de la esquizofrenia).[392]

Ácido linoleico conjugado

Qué es

Recientemente se ha hablado mucho en las noticias del ácido linoleico conjugado o ALC. Este ácido graso, que se encuentra principalmente en carnes y productos lácteos, se ha aclamado por ser la llave para perder peso y parece que hay algo de verdad en la afirmación, de acuerdo con las últimas investigaciones.

El ALC se forma en los animales que tienen más de un estómago, como las vacas, por la acción de una enzima. También se puede producir de manera comercial del girasol, el cártamo y de otros aceites. El ALC no se puede sintetizar en el cuerpo humano, y los cambios en las prácticas de crianza, el procesamiento de alimentos y el consumo de leche y de alimentos procesados, significan que la cantidad de ALC que obtenemos ha caído 80 por ciento comparado con la de nuestros ancestros de la edad de piedra. Como resultado, se le suele llamar el "eslabón perdido" en el manejo de la pérdida de peso. Algunos investigadores incluso han afirmado que la obesidad es una enfermedad causada por la deficiencia de ALC, ya que este ácido es esencial para la movilización y transporte de la grasa dietética de los tejidos grasos a las células musculares, donde se quema para obtener combustible.

Como ayuda para perder peso, el ALC es importante de manera obvia para personas con síndrome metabólico, diabetes tipo 2 o que luchan contra la obesidad.

Cómo puede ayudarte

Parece que el ALC tiene un efecto sobre la regularización de la toma de glucosa y ácidos grasos y metabolismo. Esto puede explicar cómo el ALC puede ayudar a reducir la obesidad, así como a mejorar la sensibilidad a la insulina.[393]

Mejora la pérdida de peso. La investigación ha revelado que el ALC ayuda a promover una composición de grasa corporal saludable, al incrementar la descomposición del tejido graso y la formación de la masa corporal magra. Se cree que trabaja regulando la acción de las enzimas en las células grasas, así que se establece menos grasa en ellas, se descarga y se descompone más de la célula, aunque el mecanismo exacto todavía no se conoce del todo. Una vez liberados, los ácidos grasos se transportan a las células musculares para proveer energía, de este modo construye músculo en vez de grasa. Algunas investigaciones han confirmado actualmente que el ALC también reduce el tamaño de las células grasas.

En un estudio, 60 voluntarios con sobrepeso se dividieron en cinco grupos y se les dio un placebo o ALC en diferentes dosis a diario durante 12 semanas. Se encontró que quienes tomaron 3.4 y 6.8 g de ACL perdieron más grasa corporal, comparados con quienes tomaron el placebo. Sin embargo, no hubo cambios considerables en la masa corporal magra, índice de masa corporal o niveles de grasa en la sangre.[394]

El síndrome metabólico y la diabetes tipo 2, como hemos aprendido, se asocian con la obesidad abdominal o "en forma de manzana", y algunas investigaciones sugieren que el ALC dietético puede enfrentarla, ayudando a reducir el tamaño de la cintura en los hombres obesos. En un estudio, 25 hombres de mediana edad con síndrome metabólico y obesidad abdominal recibieron ALC o un placebo todos los días. Después de 4 semanas, quienes tomaron ALC perdieron considerablemente más grasa alrededor de la cintura que aquellos que tomaron el placebo. Esto sugiere que el ALC puede ayudar a disminuir la grasa abdominal, pero se necesita investigar más.[395]

El efecto del ALC en la insulina y la glucosa también se ha observado. En uno de estos estudios, 64 por ciento de las personas con diabetes mostraron mejoras en los niveles de insulina después de tomar ALC durante ocho semanas, y una reducción moderada del nivel de glucosa rápida en la sangre. También disminuyeron los niveles de triglicéridos, al mejorar la manera en que el cuerpo maneja la glucosa.

Baja los niveles de grasa en la sangre. En un estudio se vieron los efectos del ALC en 51 personas con niveles de grasa en la sangre normales, quienes tomaron 3 g de una mezcla de 50:50 de ALC isómero, y una mezcla de 80:20 de ALC isómero o ácido linoleico, sólo durante ocho semanas. Las personas que tomaron la mezcla de ALC mostraron reducciones considerables en los niveles de triglicéridos acelerados, mientras que quienes tomaron la mezcla 80:20, mostraron considerables reducciones en los niveles de colesterol VLDL. No hubo efectos en colesterol LDL, HDL, peso corporal, concentraciones de insulina o glucosa en el plasma.[396] Este estudio sugiere que el ALC puede influir en los niveles de triglicéridos y colesterol VLDL, pero la mezcla utilizada es importante.

Cuánto necesitas

Los investigadores calculan que la dieta diaria promedio provee de 100 a 300 mcg de ALC, mientras los efectos más benéficos ocurrieron al tomar alrededor de 3 g al día. Las pruebas sugieren consumir de 3 a 6 g diarios, divididos en dos dosis.

Los productos con una concentración de por lo menos 75 por ciento de ALC son más benéficos. Considera tomar antioxidantes con ellos para ayudar a protegerlos de la oxidación.

Efectos secundarios / seguridad

No lo tomes durante el embarazo, se desconocen sus efectos.

Capítulo trece

Reuniendo toda la información

Ahora que has leído la investigación clave que demuestra cómo pueden ayudarte ciertas dietas y propuestas de estilos de vida, y una vez revisadas las pruebas de que muchos suplementos son benéficos, es momento de desarrollar tu propio programa de cuidado personal.

Primer paso: dieta

Primero que nada, debes saber si es necesario perder peso y, si es así, cuánto. El cuadro del rango de peso saludable en la página 106 te ayudará a hacerlo. Si necesitas perder peso, necesitas decidir si te quedas con la dieta baja en grasas, que seguramente ya conoces, o cambias al enfoque Atkins de la nutrición, la única dieta baja en carbohidratos apoyada por la ciencia. La información sobre la manera de comer Atkins está disponible en los libros Atkins (*ver página 174*) y en el sitio web. Algunas personas prefieren seguir una dieta muy baja en calorías con la supervisión de un orientador entrenado. Encontrarás más información disponible acerca de esto en el Plan de Salud y Peso Cambridge. Algunas personas pueden preferir seguir la dieta Atkins. Si no necesitas perder mucho peso (si es que debes perder algo), otra opción es adoptar un consumo bajo en carbohidratos en general, siguiendo una dieta glicémica baja (*ver página 127*).

Segundo paso: ejercicio

Así como debes seguir una dieta para bajar de peso y considerar tu consumo de carbohidratos, necesitas desarrollar un plan de ejercicios adecuado para ti. Asimismo aumentar tu nivel de actividades diarias en general, hay algunos consejos prácticos para ayudarte en la página 110.

El ejercicio debe ser algo que disfrutes como parte de tu vida y que sientas ganas de hacer cada día. Si deseas hacer ejercicio solo, puedes elegir:

- caminar, en especial a paso ligero o caminata de montaña;
- andar en bicicleta;
- hacer ejercicio de gimnasio en casa;

- trotar; o,
- hacer jardinería.

Si prefieres hacerlo acompañado, puedes elegir:

- pasear a un perro;
- golf;
- boliche;
- ping-pong;
- meterte a una clase de aerobics, de gimnasia o baile;
- tenis o badminton;
- club de excursionismo; o,
- deporte de equipo como basquetbol, voleibol, futbol, beisbol, críquet o hockey.

Si necesitas motivación o alguien que te dirija, puedes elegir:

- video de ejercicios casero;
- clases de aerobics;
- entrenador personal; o,
- clases en un deportivo.

Es importante que elijas una manera de hacer ejercicio que vaya bien con tu rutina diaria y que soportes. Esto puede ser:

- temprano en la mañana antes de que vayas al trabajo;
- en tu camino hacia o del trabajo (así como irte caminando);

- en tu hora de comida;
- después de trabajar; o,
- temprano en la tarde, pero sólo haz ejercicio ligero (caminar unas cuadras con el perro) antes de irte a acostar, de lo contrario interferirá con el sueño.

Si estás fuera de forma, incrementa poco a poco tiempo y esfuerzo para hacer ejercicio. Recuerda:

- siempre calentar primero con sencillas flexiones y estiramientos;
- enfriarte después del ejercicio caminando lento durante algunos minutos;
- usar ropa suelta y calzado adecuado diseñado especialmente para el ejercicio y cualquier equipo de seguridad adecuado;
- no te ejercites justo después de una comida pesada, de tomar alcohol o si no te sientes bien; y,
- para inmediatamente si te sientes mareado, débil, sin aliento o si te da dolor de pecho.

Si estás tomando medicamentos, debes buscar los consejos de tu doctor antes de empezar un programa de ejercicios. Son importantes las precauciones para evitar un ataque hipoglucémico; no hagas ejercicio si tus niveles de glucosa en la sangre son muy altos (*ver página 105*).

Tercer paso: suplementos

Elegir los suplementos adecuados no siempre es fácil. Así que consultar un terapeuta en nutrición no es dinero perdido.

Quizá ya consultas a un nutriólogo profesional que te aconseja sobre tu dieta para problemas de salud específicos como la diabetes u obesidad. Generalmente los nutriólogos se encuentran por medio de un doctor y están entrenados para creer que puedes adquirir todas las vitaminas y minerales que necesitas de tu comida, pueden tratar de convencerte de que los suplementos no son necesarios. Yo creo que están equivocados y este libro cubre un gran número de investigaciones que apoyan mi posición, así que pueden investigar por ellos mismos si así lo desean. Hasta las encuestas del gobierno demuestran que muy pocas personas obtienen todas las vitaminas y minerales que necesitan de su dieta.

Debido a esto, creo que te puedes beneficiar más viendo a un terapeuta en nutrición que tenga un conocimiento completo acerca de los beneficios y los daños potenciales al tomar vitaminas, minerales y suplementos herbales. Quienes tienen experiencia reconocida y seguro de indemnización profesional, están registrados en la Asociación Británica de Nutriólogos (*British Association of Nutritional Therapists* o BANT); puedes obtener una lista enviando dos libras más el cargo (A4) a la dirección BANT, 27 Old Gloucester Street, Londres WC1N 3XX. A mí me impresiona, en particular, el entrenamiento que ofrece el Instituto de Nutrición Óptima, cuyos miembros obtienen un diploma.

Algo fundamental es que la mayoría de la gente se beneficia de tomar un suplemento mineral multivitamínico (fórmula de la "A a la Z") además de un suplemento de ácidos grasos como el aceite de pescado omega-3. Dependiendo de qué tan bien estén controlados tus niveles de glucosa, puedes añadir un suplemento, como el cromo, que ayuda a regular los niveles de azúcar en la sangre, al mejorar la resistencia a la insulina en las células musculares; mientras el ácido linoleico conjugado (ALC) puede mejorar la resistencia a la insulina en células grasas. La coenzima-Q10 puede ayudar a la función de la célula beta en el páncreas, en tanto un antioxidante de ácido alfalipoico mejora la respuesta de la glucosa en células musculares. El magnesio también parece ser importante para la tolerancia a la glucosa. Los antioxidantes en general —incluyendo selenio, extractos de arándano y corteza de pino— te ayudarán porque pueden reducir el desarrollo de complicaciones a largo plazo así como la retinopatía.

Ajo y ginkgo biloba te ayudan a mejorar la circulación; el ajo parece que también provee una protección importante contra enfermedad coronaria.

Debido a que las necesidades y los problemas médicos de cada persona son diferentes, los tratamientos para tratar enfermedades específicas (como la neuropatía periferal) se deciden mejor con tu terapeuta de la nutrición. También puedes buscar a lo largo de este libro para leer sobre suplementos benéficos, si quieres revisar tus opciones.

Unas palabras de advertencia...

Debido a que la siguiente observación es muy importante, no me disculpo por repetirla.

Si tratas de hacer cambios considerables en tu dieta y tomar suplementos, necesitas avisarle a tu doctor para que te pueda guiar acerca de cómo revisar tus niveles de glucosa en la sangre de manera regular. Necesitas monitorearlos con mucho cuidado cuando empieces a tomar un nuevo suplemento y discutir cualquier cambio en tu control de glucosa con tu médico. Sólo usa suplementos —en especial los remedios herbales— bajo supervisión médica herbalista o de tu doctor, si ya tomas medicamentos para bajar niveles de glucosa en la sangre; esto resulta fundamental para evitar ataques hipoglucémicos. Algunos suplementos y cambios en tu dieta reducirán tu necesidad de tomar medicinas; si tomas medicamentos es importante que tu doctor te diga cómo ajustar las dosis apropiadamente.

Los enfoques complementarios siempre se deben usar para apoyar el tratamiento médico que te recomiende tu doctor, y nunca deben remplazar al cuidado médico normal. Nunca dejes de tomar las medicinas que te receten a menos que tu doctor te lo aconseje. Toma en cuenta también que la información en este libro no se puede aplicar a mujeres embarazadas.

Apéndice 1

El ejercicio y la diabetes tipo 2: cómo reducir el riesgo

Los estudios epidemiológicos sugieren que el ejercicio habitual puede desempeñar un papel importante para mantener en equilibrio la tolerancia a la glucosa y prevenir la diabetes tipo 2.[397] Y resulta interesante que el efecto protector aparentemente es mucho más fuerte en aquellos con el mayor riesgo.[398]

Por ejemplo, el Estudio Finlandés de Prevención contra la Diabetes, mostró que los cambios en el estilo de vida (incluyendo el ejercicio), de los sujetos de alto riesgo con sobrepeso y con deficiencia de tolerancia a la glucosa, reducían el riesgo de diabetes tipo 2 en un 58 por ciento, después de un periodo de estudio promedio de 3.2 años.[399] El Programa de Prevención contra la Diabetes, confirmó lo mismo después de que el cambio intensivo de estilo de vida también redujo la incidencia de la diabetes tipo 2 en un 58 por ciento.[400]

Pero, ¿cómo es que el ejercicio reduce el riesgo de desarrollar diabetes tipo 2? Veamos a continuación las posibles razones.

La conexión con la pérdida de peso

El 75 por ciento de las personas que desarrollan diabetes tipo 2 sufren de sobrepeso. El ejercicio habitual te ayudará a mantener un peso saludable. Aunque el efecto es pequeño, resulta particularmente útil para perder la barriga o la grasa en "forma de manzana" acumulada en la zona intermedia del cuerpo. Este tipo de obesidad se asocia con la resistencia a la insulina, por lo que reducir el tamaño de la cintura mediante el ejercicio disminuye este problema y, con esto, el riesgo de desarrollar diabetes tipo 2.

El control glicémico

El entrenamiento con pesas reduce significativamente la respuesta de la insulina a un problema de glucosa sin alterar la tolerancia hacia ésta. Un meta análisis de 14 pruebas mostró que el ejercicio mejora el control glicémico de las personas con diabetes tipo 2, lo cual disminuye los niveles del HbA1c en 0.66 por ciento, independientemente de cualquier pérdida o aumento de peso.[401] Aunque esto pueda parecer un cambio insignificante, las investigaciones realizadas en Cambridge han demostrado que la reducción de un porcentaje de los niveles de HbA1c, puede aminorar el riesgo de ataque cardiaco, derrame cerebral o sangrado de la retina hasta en 10 por ciento. Se esperan beneficios similares en cuanto al control glicémico de personas que sufren de tolerancia anormal a la glucosa.[402] Las personas mayores que entrenan enérgicamente y de forma constante tienen una tolerancia mucho más alta a la glucosa y una respuesta mucho más baja de insulina después de un aumento en la glucosa del observado en las personas sedentarias con edades y pesos similares.[403]

Ejercicio intenso y constante y tolerancia a la glucosa

Parece que la intensidad del ejercicio que hacemos es importante para mantener alta la sensibilidad hacia la insulina y en equilibrio la tolerancia a la glucosa. El ejercicio de baja intensidad, por ejemplo, resulta ser igual de efectivo que el de alta intensidad en cuanto a aumentar la sensibilidad hacia la insulina en personas con diabetes tipo 2.[404]

Ejercitarse constantemente también resulta vital para que se acumulen estos beneficios. Por ejemplo, entre 14 atletas expertos con una edad promedio de 61 años, 10 mostraron deterioro en la sensibilidad hacia la insulina tras 10 días sin actividad física similar a la encontrada en los hombres jóvenes, delgados y sedentarios. El deterioro equiparable en los 4 atletas restantes, fue lo suficientemente serio como para que se clasificara como alteración en la tolerancia a la glucosa. De este modo, parece que el efecto del ejercicio a corto plazo es regularizar la tolerancia a la glucosa.[405] También, en otro estudio que involucraba a 9 adultos de edad media que entrenaban con moderación, se halló que los efectos benéficos del ejercicio en la tolerancia a la glucosa sólo duraron tres días.[406] Esto sugiere que debes ejercitarte al menos cada tercer día.

El flujo sanguíneo dentro de los músculos

La resistencia a la insulina se asocia con el bloqueo de los vasos sanguíneos dentro del músculo esquelético (adherido al esqueleto), lo que significa que disminuirá el flujo sanguíneo con el trabajo muscular. El ejercicio ayuda a superar este problema al bombear el flujo sanguíneo a través del músculo, al mismo tiempo que más glucosa sanguínea es estimulada hacia las células musculares.[407]

Respuesta de la glucosa

El transporte de glucosa hacia las células del músculo esquelético lo regula una proteína sensible a la insulina conocida como GLUT4, la cual se puede activar mediante dos caminos indicadores: uno estimulado por la insulina, y otro, por la contracción de los músculos durante el ejercicio.

Como estos mecanismos indicadores son distintos, los efectos máximos de la insulina y el ejercicio sobre la respuesta de la glucosa se suman.[408] Una sola sesión de ejercicio puede fomentar la respuesta de la glucosa hacia las células musculares, incluso donde hay resistencia a la insulina.[409] Los niveles de la GLUT4 aumentan con el entrenamiento físico constante, y se ha encontrado que es alrededor del doble de alta en hombres entrenados en comparación con sedentarios.[410] Una mayor concentración y recepción de la GLUT-4, puede explicar la forma en que el ejercicio puede reducir las probabilidades de una persona de tener tolerancia deficiente a la glucosa en la diabetes tipo 2.

La fosforilación de la glucosa y la glucogénesis

El ejercicio mejora la sensibilidad a la insulina al aumentar los niveles y la actividad de las enzimas involucradas en el procesamiento de glucosa y de aquellas involucradas en reponer reservas de glicógeno muscular.

Después del ejercicio, el glicógeno de los músculos (la forma almacenada de la glucosa) se repone en dos fases; la segunda depende de la insulina y disminuye en personas con resistencia a la insulina.[411] No obstante, el ejercicio puede duplicar la síntesis de glicógeno durante esta fase porque aumenta la fosforilación de transporte de glucosa estimulada por insulina.[412]

La estructura muscular y la sensibilidad a la insulina

El ejercicio también mejora la sensibilidad hacia la insulina mediante una adaptación en las células del músculo esquelético. Incrementa la conversión de las llamadas "glucolíticas de movimiento rápido" o fibras IIB, a "rápidas oxidativas" o fibras IIA, que tienen más vasos capilares y son más sensibles a la insulina que el tipo IIB; todos los cambios se relacionan con la tolerancia mejorada a la glucosa.[413] Asimismo, se ha demostrado que el ejercicio aumenta la cantidad de grasas poliinsaturadas en las membranas grasas de las células musculares, lo cual también puede aumentar la sensibilidad a la insulina.[414]

Poniéndolo en práctica

¿Cómo se puede traducir todo esto en un consejo práctico para personas en riesgo de desarrollar diabetes tipo 2?

Para empezar, existe la variedad, ya que tanto el entrenamiento aeróbico como el de resistencia mejoran la sensibilidad a la insulina. Pero el ejercicio debe ser constante y lo debes mantener como un hábito: la sensibilidad hacia la insulina es mucho mayor en el músculo entrenado en comparación con el músculo no entrenado, aumenta con el entrenamiento habitual y se pierde con pocos días de inactividad.

¿Cuánto ejercicio debes hacer? El nivel de ejercicio de intensidad moderada necesario para prevenir la diabetes en 50 por ciento de los adultos en riesgo, varía de 30 a 150 minutos diarios por semana en diversos estudios.[415] La respuesta de la glucosa aumenta hasta casi dos horas después del ejercicio, gracias a los mecanismos independientes de la insulina y una sola sesión de ejercicio puede aumentar la sensibilidad a ésta incluso durante 16 horas. En realidad no existe un límite aparente para el nivel de ejercicio necesario, aunque el exceso daña el músculo y tiene un efecto negativo en la sensibilidad a la insulina.[416] Así que no te conviertas en adicto al gimnasio. Como con tu dieta, busca equilibrio, tal vez un régimen que alterne aeróbicos con entrenamiento de baja resistencia.

Apéndice 2

Evaluando los fármacos contra la obesidad

Si tienes sobrepeso o eres obeso, si tienes síndrome metabólico o te han diagnosticado riesgo de desarrollar diabetes tipo 2, tanto la dieta como el ejercicio pueden ayudar a que tu peso esté dentro de límites sanos. Se ha descubierto que la pérdida de peso equivalente a 5 por ciento del peso corporal o más (por lo regular de 4 a 8 kg) tiene efectos benéficos en los niveles de grasa en la sangre, la coagulación, el control de glucosa y la sensibilidad a la insulina.

Pero tú y tu médico pueden encontrar que tal vez en tu caso, los cambios en el estilo de vida no hagan todo el trabajo necesario. Si es así, quizá necesites la ayuda de un fármaco contra la obesidad, como el orlistat o la sibutramina. Necesitarás demostrar que estás decidido a perder peso y que ya has perdido algo por tu parte.

Orlistat

Está autorizado para utilizarse en personas clínicamente obesas (o con sobrepeso y otros factores de riesgo de enfermedades coronarias), que ya hayan perdido más de 2.5 kg de peso en cuatro semanas mediante dieta.

A diferencia de las píldoras para bajar de peso de hace algunos años, el orlistat no es un inhibidor del apetito ni un "bloqueador" de grasa. Interfiere con la acción de una enzima digestiva llamada lipasa pancreática para que digiera y absorba menos grasa dietética y excrete mucho más a través del intestino grueso. En términos generales, el orlistat (se vende con el nombre de Xenical) reduce la absorción de grasa dietética alrededor de 30 por ciento.

Los estudios demuestran que personas con sobrepeso que consumen orlistat pueden perder casi el doble de peso (y mantener esa pérdida durante más de dos años) que quienes sólo siguen una dieta baja en grasas. Casi la mitad de personas que lo toman mantienen la pérdida de peso en más de 10 por ciento después de un año.

Para alguien que pesa 100 kg esto significa perder 10 kg de grasa corporal, cantidad que puede mejorar considerablemente las enfermedades relacionadas con obesidad, como la presión arterial alta y el aumento anómalo en niveles de grasa y glucosa en sangre.

El orlistat se toma hasta tres veces al día, antes, durante o hasta una hora después de cada comida fuerte y se receta junto con un programa de control de peso que incluye una dieta baja en grasas. Ya que muy poco del fármaco se absorbe en la circulación, los efectos secundarios están limitados principalmente a un mayor contenido de grasa en los movimientos del intestino grueso, lo que puede ocasionar la sensación de urgencia de ir al baño, flatulencia y filtración aceitosa. Otros efectos secundarios posibles con el orlistat incluyen dolor abdominal y de recto, de cabeza, menstruación irregular, ansiedad, fatiga, reacciones de hipersensibilidad y, en casos muy raros, hepatitis.

Aunque también existen efectos secundarios benéficos, como lo demostró un estudio. Al reducir la obesidad, el orlistat también disminuye niveles totales de colesterol en poco más de 2 por ciento, LDL en un promedio de 4.4 por ciento, triglicéridos 23.7 por ciento, presión arterial sistólica a 7.9mmHg y la medida de insulina en ayunas en promedio de 18.7 por ciento después de un año. Luego de dos años, 28.4 por ciento del grupo tratado volvieron a los niveles normales de insulina en ayunas, en comparación con 16.7 por ciento del grupo de control.

Es un descubrimiento importante porque los niveles altos de insulina son uno de los factores de riesgo principales para el desarrollo y progreso de diabetes tipo 2. Por lo tanto, resulta alentador mencionar que sólo 4 por ciento de quienes tenían deficiencia en la tolerancia a la glucosa al inicio de tres de los estudios desarrollaron diabetes tipo 2, en comparación con 25 por ciento de aquellos con deficiencia en la tolerancia a la glucosa que consumían un placebo. En el estudio de Xendos se ha demostrado que el orlistat ayuda a prevenir la diabetes tipo 2.

El estudio Xendos

Publicado en enero de 2004,[417] se llevó a cabo para investigar los beneficios a largo plazo de tomar orlistat como medicamento preventivo contra diabetes. (Xendos es el acrónimo de *XENical in the prevention of Diabetes in Obese Subjects* —Xenical en la prevención de diabetes en los sujetos obesos.)

Más de 3 305 personas obesas con un índice de masa corporal mayor a 30 kg/m^2 participaron en el estudio durante 4 años. De esas personas, 21 por ciento tenía una tolerancia deficiente a la glucosa. A todos se les proporcionaron consejos sobre dieta y estilo de vida y la mitad recibió orlistat, mientras la otra un placebo.

Después de cuatro años, sólo 6 por ciento de quienes tomaban orlistat desarrollaron diabetes tipo 2, en comparación con 9 por ciento de los que tomaban un placebo, con una reducción de riesgo global de 37 por ciento. La diferencia en la incidencia de la diabetes se observó en el grupo con tolerancia deficiente a la glucosa. Por lo tanto, parece que añadir orlistat a los cambios en el estilo de vida puede reducir el riesgo de desarrollar diabetes tipo 2 en personas con tolerancia deficiente a la glucosa.

Por supuesto, esta enfermedad es uno de los síntomas del síndrome metabólico y, a nivel global, 40 por ciento de las personas que participaron en el estudio Xendos, tuvieron al menos tres de los síntomas que definen el síndrome. Cuando los investigadores observaron de nuevo la información, al utilizar solamente los resultados de las personas con síndrome metabólico encontraron que quienes habían tomado orlistat:

- perdieron más del doble de peso que quienes sólo seguían una dieta (-6.4 kg contra -2.9 kg);
- tenían una reducción mucho más significativa en la talla de cintura (-6.1 cm contra -3.8 cm);
- tenían una reducción mucho más significativa en la presión arterial (-5.4/3.1 mmHg contra -3.52.0 mmHg);
- tenían una reducción mucho más significativa en los niveles de triglicéridos (-6.3% contra -5.5%); y,
- tenían un aumento significativamente menor en los niveles de glucosa en ayunas (0.08 mmol/l contra 0.22 mmol/l).

En ambos grupos se observó un aumento similar en los niveles de colesterol bueno HDL, en aproximadamente 9 por ciento.

Además, un número significativamente pequeño de personas con síndrome metabólico que tomaron orlistat, desarrollaron diabetes tipo 2, en comparación con quienes sólo seguían una dieta (9.8% contra 13.7%), con una reducción relativa de riesgo de 36 por ciento.

Sibutramina

Es un fármaco conocido como inhibidor de monoamina oxidasa y se relaciona con antidepresivos desarrollados originalmente a finales de los ochenta. La sibutramina parece actuar en parte al suprimir el apetito y en parte al aumentar los niveles de noradrenalina, un neurotransmisor. La noradrenalina se relaciona con la adrenalina hormonal y aumenta el ritmo metabólico del cuerpo al estimular los receptores en la llamada grasa "parda", tipo de tejido que puede generar mucho más calor que las reservas normales de grasa corporal. Se cree que la sibutramina puede actuar sobre la noradrenalina para aumentar el gasto de energía del cuerpo.

Los investigadores encontraron que quienes tomaron una dosis baja de sibutramina perdieron 1.5 kg adicionales de peso corporal durante un periodo de ocho semanas, en comparación con personas que no tomaban ese fármaco; y quienes tomaban una dosis más alta perdieron 3.5 kg adicionales, comparados con quienes tomaron un placebo en el mismo periodo.

En los estudios con sibutramina, 90 por ciento de personas que respondieron durante las primeras cuatro semanas al tratamiento continuaron perdiendo 7.7 kg después de un año. En comparación con personas que tomaban un placebo, sólo 61 por ciento logró perder 2.4 kg después de un tratamiento de 12 meses.

No obstante, existen efectos secundarios posibles con la sibutramina que incluyen aumento de presión arterial, irritabilidad e insomnio. Algunos estudios mostraron aumento en el ritmo cardiaco promedio de cuatro a seis latidos por minuto, y en la presión arterial de 1 a 4 mmHg. Esto se relaciona con un aumento en la tasa del metabolismo. Otros efectos secundarios posibles con la sibutramina incluyen: estreñimiento, boca seca, náuseas, alteración en la percepción de sabores, diarrea, vómitos, palpitaciones, rubor, mareos, hormigueos, dolor de cabeza, depresión, ataques, disfunción eréctil, alteraciones menstruales, retención urinaria, conteo bajo de plaquetas, visión borrosa, reacciones de hipersensibilidad y problemas renales.

Apéndice 3

Dietas bajas en carbohidratos y enfermedades diabéticas

Existe una gran controversia acerca de qué dieta es la más efectiva para las personas con diabetes tipo 2. Abordamos este tema en el capítulo seis. En lo personal estoy convencida de que un programa de carbohidratos controlados como el iniciado por el doctor Robert Atkins, es la opción más segura para prevenir y controlar el síndrome metabólico y la diabetes tipo 2.

Poco a poco se acumula suficiente evidencia que, sospecho, irá convenciendo lentamente a más profesionales del cuidado de la salud de que las personas con poco control glicémico obtendrán beneficios al comer menos carbohidratos. A continuación se enlistan algunos de los estudios más convincentes para proveer información de fondo para quienes deseen saber más. El libro *The Atkins Diabetes Revolution* es un tratamiento completo para diabetes desde el enfoque Atkins.

Journal of the American College of Nutrition

Un estudio de 1988 mostró que seguir una dieta baja en carbohidratos puede mejorar de manera significativa el control de glucosa. Participaron 28 personas con diabetes tipo 2 que no podían alcanzar un buen control de glucosa con el tratamiento que llevaban.[418] De estas personas, 9 habían sido tratadas únicamente con dietas, mientras 19 consumían fármacos orales para disminuir niveles de glucosa en la sangre (aunque esos fármacos se suspendieron al comienzo del estudio).

A los voluntarios se les dio una dieta basada en su peso corporal ideal y se suministró solamente 25 por ciento de la energía diaria en forma de carbohidratos. Después de 8 semanas se les cambió la dieta: se les suministraba la misma cantidad de energía pero con 55 por ciento de carbohidratos, recomendación convencional para una dieta "saludable".

Se encontró que después de las primeras 8 semanas bajas en carbohidratos, los voluntarios mostraron mejoras significativas en el control de glucosa en la sangre al aumentar sus niveles de glucosa y los de HbA1c (*ver página 48*). Las personas que dejaron de tomar su medicamento oral para disminuir niveles de glucosa también mostraron reducciones significativas en su peso y presión arterial. No obstante, cuando los participantes cambiaron a la dieta con 55 por ciento de carbohidratos, de nuevo empeoró su nivel de control de glucosa y el de HbA1c aumentó significativamente durante las 12 semanas siguientes.

Con el estudio se llegó a la conclusión de que una dieta baja en carbohidratos y calorías tiene efectos benéficos en personas con diabetes tipo 2 que no habían mejorado únicamente con la dieta o fármacos, y que la opción de consumir pocos carbohidratos puede reducir la necesidad de pasar al tratamiento con insulina.

American Heart Association

Un grupo de investigadores apoyados por la Asociación Cardiaca Norteamericana,[419] organizaron de forma aleatoria a 53 mujeres obesas para seguir una dieta muy baja en carbohidratos u otra con pocas calorías y baja en grasas durante seis meses. Ambos grupos redujeron su consumo calórico en cantidades similares (de 1 608 a 1 302 kcal diarias para el grupo de pocos carbohidratos y de 1 707 a 1 247 kcal para el de pocas grasas) aunque a quienes llevaban dieta baja en carbohidratos se les dijo que podían comer todo lo que quisieran sin excederse en carbohidratos.

Aunque ambos grupos consumieron cantidades parecidas de calorías, el grupo bajo en carbohidratos perdió más peso (8.5 kg contra 3.9 kg) y más grasa corporal (4.8 kg contra 2 kg), que el grupo con dieta baja en grasas, sin efectos dañinos como factores de riesgo de enfermedades cardiacas. A los seis meses, no era excesivo el consumo de grasas saturadas para el grupo con la dieta baja en carbohidratos (20.7 por ciento) y habían aumentado significativamente su consumo de grasa monoinsaturada benéfica a un consumo de energía de 20.6 por ciento y grasa poliinsaturada a 9 por ciento. (Las grasas monoinsaturadas incluyen aceites de oliva y de semilla de colza; las grasas poliinsaturadas incluyen aceites de pescado y de linaza. Se ha encontrado que estas grasas tienen efectos benéficos significativos en los factores de riesgo de las enfermedades coronarias.)

Por consiguiente, aun cuando las mujeres con dieta baja en carbohidratos consumieron más calorías por día durante seis meses en comparación con quienes seguían la dieta baja en grasas, perdieron mucho más peso y más grasa corporal. Este estudio, entre otros, sugiere que seguir una dieta baja en carbohidratos provee una ventaja metabólica. Incluso, los autores del estudio afirman que:

> Para que se hubiera dado la máxima pérdida de peso con la dieta baja en carbohidratos solamente con el consumo reducido de calorías, el grupo hubiera tenido que consumir 300 calorías menos al día durante los primeros 3 meses en comparación con el grupo que siguió la dieta baja en grasas… Aunque la imprecisión de los registros dietéticos para los sujetos obesos está bien documentada, parece imposible que una discrepancia sistemática de esta magnitud ocurriera entre los grupos de sujetos que eran obesos de forma similar.

Además de concluir que una dieta muy baja en carbohidratos era más efectiva que otra baja en grasas para una pérdida de peso a corto plazo, los autores también concluyeron que una dieta muy baja en carbohidratos no estaba asociada con efectos dañinos en los factores importantes de riesgo cardiovascular en las mujeres sanas.

Otros dos estudios importantes se publicaron durante el 2003 en el *New England Journal of Medicine.*

Uno de ellos incluía 63 hombres y mujeres obesos con masa corporal promedio de 34 kg/m². Los voluntarios fueron seleccionados de forma aleatoria para seguir una dieta baja en carbohidratos (y por lo tanto alta en proteínas y grasas) y otra convencional baja en grasas con carbohidratos restringidos. Durante el estudio hubo muy poco contacto con los profesionales, ya que los investigadores querían imitar el enfoque utilizado por la mayoría de las personas que hacen dietas, quienes deben hacer todo por su cuenta.

Los de la dieta baja en carbohidratos perdieron peso de manera mucho más significativa durante los primeros 6 meses (7 por ciento contra 3.2 por ciento de peso corporal) y mantuvieron una mayor pérdida de peso a los 12 meses (aun cuando había aumentado su consumo de carbohidratos).[420] Las dos dietas disminuyeron significativamente la presión arterial diastólica y la respuesta de la insulina a un consumo conocido de glucosa. Hubo muy poca diferencia en cuanto al colesterol LDL entre los dos grupos pero, de forma importante, aquellos con la dieta baja en carbohidratos mostraron mayores mejoras en sus niveles de triglicéridos y colesterol HDL, que los de la dieta convencional baja en grasas.

En efecto, estos cambios fueron muy buenos, ya que pueden obtenerse con algunos medicamentos y los investigadores concluyeron que: "La dieta baja en carbohidratos se asoció con una mejoría superior en algunos factores de riesgo para las enfermedades coronarias"; y también que: "... los cambios superan una simple pérdida de peso."

El otro estudio involucró a 132 hombres y mujeres severamente obesos con un índice de masa corporal promedio de 43 kg/m^2, asignados de forma aleatoria para seguir una dieta baja en carbohidratos u otra convencional de calorías restringidas y baja en grasas durante seis meses. Treinta y nueve por ciento tenía diabetes; del resto se diagnosticó a 43 por ciento con síndrome metabólico. A nivel global, 79 sujetos completaron el estudio y quienes seguían la dieta baja en grasas resultaron tener doble de probabilidades de abandonar el estudio que quienes seguían dieta baja en carbohidratos.

Las personas que seguían la dieta baja en carbohidratos perdieron más peso que las de dieta baja en grasas (5.8 kg contra 1.9 kg), estuvieran o no utilizando fármacos para disminuir sus niveles de glucosa en la sangre o de colesterol.[421] Nueve de las 64 personas que comenzaron la dieta baja en carbohidratos perdieron a la larga hasta 10 por ciento de su peso corporal inicial, en comparación con sólo 2 de las 68 personas que comenzaron con la dieta baja en grasas. Quienes seguían la dieta baja en carbohidratos bajaron sus niveles de triglicéridos en más de 20 por ciento; en aquellos que seguían la dieta baja en grasas, la cifra de comparación fue sólo de 4 por ciento.

La sensibilidad a la insulina se midió en las personas con diabetes y se encontró que había mejorado más en quienes seguían la dieta baja en carbohidratos. En efecto, los autores concluyeron que ser asignado a la dieta baja en carbohidratos era un indicador independiente de mejoras en los niveles de triglicéridos y de sensibilidad a la insulina.

Se les dio seguimiento a esos mismos pacientes y un año después y se les volvió a evaluar.[422] Aquellos en el grupo de pocos carbohidratos continuaron demostrando niveles más favorables de triglicéridos y colesterol HDL que los de la dieta baja en grasas; y el control de glucosa en los que tenían diabetes o síndrome metabólico (como se muestra en los niveles del HbA1c) en la dieta baja en carbohidratos, siguió mostrando mejoras significativas. Otros factores metabólicos fueron similares en ambos grupos, pero los investigadores concluyeron que: "Los participantes en una dieta baja en carbohidratos tenían resultados globales mucho más favorables al año, que aquellos que siguieron una dieta convencional". La pérdida de peso fue parecida entre los grupos, pero los efectos en la dislipidemia aterogénica (aumento en los triglicéridos, disminución en el colesterol LDL y proliferación de las partículas densas de colesterol HDL) y el control glicémico, fueron todavía más favorables con una dieta baja en carbohidratos después del ajuste de las diferencias en la pérdida de peso.

American Journal of Medicine

En el 2004, el *American Journal of Medicine* publicó un estudio que investigaba el efecto de un programa bajo en carbohidratos en los niveles de grasa en la sangre.[423]

En este estudio, a 51 voluntarios con sobrepeso u obesidad se les dio una dieta que proveía 25 g de carbohidratos o menos durante 6 meses. Se ofrecieron como apoyo recomendaciones de ejercicios, suplementos nutricionales y juntas de grupos: 80 por ciento de los participantes completaron el estudio de manera exitosa. Después de 6 meses, habían perdido en promedio 10.3 por ciento de peso corporal. Sus niveles totales de colesterol descendieron 11 mg/dl (0.28 mmol/l), el colesterol LDL 10 mg/dl (0.2 mmol/l) y los triglicéridos 56 mg/dl (0.63 mmol/l).

Annals of Internal Medicine

Un estudio importante[424] publicado en 2004, involucraba a 120 personas obesas con alto colesterol total y LDL y/o triglicéridos altos.

A estas personas se les pidió de forma aleatoria seguir una dieta baja en carbohidratos u otra tradicional baja en grasas. Para quienes siguieron la dieta baja en carbohidratos, el promedio de pérdida de peso fue de 12 kg en comparación con 6.5 kg de los que siguieron la baja en grasas. El grupo que consumía pocos carbohidratos mostró cambios mucho más benéficos en los niveles de triglicéridos (una reducción de 0.84 mmol/l contra una reducción de 0.31 mmol/l) y de colesterol HDL (que aumentó 0.14 mmol/l contra un descenso de 0.04 mmol/l) que en el grupo que consumía pocas grasas. No se presentaron muchas diferencias importantes en cuanto a estadísticas en el colesterol LDL y los autores concluyeron que: "Durante la pérdida activa de peso, los niveles de triglicéridos disminuyeron más y el colesterol HDL aumentó más con la dieta baja en carbohidratos, que con la dieta baja en grasas".

Notas

Introducción

1. McCarty, MF. 2000. *Toward a wholly nutritional therapy for type 2 diabetes. Med Hypotheses.* 54;3:483-7.
2. Yeh, GY *et al.* 2003. *Systematic review of herbs and dietary supplements for glycemic control in diabetes. Diabetes Care.* 26;4:1277-94.
3. Ryan, EA, Pick, ME, Marceau, C. 2001. *Use of alternative medicines in diabetes mellitus. Diabet Med.* 18;3:242-5.

Capítulo tres

4. Desouza, C *et al.* 2002. *Drugs affecting homocysteine metabolism: Impact on cardiovascular risk. Drugs.* 62;4:605-16.
5. Wulffele, MG *et al.* 2003. *Effects of short-term treatment with metformin on serum concentrations of homocysteine, folate and vitamin B12 in type 2 diabetes mellitus: A randomized, placebo-controlled trial. J Intern Med.* 254;5:455-63.
6. Armand, ASK, Carlson, SM. 1998. *Folate administration reduces circulating homocysteine levels in* MIDDY *patients on long-*

term metformin treatment. *J Inter. Med.* 244;2:169-74.

Capítulo cuatro

7. McKinney, PA *et al.* 1999. *Perinatal and neonatal determinants of childhood type 1 diabetes: A case-control study in Yorkshire, UK. Diabetes Care.* 22;6:928-32.
8. Verge, CF *et al.* 1994. *Environmental factors in childhood* IDDM: *A population-based, case-control study. Diabetes Care.* 17;12:1381-9.
9. Hypponen, E *et al.* 2001. *Intake of vitamin D and risk of type 1 diabetes: A birth-cohort study. Lancet.* 358(9292):1500-3.

Capítulo seis

10. Pirozzo, S *et al.* 2004. *Advice on low-fat diets for obesity (Cochrane Review). The Cochrane Library, issue 1.* Chichester, UK: John Wiley & Sons Ltd.
11. Ginsberg, JH *et al.* 1976. *Induction of hypertriglyceridemia by a low-fat diet. J Clin Endocrinal Metab* 12:729-735.
12. Coulston, AM *et al.* 1989. *Persistence of hypertriglycerolemic effect of low-fat high-carbohydrate diets in* NIDDM *patients. Diabetes Care* 12:94-101.
13. Garg, A *et al.* 1994. *Effects of varying carbohydrate content of diet in patients with non-insulin-dependent diabetes mellitus.* JAMA. 271:1421-1428.
14. Garg, A *et al.* 1994. *Effects of varying carbohydrate content of diet in patients with non-insulin-dependent diabetes mellitus.* JAMA. 271:1421-1428.

15. Garg, A. 1998. *High-monounsaturated-fat diets for patients with diabetes mellitus: A meta-analysis. Am J Clin Nutr.* 67 (suppl): 577S-582S.
16. Liu, S *et al.* 2000. *A prospective study of dietary glycemic load, carbohydrate intake, and risk of coronary heart disease in US women. Am J Clin Nutr.* 71;6:1455-61.

Capítulo siete

17. Adaptado de: *Health Supplements Information Service analysis of the National Diet and Nutrition Survey 2003.*
18. Fletcher, RH, Fairfield, KM. 2002. *Vitamins for chronic disease prevention in adults: Clinical applications.* JAMA 28:3127-3129.
19. Rimm, EB *et al.* 1998. *Folate and vitamin B6 from diet and supplements in relation to risk of coronary heart disease among women.* JAMA 279;5:359-64.
20. Barringer, TA *et al.* 2003. *Effect of a multivitamin and mineral supplement on infection and quality of life: A randomised double-blind, placebo-controlled trial. Ann Intern Med* 138:365-371.
21. Leske, MC *et al.* 1991. *The lens opacities case-control study: Risk factors for cataract. Arch Ophthalmol.* 109;2:244-51.

Capítulo ocho

22. Borcea, V *et al.* 1999. *Alpha-lipoic acid decreases oxidative stress even in diabetic patients with poor glycemic control and albuminuria. Free Radic Biol Med.* Jun; 26(11-12):1495-500.

23. Jacob, S *et al.* 1995. *Enhancement of glucose disposal in patients with type 2 diabetes by alpha-lipoic acid. Arzneimittel-Forschung,* 45:872-4.

24. Jacob, S *et al.* 1999. *Oral administration of* RAC-*alpha-lipoic acid modulates insulin sensitivity in patients with type-2 diabetes mellitus: a placebo-controlled pilot trial. Free Radic Biol Med.* 27;3-4:309-14.

25. Androne, L *et al.* 2000. *In vivo effect of lipoic acid on lipid peroxidation in patients with diabetic neuropathy. In Vivo.* 14;2:327-30.

26. Haak, E *et al.* 2000. *Effects of alpha-lipoic acid on microcirculation in patients with peripheral diabetic neuropathy. Exp Clin Endocrinol Diabetes.* 108;3:168-74.

27. Ametov, AS *et al.* 2003. *The sensory symptoms of diabetic polyneuropathy are improved with alpha-lipoic acid: The Sydney trial. Diabetes Care.* 26;3:770-6.

28. Ziegler D, Gries FA, *Alpha-lipoic acid in the treatment of diabetic peripheral and cardiac autonomic neuropathy. Diabetes,* 1997; 46:Suppl. 2:S62-6.

29. Ruhnau, KJ *et al.* 1999. *Effects of 3-week oral treatment with the antioxidant thioctic acid (alpha-lipoic acid) in symptomatic diabetic polyneuropathy. Diabet Med.* 16;12:1040-3.

30. Ziegler, D *et al.* 1999. *Alpha-lipoic acid in the treatment of diabetic polyneuropathy in Germany: Current evidence from clinical trials. Exp Clin Endocrinol Diabetes.* 107;7:421-30.

31. Morcos, M *et al.* 2001. *Effect of alpha-lipoic acid on the progression of endothelial cell damage and albuminuria in patients with diabetes mellitus: An exploratory study. Diabetes Res Clin Pract.* 52;3:175-83.

32. Facchini, F *et al.* 1996. *Relation between dietary vitamin intake and resistance to insulin-mediated glucose disposal in healthy volunteers. Am J Clin Nutr* 63:946-9.

33. Suzuki, K *et al.* 2002. *Relationship between serum carotenoids and hyperglycemia: a population-based cross-sectional study. J Epidemiol.* 12;5:357-66.

34. Ylonen, K *et al.* 2003. *Dietary intakes and plasma concentrations of carotenoids and tocopherols in relation to glucose metabolism in subjects at high risk of type 2 diabetes: The Botnia Dietary Study. Am J Clin Nutr.* 7;6:1434-41.

35. Baena, RM *et al.* 2002. *Vitamin A, retinol binding protein and lipids in type 1 diabetes mellitus. Eur J Clin Nutr.* 56;1:44-50.

36. Pauleikhoff, D, van Kuijk, FJ, Bird, AC. 2001. *Macular pigment and age-related macular degeneration. Der Ophthalmologe.* Jun 98 (6), p511-9.

37. Junghans, A, Sies, H, Stahl, W. 2001. *Macular pigments lutein and zeaxanthin as blue light filters studied in liposomes. Arch Biochem Biophys* 15 jul, 391 (2), p160-4.

38. Bone, RA *et al.* 2001. *Macular pigment in donor eyes with and without* AMD: *A case-control study. Invest Ophthal Vis Sci.* 42;1:235-40.

39. Moeller, SM *et al.* 2000. *The potential role of dietary xanthophylls in cataract and age-related macular degeneration. J Am Coll Nutr* 19:(5 Suppl):522S-527S.

40. Chasan-Taber, L *et al.* 1999. *A prospective study of carotenoid and vitamin A intakes and risk of cataract extraction in* US *women. Am J Clin Nutr* 70;4:509-16.

41. Paolisso, G *et al.* 1994. *Plasma vitamin C affects glucose homeostasis in*

healthy subjects and in non-insulin-dependent diabetics. *Am J Physiol* 266:E261-8.

42. Paolisso, G, *et al.* 1995. *Metabolic benefits deriving from chronic vitamin C supplementation in aged non-insulin dependent diabetics. J Am Coil Nutr* 14:387-92.

43. Hutchinson, ML, Lee, WYL, Chen, MS *et al.* 1983. *Effects of glucose and select pharmacologic agents on leukocyte ascorbic acid levels. Fed Proc.* 42:930.

44. Secher, K. 1942. *The bearing of the ascorbic acid content of the blood on the course of the blood sugar curve. Acta Med Scand.* 60:255-65.

45. Davie, SJ, Gould, BJ, Yudkin, JS. 1992. *Effect of vitamin C on glycosylation in diabetes. Diabetes* 41:167-73.

46. Wang, H *et al.* 1995. *Experimental and clinical studies on the reduction of erythrocyte sorbitol-glucose ratios by ascorbic acid in diabetes mellitus. Diabetes Res Clin Pract* 28:1-8.

47. Vinson, JA, Staretz, ME, Bose, P *et al.* 1989. *In vitro and in vivo reduction of erythrocyte sorbitol by ascorbic acid. Diabetes.* 38:1036-41.

48. Cunningham, JJ *et al.* 1994. *Vitamin C: An aldose reductase inhibitor that normalizes erythrocyte sorbitol in insulin-dependent diabetes mellitus. J Am Coil Nutr* 13:344-50.

49. Ginter, E *et al.* 1978. *Hypocholesterolemic effect of ascorbic acid in maturity-onset diabetes mellitus. Int J Vitam Nutr Res* 48:368-73.

50. Paolisso, G, Balbi, V, Volpe, C *et al.* 1995. *Metabolic benefits deriving from chronic vitamin C supplementation in aged non insulin dependent diabetics. J Am Coll Nutr* 14:387-92.

51. Ericsson, J and Kohvakka, A. 1995. *Magnesium and ascorbic acid supplementation in diabetes mellitus. Ann Nutr Metab* 39:217-23.

52. Simon, JA, Hudes, ES, Browner, WS. 1998. *Serum ascorbic acid and cardiovascular disease prevalence in US adults. Epidemilogy* 9;3:316-21.

53. Jacob, RA. 1998. *Vitamin C nutriture and risk of atherosclerotic heart disease. Nutr Rev* 56;11:334-7.

54. Riemersma, RA *et al.* 1991. *Risk of angina pectoris and plasma concentrations of vitamins A, C and E and carotene. Lancet.* 337:1-5.

55. Nyyssonen, K. 1997 *Vitamin C deficiency and risk of myocardial infarction: prospective population study of men from eastern Finland. BMJ.* 314:634-638.

56. Khaw, K-T *et al.* 2001. *Relation between plasma ascorbic acid and mortality in men and women in EPIC-Norfolk prospective population study. Lancet* 357:657-63.

57. Gale, CR *et al. Vitamin C and risk from stroke and coronary heart disease in cohort of elderly people. BMJ* 1995;310:1563-1566.

58. Timimi FK *et al.* 1998. *Vitamin C improves endothelium-dependent vasodilation in patients with insulin-dependent diabetes mellitus. Journal of the American College of Cardiology.* 31;3:552-57.

59. Ting, HH *et al.* 1996. *Vitamin C improves endothelium-dependent vasodilation in patients with non-insulin-dependent diabetes mellitus. J Clin Invest* 9:22-8.

60. Leske, MC *et al.* 1991. *The lens opacities case-control study: Risk factors from cataract. Arch Ophthalmol* 109;2:244-51.

61. Robertson, J McD, Donner, AP, Trevithick, JR. 1991. *A possible role for vitamins C and E in cataract prevention. Am J Clin Nutr.* 53:346S-51S.

62. Hankinson, S *et al.* 1992. *Nutrient intake and cataract extraction in women: a prospective study.* BMJ 305:335-9.

63. Jacques, PF *et al.* 1997. *Long-term vitamin C supplement use and prevalence of early age-related lens opacities. Am J Clin Nutr* 66 (4) p911-6.

64. Carr, AC, Frei, B. 1999. *Toward a new recommended dietary allowance for vitamin C based on antioxidant and health effects in humans. Am J Clin Nutr* 69:6:1086-1107.

65. Levine, M *et al.* 1999. *Criteria and recommendations for vitamin C intake. JAMA.* 281(15):1415-23.

66. Will, JC, Byers, T. 1996. *Does diabetes mellitus increase the requirement for vitamin C? Nutr Rev* 54;7:193-202.

67. Sinclair, AJ *et al.* 1994. *Low plasma ascorbate levels in patients with type II diabetes mellitus consuming adequate dietary vitamin C. Diabet Med* 11:893-8.

68. McCarty, MF. 1999. *Can correction of sub-optimal coenzyme Q status improve beta-cell function in type II diabetics? Med Hypotheses* 52;5:397-400.

69. Serebruany, VL *et al.* 1997. *J Cardiovasc Pharmacol* 29(1) 16-22.

70. Watts, GF *et al.* 2002. *Coenzyme Q10 improves endothelial dysfunction of the brachial artery in Type II diabetes mellitus. Diabetologia.* 45;3:420-6.

71. Fujioka, T *et al.* 1983. *Clinical study of cardiac arrhythmias using a 24-hour continuous electrocardiographic recorder (5th report) — antiarrhythmic action of coenzyme Q10 in diabetics. Tohoku J Exp Med.* 141 supl:453-63.

72. Munkholm, H *et al.* 1999. *Coenzyme Q10 treatment in serious heart failure. Biofactors* 9(2-4) 285-9.

73. Morisco, C *et al.* 1993. *Effect of coenzyme Q10 therapy in patients with congestive heart failure: a long-term multicenter randomized study. Clin Investig* 71 (8 supl) S134-6.

74. Lansjoen, H *et al.* 1994. *Usefulness of coenzyme Q10 in clinical cardiology: a long-term study. Mol Aspects Med* 15 Supl S165-75.

75. Digiesi, V *et al.* 1990. *Effect of coenzyme Q10 on essential arterial hypertension. Curr Ther Res.* 47:841-845.

76. Langsjoen, P *et al.* 1994. *Treatment of essential hypertension with coenzyme Q10. Mol Aspects Med.* 15 Supl S265-72.

77. Hodgson, JM *et al.* 2002. *Coenzyme Q10 improves blood pressure and glycaemic control: a controlled trial in subjects with type 2 diabetes. Eur J Clin Nutr.* 56;11:1137-42.

78. Miyake, Y. 1999. *Effect of treatment with 3-hydroxy-3-methylglutaryl coenzyme A reductase inhibitors on serum coenzyme Q10 in diabetic patients. Arzneimittelforschung* 49;4:324-9.

79. Fuller, CJ, Chandalia, M *et al.* 1996. *RRR-alpha-tocopheryl acetate supplementation at pharmacologic doses decreases low-density-lipoprotein oxidative susceptibility but not protein glycation in patients with diabetes mellitus. Am J Clin Nutr,* 63:753-9.

80. Jain, SK, McVie, R *et al.* 1996. *The effect of modest vitamin E supplementation on lipid peroxidation products and other cardiovascular risk factors in diabetic patients. Lipids* 315:S87-90; y Jain SK, McVie R *et al. Effect of modest vitamin E supplementation on blood glycated haemoglobin and triglyceride levels and red cellindices in type 1 diabetic patients. J Am Coll Nutr.* 15;5:458-61.

81. Bierenbaum, ML *et al. The effect of supplemental vitamin E on serum*

parameters in diabetics, post coronary and normal subjects. *Nutr Rep Internat* 31:1171-80, 1985.

82. Paolisso, G *et al. Pharmacologic doses of vitamin E improve insulin action in healthy subjects and non-insulin dependent diabetic patients. Am J Clin Nutr* 57:650-6, 1993.

83. Paolisso, G *et al. Daily vitamin E supplements improve metabolic control but not insulin secretion in elderly type II diabetic patients. Diabetes Care* 16:1433-7, 1993.

84. Paolisso G *et al.* 1993. *Pharmacologic doses of vitamin E improve insulin action in healthy subjects and non-insulin dependent diabetic patients. Am J Clin Nutr,* 1993; 57:650-56.

85. Salonen, JT *et al.* 1995. *Increased risk of non-insulin dependent diabetes mellitus at low plasma vitamin E concentrations: A four year follow up study in men. BMJ.* 311;7013:1124-7.

86. Duntas, L *et al.* 1996. *Administration of d-alphatocopherol in patients with insulin-dependent diabetes mellitus. Curt Ther Res* 57:682-90.

87. Eg Shoff, SM *et al.* 1993. *Glycosylated haemoglobin concentrations and vitamin E, vitamin C, and beta-carotene intake in diabetic and nondiabetic older adults. Am J Clin Nutr,* 58:412-16.

88. Ceriello, A, Giugliano, D, Quatraro, A *et al.* 1991. *Vitamin E reduction of protein glycosylation in diabetes. Diabetes Care* 14:68-72.

89. Duntas, L *et al.* 1996. *Administration of d-alpha-tocopherol in patients with insulin-dependent diabetes mellitus. Curt Ther Res* 57:682-90.

90. Reaven, PD *et al.: Effect of vitamin E on susceptibility of low-density lipoprotein and low-density lipoprotein subfractions to oxidation and on protein glycation in NIDDM. Diabetes Care* 18:807, 1995.

91. Paolisso, G *et al.*1993. *Daily vitamin E supplements improve metabolic control but not insulin secretion in elderly type II diabetic patients. Diabetes Care* 16:1433-7.

92. Colette, C *et al.* 1988. *Platelet function in type I diabetes: effects of supplementation with large doses of vitamin E. Am J Clin Nutr* 47:256-61.

93. Gisnger, C, Jeremy, J, Speiser, P *et al.* 1988. *Effect of vitamin E supplementation on platelet thromboxane A2 production in type I diabetic patients: Double-blind crossover trial. Diabetes* 37:1260-4.

94. Gey, KF *et al.* 1989. *Plasma vitamin E and A inversely correlated to mortality from ischaemic heart disease in cross-cultural epidemiology. Ann NY Acad Sci* 570:268-282.

95. Stampfer, MJ *et al.* 1993. *Vitamin E consumption and the risk of coronary heart disease in women. N Engl J Med* 328:1444-1449.

96. Rimm, EB *et al.* 1993. *Vitamin E consumption and the risk of coronary heart disease in men. N Engl J Med* 328:1450-1456.

97. Stephens, NG *et al.* 1996. *Randomised controlled trial of vitamin E in patients with coronary disease: Cambridge Heart Antioxidant Study (CHAOS). Lancet* 347:781-785.

98. Schmidt, R *et al.* 1998. *Plasma antioxidants and cognitive performance in middle aged and older adults: results of the Austrian stroke prevention study. J Am Geriat Soc* 46:1407-1410.

99. Tavani, A *et al.* 1996. *Food and nutrient intake and risk of cataract. Ann Epidemiol.* 6;1:41-6.

100. Leske MC *et al.* 1991. *The lens opacities case-control study: Risk factors for cataract. Arch Ophthalmol* 109;2:244-51.

101. Rizvi, SI, Zaid, MA. 2001. *Insulin-like effect of (-)epicatechin on erythrocyte membrane acetylcholinesterase activity in type 2 diabetes mellitus. Clin Exp Pharmacol Physiol* 28;9:776-8.

102. Hosoda, K *et al.* 2003. *Antihyperglycemic effect of oolong tea in type 2 diabetes. Diabetes Care.* 26;6:1714-8.

103. Gomes, A *et al.* 1995. *Antihyperglycemic effect of black tea (Camellia sinensis) in rat. J Ethnopharmacol.* 45;3:223-6.

104. Hakim, IA *et al.* 2003. *Tea consumption and the prevalence of coronary heart disease in Saudi adults: results from a Saudi national study. Prev med.* 36;1:64-70.

105. Sesso, HD *et al.* 1999. *Coffee and tea intake and the risk of myocardial infarction. Am J Epidemiol.* 149;2:162-7.

106. Sasazuki, S *et al.* 2000. *Relation between green tea consumption and the severity of coronary artherosclerosis among Japanese men and women. Ann Epidemiol.* 10;6:401-8.

107. Ryu, E. 1980. *Prophylactic effect of tea on pathogenic microorganism infection to human and animals. (Growth inhibitive and bacteriocidal effect of tea on food poisoning and other pathogenic enterobacterium in vitro). Int J Zoonoses.* 7;2:164-70.

108. Fascina, G *et al.* 2002. *Polyphenolic antioxidant (-)-epigallocatechin-3-gallate from green tea as a candidate anti-HIV agent. AIDS* 16;6:939-41.

109. Weber, JM *et al.* 2003. *Inhibition of adenovirus infection and adenian by green tea catechins. Antiviral Res.* 58;2:167-73.

110. Chida M *et al.* 1999. *In Vitro testing of antioxidants and biochemical end-points in bovine retinal tissue. Ophthal Res* 31;6:407-415.

111. Liu, X *et al.* 2004. *French maritime pine bark extract Pycnogenol dose-dependently lowers glucose in Type 2 diabetic patients. Diabetes Care* 27;3:839.

112. Liu, X *et al.* 2004. *Antidiabetic effect of French maritime pine bark extract Pycnogenol in patients with Type 2 diabetes. Life Sci* 8;75;21:2505-13.

113. Schonlau, F, Rohdewald, P. 2001. *Pycnogenol for diabetic retinopathy: A review. Int Ophthalmol.* 24;3:161-71.

114. Spadea, L, Balestrazzi, E. 2001. *Treatment of vascular retinopathies with Pycnogenol. Phytother Res,* mayo;15(3):219-23.

115. Putter, M *et al.* 1999. *Inhibition of smoking-induced platelet aggregation by aspirin and Pycnogenol. Thromb Res,* agosto 1595(4):155-61.

116. Kljai, K, Runje, R. 2001. *Selenium and glycogen levels in diabetic patients. Biol Trace Elem Res* 83(3):223-9.

117. Ekmekcioglu, C *et al.* 2001. *Concentrations of seven trace elements in different hematological matrices in patients with type 2 diabetes as compared to healthy controls. Biol Trace Elem Res* 79(3):205-19.

118. Ruiz, C *et al.* 1998. *Selenium, zinc and copper in plasma of patients with type 1 diabetes mellitus in different metabolic control states. J Trace Elem Med Biol* 12;2:91-5.

119. Osterode, W *et al.* 1996. *Nutritional antioxidants, red cell membrane fluidity and blood viscosity in type 1 (insulin dependent) diabetes mellitus. Diabet Med* 13(12):1044-50.

120. Agren, MS *et al.* 1986. *Selenium, zinc, iron and copper levels in serum of patients with arterial and venous leg ulcers. Acta Derm Venereol* 66;3:237-40.
121. Stapleton, SR. 2000. *Selenium: an insulin-mimetic. Cell Mol Life Sci,* diciembre;57 (13-14):1874-9.
122. Huttunene, JK. 1997. *Selenium and cardiovascular diseases — an update. Biomed Environ Sci* 10:2-3, 220-6.
123. Riceti MM *et al.* 1999. *Effects of sodium selenite on in vitro interactions between platelets and endothelial cells. Int J Clin Lab Res* 29(2) 80-4.
124. Uden, S *et al.* 1990. *Antioxidant therapy for recurrent pancreatitis: placebo-controlled trial. Aliment Pharmacol Terap* 4;4:357-371, y ver Bowrey, DJ *et al.* 1999 *Selenium deficiency and chronic pancreatitis: disease mechanism and potential for therapy. HPB Surg* 11(4) 207-15 y Morris-Stiff, GJ. 1999. *The antioxidant profiles of patients with recurrent acute and chronic pancreatitis. Am J Gastroenterol* 94(8) 2135-40.
125. Combs, GF *et al.* 1997. *Reduction of cancer mortality and incidence by selenium supplementation. Med Klin* 92 (suppl 3 42-5).
126. Clark, LC *et al.* 1996. JAMA 276 (24) 1957-1963, y Clark, LC *et al.* 1998. *Decreased evidence of prostate cancer with selenium supplementation : results of a double-blind cancer prevention trial. Br J Urol* 81(5) 730-4.
127. Yoshizawa, K *et al.* 1998. *Study of prediagnostic selenium level in toenails and the risk of advanced prostate cancer. J Natl Cancer Inst.* 90 (16) 1219-24.
128. Rayman, M. 1997. *Dietary selenium: time to act. BMJ* 314:387-388.

Capítulo nueve

129. Verhoef, P *et al.* 1997. *Plasma total homocysteine, B vitamins and risk of coronary atherosclerosis. Arterioscler Thromb Vasc Biol* 17:989-95.
130. Refsum, H *et al.* 1998. *Homocysteine and cardiovascular disease. Ann Rev med* 49:31-62.
131. Evers, S *et al.* 1997. *Features, symptoms and neurophysiological findings in stroke associated with hyperhomocysteinemia. Arch neurol* 54:1276-82.
132. Ueland, PM *et al.* 2000. *The controversy over homocysteine and cardiovascular risk. Am J Clin Nutr* 72:324-32.
133. Boushey, CJ *et al.* 1995. *A quantitative assessment of plasma homocysteine as a risk factor for vascular disease. Probable benefits of increasing folic acid intakes.* JAMA 274:1049-57.
134. Graham, IM *et al.* 1997. *Plasma homocysteine as a risk factor for vascular disease: The European Concerted Action Project.* JAMA 277:1775-81.
135. Voutilainen, S *et al.* 1999. *Enhanced in vivo lipid peroxidation at elevated plasma total homocysteine levels. Arterioscler Thromb Vasc Biol* 19:1263-6.
136. Malinow, MR *et al.* 1999. *Homocysteine, diet and cardiovascular disease: A statement for healthcare professionals from the Nutrition Committee, American Heart Association. Circulation* 99:178-82.
137. Pavia, C *et al.* 2000. *Total homocysteine in patients with type 1 diabetes. Diabetes Care* 23;1:84-7.
138. Meigs, JB *et al.* 2001. *Fasting plasma homocysteine levels in the*

insulin resistance syndrome: The Framingham offspring study. *Diabetes Care* 24;8:1403-10.

139. Cenerelli, S *et al.* 2002. *Helicobacter pylori masks differences in homocysteine plasma levels between controls and type 2 diabetic patients. Eur J Clin Invest.* 32;3:158-62.

140. Emoto, M *et al.* 2001. *Impact of insulin resistance and nephropathy on homocysteine in type 2 diabetes. Diabetes Care* 24:533-538.

141. Hultberg, B *et al.* 1997. *Poor metabolic control, early age at onset, and marginal folate deficiency are associated with increasing levels of plasma homocysteine in insulin-dependent diabetes mellitus: A five-year follow-up study. Scand J Clin Lab Invest.* 57;7:595-600.

142. Baiga, BS *et al.* 2000. *Hyperhomocysteinemia in type 2 diabetes mellitus: Cardiovascular risk factors and effect of treatment with folic acid and pyridoxine. Endocr Pract* 6;6:435-41.

143. Ciccarone, E *et al.* 2003. *Homocysteine levels are associated with the severity of peripheral arterial disease in Type 2 diabetic patients. J Thromb Haemost.* 1;12:2540-7.

144. Merchant, AT *et al.* 2003. *The use of B vitamin supplements and peripheral arterial disease risk in men are inversely related. J Nutr.* 133;9:2863-7.

145. Ambrosch, A *et al.* 201. *Relation between homocysteinaemia and diabetic neuropathy in patients with Type 2 diabetes mellitus. Diabet Med.* 18;3:185-92.

146. Buysschaert, M *et al.* 2000. *Hyperhomocysteinemia in type 2 diabetes: Relationship to macroangiopathy, nephropathy, and* insulin resistance. *Diabetes Care* 23;12:1816-1822.

147. Ozmen, B. 2002. *Association between homocysteinemia and renal function in patients with type 2 diabetes mellitus. Ann Clin Lab Sci.* 32;3:279-86.

148. Looker, HC *et al.* 2003. *Homocysteine as a risk factor for nephropathy and retinopathy in Type 2 diabetes. Diabetologia.* 46;6:766-2.

149. Becker, A *et al.* 2003. *Plasma homocysteine and S-adenosylmethionine in erythrocytes as determinants of carotid intima-media thickness: Different effects in diabetic and non-diabetic individuals. The Hoorn Study. Atherosclerosis.* 169;2:323-30.

150. de Luis, DA *et al.* 2002. *Total homocysteine and cognitive deterioration in people with type 2 diabetes. Diabetes Res Clin Pract* 55;3:185-90.

151. Passaro, A. 2003. *Effect of metabolic control on homocysteine levels in type 2 diabetic patients: A 3-year follow-up.* J Intern Med. 254;3:264-71.

152. Robinson, K *et al.* 1998. *Low circulating folate and vitamin B6 concentrations: risk factors for stroke, peripheral vascular disease and coronary artery disease: European COMAC Group. Circulation* 97:437-43.

153. Selhub, J *et al.* Vitamin status and intake as primary determinants of homocysteinemia in an elderly population. JAMA 1993;270:2693-8.

154. Homocysteine Lowering Trialists Collaboration. 1998. *Lowering blood homocysteine with folic acid based supplements: Meta-analysis of randomised trials.* BMJ 316:894-8.

155. Rydlewicz, A *et al.* 2002. *The effect of folic acid supplementation on*

plasma homocysteine in an elderly population. *QJM* 95:27-35.

156. de Luis, DA *et al.* 2003. *Relation between total homocysteine levels and beer intake in patients with diabetes mellitus Type 2. Ann Nutr Metab.* 47;3-4:119-23.

157. Wulffele MG. 2003. *Effects of short-term treatment with metformin on serum concentrations of homocysteine, folate and vitamin B12 in type 2 diabetes mellitus: A randomized, placebo-controlled trial. J Intern Med* 254;5:455-63.

158. Valerio, G *et al.* 1999. *Lipophilic thiamine treatment in longstanding insulin-dependent diabetes mellitus. Acta Diabetol.* 36;1-2:73-6.

159. Avena, R. 2000. *Thiamine (Vitamin B1) protects against glucose and insulin-mediated proliferation of human infragenicular arterial smooth muscle cells. Ann Vasc Surg.* 14;1:37-43.

160. Obrenovich, ME, Monnier, VM. 2003. *Vitamin B1 blocks damage caused by hyperglycemia. Sci Aging Knowledge Environ* 10:PE6.

161. Hammes, HP *et al.* 2003. *Benfotiamine blocks three major pathways of hyperglycemic damage and prevents experimental diabetic retinopathy. Nat med.* 9;3:294-9.

162. Saito, N *et al.* 1987. *Blood thiamine levels in outpatients with diabetes mellitus. J Nutr Sci Vitaminol (Tokio)* 33;6:421-30.

163. Havivi, E *et al.* 1991. *Vitamins and trace metals status in non insulin dependent diabetes mellitus. Int J vital Nutr Res* 61;4:328-33.

164. Havivi, E *et al.* 1991. *Vitamins and trace metals status in non insulin dependent diabetes mellitus. Int J vital Nutr Res* 61;4:328-33.

165. Cole, HS *et al.* 1976. *Riboflavin deficiency in children with diabetes mellitus. Acta Diabetol Lat.* 13;1-2:25-9.

166. Kodentsova, VM *et al.* 1994. *Vitamin metabolism in children with insulin-dependent diabetes mellitus: Effect of length of illness, severity, and degree of disruption of substance metabolism. Vopr Med Khim* 40;4:33-8.

167. Kodentsova, VM *et al.* 1993. *Metabolism of riboflavin and B group vitamins functionally bound to it in insulin-dependent diabetes mellitus. Vopr Med Khim* 39;5:33-6.

168. Malaisse, WJ. 1993. *Is type 2 diabetes due to a deficiency of FAD-linked glycerophosphate dehydrogenase in pancreatic islets?Acta Diabetol* 30(1):1-5.

169. Head, KA. 2001. *Natural therapies for ocular disorders, part two: Cataracts and glaucoma. Altern Med Rev* 6;2:141-66.

170. Leske, MC *et al.* 1991. *The lens opacities case-control study: Risk factors for cataract. Arch Ophthalmol.* 109;2:244-51.

171. Malik, S, Kashyap, ML. 2003. *Niacin, lipids, and heart disease. Curr Cardiol Rep* 5;6:470-6.

172. Pan, J *et al.* 2002. *Extended-release niacin treatment of the atherogenic lipid profile and lipoprotein(a) in diabetes. Metabolism* 51;9:1120-7.

173. Grundy, SM *et al.* 2002. *Efficacy, safety, and tolerability of once-daily niacin for the treatment of dyslipidemia associated with type 2 diabetes: Results of the assessment of diabetes control and evaluation of the efficacy of niaspan trial. Arch Intern Med* 162;14:1568-76.

174. Desouza, C *et al.* 2002. *Drugs affecting homocysteine metabolism:*

impact on cardiovascular risk. Drugs 62;4:605-16.

175. Kane, MP et al. 2001. Cholesterol and glycemic effects of Niaspan in patients with type 2 diabetes. Pharmacotherapy 21;12:1473-8.

176. Rimm, EB et al. 1998. Folate and vitamin B6 from diet and supplements in relation to risk of coronary heart disease among women. JAMA 279;5:359-64.

177. Wilmink, AB et al. 2004. Dietary folate and vitamin B6 are independent predictors of peripheral arterial occlusive disease. Vasc Surg 39;3:513-6.

178. McCann, VJ, Davis, RE. 1978. Serum pyridoxal concentrations in patients with diabetic neuropathy. Aust N Z J Med 8;3:259-61.

179. McCann, VJ, Davis, RE. 1978. Carpal tunnel syndrome, diabetes and pyridoxal. Aust N Z J Med 8;6:638-40.

180. Ellis, JM et al. 1991. A deficiency of vitamin B6 is a plausible molecular basis of the retinopathy of patients with diabetes mellitus. Biochem Biophys Res Commun. 179;1:615-9.

181. Havivi, E et al. 1991. Vitamins and trace metals status in non insulin dependent diabetes mellitus. Int J Vitam Nutr Res 61;4:328-33.

182. Davis, RE et al. 1976. Serum pyridoxal and folate concentrations in diabetics. Pathology 8:151-56.

183. Wilson, RG, Davis, RE. 1977. Serum pyridoxal concentrations in patients with diabetes mellitus. Pathology 9:95-98.

184. Rao, RH et al. 1980. Failure of pyridoxine to improve glucose tolerance in diabetics. J Clin Endocrinol Metab 50;1:198-200.

185. Solomon, LR, Cohen, K. 1989. Erythrocyte O2 transport and metabolism and effects of vitamin B6 therapy in type II diabetes mellitus. Diabetes 38:881-86.

186. Bauman, WA et al. 2000. Increased intake of calcium reverses vitamin B12 malabsorption induced by metformin. Diabetes Care. 23;9:1227-31.

187. Perros, P et al. 2000. Prevalence of pernicious anaemia in patients with Type 1 diabetes mellitus and autoimmune thyroid disease. Diabet Med. 17;10:749-51.

188. Looker, HC et al. 2003. Homocysteine as a risk factor for nephropathy and retinopathy in Type 2 diabetes. Diabetologia. 46;6:766-72.

189. Kornerup, T, Strom, L. 1958. Vitamin B12 and retinopathy in juvenile diabetics. Acta Paediatr 47:646-51.

190. Cameron, AJ, Ahern, GJ. 1958. Diabetic retinopathy and cyanocobalamin (vitamin B12): A preliminary report. Br J Ophthalmal 42:686-93.

191. Rimm, EB et al. 1998. Folate and vitamin B6 from diet and supplements in relation to risk of coronary heart disease among women. JAMA 279;5:359-64.

192. Ajabnoor, MA et al. 2003. Homocysteine level and other biochemical parameters in cardiovascular disease patients with diabetes mellitus. Med Sci Monit. 9;12:CR523-7.

193. Wilmink, AB et al. 2004. Dietary folate and vitamin B6 are independent predictors of peripheral arterial occlusive disease. Vasc Surg 39;3:513-6.

194. Molgaard, J et al. 1992. Hyperhomocyst(e)inaemia: an independent risk factor for intermittent claudication. J Intern Med. 231;3:273-9.

195. Fiorina, P et al. 1998. Plasma homocysteine and folate are related to arterial blood pressure in type 2 diabetes mellitus. Am J Hypertens. 11;9:1100-7.

196. Woo, KS *et al.* 1999. *Folic acid improves arterial endothelial function in adults with hyperhomocystinemia. J Am Coll Cardiol.* 34;7:2002-6.

197. He, K *et al.* 2004. *Folate, vitamin B6, and B12 intakes in relation to risk of stroke among men. Stroke.* 35;1:169-74.

198. Tavani, A *et al.* 1996. *Food and nutrient intake and risk of cataract. Ann Epidemiol.* 6;1:41-6.

199. Havivi, E *et al.* 1991. *Vitamins and trace metals status in non insulin dependent diabetes mellitus. Int J vitam Nutr Res* 61;4:328-33.

200. Furukawa, Y. 1999. *Enhancement of glucose-induced insulin secretion and modification of glucose metabolism by biotin. Nippon Rinsho.* 57;10:2261-9.

201. Koutsikos, D *et al.* 1996. *Oral glucose tolerance test after high-dose IV biotin administration in normoglucemic hemodialysis patients. Ren Fail.* 18;1:131-7.

202. Coggeshall, JC *et al.* 1985. *Biotin status and plasma glucose in diabetics. Ann NY Acad Sci* 447:389-92.

203. Maebashi, M *et al.* 1993. *Therapeutic evaluation of the effect of biotin on hyperglycemia in patients with non-insulin dependent diabetes mellitus. J Clin Biochem Nutr.* 14:211-218.

204. Koutsikos, D *et al.* 1990. *Biotin for diabetic peripheral neuropathy. Biomed Pharmacother.* 44;10:511-514.

205. Strom, CM, Levine, EM. 1998. *Chronic vaginal candidiasis responsive to biotin therapy in a carrier of biotinidase deficiency. Obstet Gynecol.* 92;4 Pt 2:644-6.

Capítulo diez

206. Davis, S *et al.* 1997. *Age-related decreases in chromium levels in 51,665 hair, sweat, and serum samples from 40,872 patients: implications for the prevention of cardiovascular disease and type II diabetes mellitus. Metabolism* 46:469-73.

207. Preuss, HG. 1997. *Effects of glucose/insulin perturbations on aging and chronic disorders of aging: the evidence. J Am Coll Nutr.* 16;5:39-403.

208. Ekmekcioglu, C *et al.* 2001. *Concentrations of seven trace elements in different hematological matrices in patients with type 2 diabetes as compared to healthy controls. Biol Trace Elem Res* 79(3):205-19.

209. Rukgauer, M, Zeyfang, A. 2002. *Chromium determinations in blood cells: Clinical relevance demonstrated in patients with diabetes mellitus type 2. Biol Trace Elem Res* 86;3:193-202.

210. Morris, BW *et al.* 1999. *Chromium homeostasis in patients with type II (NIDDM) diabetes. J Trace Elem Med Biol.* 13;1-2:57-61.

211. Anderson, RA *et al.* 2001. *Potential antioxidant effects of zinc and chromium supplementation in people with type 2 diabetes mellitus. J Am Coll Nutr* jun;20(3):212-8.

212. Glinsmann, WH, Mertz, W. 1966. *Effect of trivalent chromium on glucose tolerance. Metabolism* 15:510-9.

213. Martinez, OB *et al.* 1985. *Dietary chromium and effect of chromium supplementation on glucose tolerance of elderly Canadian women. Nutr Res* 5:609-20.

214. Potter, JF *et al.* 1985. *Glucose metabolism in glucose-intolerant older people during chromium supplementation. Metabolism* 34:199-204.

215. Levine, RA *et al.* 1968. *Effects of oral chromium supplementation on the glucose tolerance of elderly human subjects. Metabolism* 17:114-25.

216. Jeejeebhoy, KN *et al.* 1977. *Chromium deficiency, glucose intolerance, and neuropathy reversed by chromium supplementation in a patient receiving long-term total parenteral nutrition. Am J Clin Nutr* 30:531-8.

217. Anderson, RA. 2000. *Chromium in the prevention and control of diabetes. Diabetes Metab* 26;1:22-7.

218. Davis, S *et al.* 1997. *Age-related decreases in chromium levels in 51,665 hair, sweat, and serum samples from 40,872 patients: implications for the prevention of cardiovascular disease and type II diabetes mellitus. Metabolism* 46:469-73.

219. Anderson, RA *et al.* 1997. *Elevated intakes of supplemental chromium improve glucose and insulin variables with type 2 diabetes. Diabetes* 46:1786-91.

220. Fox, GN, Sabovic, Z. 1998. *Chromium picolinate supplementation for diabetes mellitus. J Fam Pract* 46:83-6.

221. Uusitupa, MIJ *et al.* 1983. *Effect of inorganic chromium supplementation on glucose tolerance, insulin response, and serum lipids in noninsulin dependent diabetics. Am J Clin Nutr* 38:404-410.

222. Simonoff, M. 1984. *Chromium deficiency and cardiovascular risk. Cardiovasc Res.* 18;10:591-6.

223. Bahijiri, SM *et al.* 2000. *The effects of inorganic chromium and brewer's yeast supplementation on glucose tolerance, serum lipids and drug dosage in individuals with type 2 diabetes. Saudi Med J.* 21;9:831-7.

224. Abraham, AS *et al.* 1992. *The effects of chromium supplementation on serum glucose and lipids in patients with and without not-insulin-dependent diabetes. Metabolism.* 41;7:768-71.

225. Lee, NA, Reasner, CA. 1994. *Beneficial effect of chromium supplementation on serum triglyceride levels in NIDDM. Diabetes Care* 17:1449-52.

226. Kaats, GR *et al.* 1996. *Effects of chromium picolinate supplementation on body composition: A randomized, double-masked, placebo-controlled study. Curr Ther Res* 57:747-56.

227. Anderson, RA *et al.* 1992. *Dietary chromium intake: freely chosen diets, institutional diets, and individual foods. Biol Trace Elem Res* 32:117-21.

228. Urberg, M, Zemel, MB. 1987. *Evidence for synergism between chromium and nicotinic acid in the control of glucose tolerance in elderly humans. Metabolism* 36:896-9.

229. Anderson, RA *et al.* 1997. *Lack of toxicity of chromium chloride and chromium picolinate. J Am Coll Nutr* 16:273-9.

230. Zargar, AH *et al.* 1998. *Copper, zinc, and magnesium levels in non-insulin dependent diabetes mellitus. Postgrad Med J* 74;877:665-8.

231. Klevay, LM. 1982. *An increase in glycosylated hemoglobin in rats deficient in copper. Nutr Rep Int* 26:329-34.

232. Wolf, WR *et al.* 1977. *Daily intake of zinc and copper from self selected diets. Fed Proc* 36:1175.

233. Ruiz, C *et al.* 1998. *Selenium, zinc and copper in plasma of patients with type 1 diabetes mellitus in different metabolic control states. J Trace Elem Med Biol* 12;2:91-5.

234. Klevay, LM *et al.* 1983. *Diminished glucose tolerance in two men due to a diet low in copper. Am J Clin Nutr* 37:717.

235. Klevay, LM *et al.* 1986. *Decreased glucose tolerance in two men during experimental copper depletion. Nutr Rep Int* 33:371-82.

236. Klevay, LM. 1973. *Hypercholesterolemia in rats produced by an increase in the ratio of zinc to copper ingested. Am J Clin Nutr* 26:1060-1068.

237. Klevay, LM. 1989. *Ischemic heart disease as copper deficiency. Adv Exp Med Biol* 258:197-208.

238. Klevay, LM. 1998. *Lack of a recommended dietary allowance for copper may be hazardous to your health. J Am Coll Nutr* 17;4:322-6.

239. Klevay, LM. 1987. *Dietary copper: a powerful determinant of cholesterolemia. Med Hypotheses* 24;2:111-9.

240. Allen, KG, Klevay, LM. 1994. *Copper: an antioxidant nutrient for cardiovascular health. Curr Opin. Lipidol* 5:22-28.

241. Ford, ES. 2000. *Serum copper concentration and coronary heart disease among US adults. Am J Epidemiol* 151;12:1182-8.

242. Salonen, JT *et al.* 1991. *Serum copper and the risk of acute myocardial infarction: A prospective population study in men in eastern Finland. Am J Epidemiol.* 134;3:268-76.

243. Klevay, LM. 1998. *Lack of a recommended dietary allowance for copper may be hazardous to your health. J Am Coll Nutr* 17;4:322-6.

244. Lopez-Ridaura, R *et al.* 2004. *Magnesium intake and risk of Type 2 diabetes in men and women. Diabetes Care.* 27;1:134-140.

245. Song, Y *et al.* 2004. *Dietary magnesium intake in relation to plasma insulin levels and risk of type 2 diabetes in women. Diabetes Care.* 27;1:59-65.

246. Sjorgren, A *et al.* 1988. *Oral administration of magnesium hydroxide to subjects with insulin dependent diabetes mellitus. Magnesium* 121:16-20.

247. Barbagallo, M *et al.* 2003. *Role of magnesium in insulin action, diabetes and cardio-metabolic syndrome X. Mol Aspects Med* 24;1-3:39-52.

248. Kao, WH *et al.* 1999. *Serum and dietary magnesium and the risk for type 2 diabetes mellitus: The Atherosclerosis Risk in Communities Study. Arch Intern Med* 159;18:2151-9.

249. Guerrero-Romero, F, Rodríguez-Moran, M. 2002. *Low serum magnesium levels and metabolic syndrome. Acta Diabetol.* 39;4:209-13.

250. Rodriguez-Moran, M, Guerrero-Romero, F. 2003. *Oral magnesium supplementation improves insulin sensitivity and metabolic control in type 2 diabetic subjects: A randomized double-blind controlled trial. Diabetes Care.* 26;4:1147-52.

251. Ma, J *et al.* 1995. *Associations of serum and dietary magnesium with cardiovascular disease, hypertension, diabetes, insulin, and carotid arterial wall thickness. The Artherosclerosis Risk in Communities Study. J Clin Epidemiol* 48;7:927-40.

252. Chakraborti, S *et al.* 2002. *Protective role of magnesium in cardiovascular diseases: A review. Mol Cell Biochem* 238;1-2:163-79.

253. Corica, F *et al.* 1994. *Effects of oral magnesium supplementation on plasma lipid concentrations in patients with non-insulin-dependent diabetes mellitus. Magnes Res,* mar7;1:43-7.

254. Rodriguez-Moran, M, Guerrero-Romero, F. 2001. *Low serum magnesium levels and foot ulcers in subjects with type 2 diabetes. Arch Med Res* 32;4:300-3.

255. Morgan, KJ *et al.* 1985. *Magnesium and calcium dietary intakes of the U.S. population. J Am Coll Nutr* 4:195-206.

256. Walti, MK *et al.* 2003. *Low plasma magnesium in type 2 diabetes. Swiss Med Wkly* 133;19-20:289-92.

257. McNair, P *et al.* 1978. *Hypomagnesemia, a risk factor in diabetic retinopathy. Diabetes.* 27:1075-77.

258. Lima Mde L *et al.* 1998. *The effect of magnesium supplementation in increasing doses on the control of type 2 diabetes. Diabetes Care* 21;5:682-6.

259. Walti, MK *et al.* 2003. *Measurement of magnesium absorption and retention in type 2 diabetic patients with the use of stable isotopes. Am J Clin Nutr* 78;3:448-53.

260. Weder, AB. 1994. *Sodium metabolism, hypertension and diabetes. Am J Med Sci* 307 suppl 1:S53-9.

261. Singh, SK *et al.* 1999. *Insulin resistance and urinary excretion of sodium in hypertensive patients with non-insulin dependent diabetes mellitus. J Assoc Physicians India.* 47;7:709-11.

262. Nosadini, R *et al.* 1993. *Role of hyperglycemia and insulin resistance in determining sodium retention in non-insulin-dependent diabetes. Kidney Int* 44;1:139-46.

263. Gans, RO *et al.* 1992. *Acute hyperinsulinemia induces sodium retention and a blood pressure decline in diabetes mellitus. Hypertension* 20;2:199-209.

264. Quinonez-Galvan, A, Ferranini, E 1997. *Renal effects of insulin in man. J Nephrol* 10;4:188-191.

265. *Ames, RP.* 2001. *The effect of sodium supplementation on glucose tolerance and insulin concentrations in patients with hypertension and diabetes mellitus. Am J Hypertens.* 14;7 Pt 1:653-9.

266. Petrie, JR. 1998. *Dietary sodium restriction impairs insulin sensitivity in noninsulin-dependent diabetes mellitus. J Clin Endocrinol Metab* 83;5:1552-7.

267. Lambert, J *et al.* 1997. *Sodium, blood pressure, and arterial distensibility in insulin-dependent diabetes mellitus. Hypertension* nov;30(5):1162-8.

268. He FJ, MacGregor GA. 2002. *Effect of modest salt reduction on blood pressure: a meta-analysis of randomized trials. Implications for public health. J Human Hypertens* 16;11:761-70.

269. Elliot, P *et al.* 1996. *Intersalt revisited: Further analyses of 24 hour sodium excretion and blood pressure within and across populations. Intersalt Cooperative Research Group. Grupo de investigación cooperativa Intersalt). BMJ* 312;7041:1249-53.

270. Stamler, J. 1997. *The INTERSALT Study: Background, methods, findings, and implications. Am J Clin Nutr* 65;2 suppl:626S-642S.

271. Law, M. 2000. *Salt, blood pressure and cardiovascular diseases. J Cardiovasc Risk* 7;1:5-8.

272. Siani, A *et al.* 1991. *Increasing the dietary potassium intake reduces the need for antihypertensive medication. Ann Intern Med* 115;10:753-9.

273. Scientific Advisory Committee on Nutrition, SALT and Health. 2003. SACB/SaltSub/03/02:1-34.

274. Schmieder, RE, Messerli, FH. 2000. *Hypertension and the heart. J Human Hypertens* 14:597-604.

275. Safar, ME *et al.* 2000. *Pressure-independent contribution of sodium to large artery structure and function in hypertension. Cardiovasc Re* 46:269-276.

276. Simon, G *et al*. 2003. *Development of structural vascular changes in salt-fed rats. Am J Hypertens.* 16;6:488-93.

277. de Wardener, HE. 1990. *The primary role of the kidney and salt intake in the aetiology of essential hypertension: Part 1. Clin Sci* 79:193-200; Part 2:289-297.

278. Lifton, RP, Geller, DS. 2001. *Molecular mechanisms of human hypertension. Cell* 104;545-556.

279. Law, M. 2000. *Salt, blood pressure and cardiovascular diseases. J Cardiovasc Risk* 7;1:5-8.

280. Heyliger, CE *et al*. 1985. *Effect of vanadate on elevated blood glucose and depressed cardiac performance of diabetic rats. Science* 1985;227:1474-77.

281. Domingo, JL *et al*. 1994. *Relationship between reduction in food intake and amelioration of hyperglycemia by oral vanadate in STZ-induced diabetic rats. Diabetes* 4:1267.

282. Boden, G *et al*. 1996. *Effects of vanadyl sulfate on carbohydrate and lipid metabolism in patients with non-insulin-dependent diabetes mellitus. Metabolism* 45:1130-35.

283. Furnsinn, C *et al*. 1995. *Improved glucose tolerance by acute vanadate but not by selenate exposure in genetically obese rats (fa/fa). Intl J of Obesity and Related Metab Disorders* 19;7:458-63.

284. Halberstam, M *et al*. 1996. *Oral vanadyl sulfate improves insulin sensitivity in* NIDDM *but not in obese nondiabetic subjects. Diabetes* 45:659-66.

285. Sakurai, H. 2002. *A new concept: the use of vanadium complexes in the treatment of diabetes mellitus. Chem Rec* 2;4:237-48.

286. Ekmekcioglu, C *et al*. 2001. *Concentrations of seven trace elements in different hematological matrices in patients with type 2 diabetes as compared to healthy controls. Biol Trace Elem Res* 79(3):205-19.

287. Chausmer, AB. 1998. *Zinc, insulin and diabetes. J Am Coll Nutr.* 17;2:109-15.

288. Goldberg, ED *et al*. 1992. *Zinc content of pancreatic islets in diabetes. Arkh Patol* 54;5:24-8.

289. Nakamura, T *et al*. 1991. *Kinetics of zinc status in children with* IDDM. *Diabetes Care* 14:553-7.

290. Pidduck, HG *et al*. 1970. *Hyperzincuria of diabetes mellitus and possible genetic implications of this observation. Diabetes* 19:240-7.

291. Singh, RB *et al*. 1998. *Current zinc intake and risk of diabetes and coronary artery disease and factors associated with insulin resistance in rural and urban populations of North India. J Am Coll Nutr* 17;6:564-70.

292. Rao, KVR *et al*. 1987. *Effect of zinc sulfate therapy on control and lipids in type I diabetes. JAPI* 35:52.

293. Anderson, RA *et al*. 2001. *Potential antioxidant effects of zinc and chromium supplementation in people with type 2 diabetes mellitus. J Am Coll Nutr* 20;3:212-8.

294. Chausmer, AB. 1998. *Zinc, insulin and diabetes. J Am Coll Nutr* 17;2:109-15.

Capítulo once

295. Ghannam, N *et al*. 1986. *The antidiabetic activity of aloes: preliminary clinical and experimental observations. Horm Res* 24;4:288-94.

296. Vogler, BK, Ernst, E. 1999. *Aloe vera: a systematic review of its clinical effectiveness. Br J Gen Pract* 49;447:823-8.

297. Abdullah, KM *et al*. 2003. *Effects of Aloe vera on gap junctional intercellular communication and*

proliferation of human diabetic and nondiabetic skin fibroblasts. *J Altern Complement Med* 9;5:711-8.

298. Lietti, A, Forni, G. 1976. *Studies on vaccinium myrtillus anthocyanosides. 1. Vasoprotective and anti-inflammatory activity. Arzneim Forsch* 26:829-32.

299. Laplaud, PM *et al.* 1997. *Antioxidant action of Vaccinium myrtillus extract on human low density lipoproteins in Vitro: initial observations. Fundam Clin Pharmacol* 11;1:35-40.

300. Perossini, M *et al.* 1987. *Diabetic and hypertensive retinopathy therapy with Vaccinium myrtillus anthocyanosides. Double blind placebo-controlled clinical trial. Ann Ottalmol Clin Ocul* 113:1173.

301. Scharrer, A, Ober, M. 1981. *Anthocyanosides in the treatment of retinopathies. Kiln Monatsbl Augenheikld Beih* 178:386-9.

302. Bravetti, G. 1989. *Preventive medical treatment of senile cataract with vitamin E and antocyanosides: Clinical evaluation. Ann Ottalmol Clin Ocul* 115:109.

303. Khanna, P *et al.* 1981. *Hypoglycemic activity of polypeptide-p from a plant source. J Nat Prod* 44;6:648-55.

304. Basch, E *et al.* 2003. *Bitter melon (Momordica Charantia): A review of efficacy and safety. Am J Health Syst Pharm* 60;4:356-9.

305. Leatherdale, BA *et al.* 1981. *Improvement in glucose tolerance due to Momordica charantia (karela).* BMJ 282;6279:1823-4.

306. Welihinda, J *et al.* 1986. *Effect of Momordica charantia on the glucose tolerance in maturity onset diabetes. J Ethnopharmacol* 17;3:27-82.

307. Srivastava, Y *et al.* 1993. *Antidiabetic and adaptogenic properties of Momordica charantia extract: An experimental and clinical evaluation. Phytoter Res* 7:285-89.

308. Ahmad, N, *et al.* 1999. *Effect of Momordica charantia (Karolla) extracts on fasting and postprandial serum glucose levels in* NIDDM *patients. Bangladesh Med Res Counc Bull* 25;1:11-3.

309. Basch, E *et al.* 2003. *Bitter melon (Momordica Charantia): a review of efficacy and safety. Am J Health Syst Pharm* 60;4:356-9.

310. Azad Khan, AK *et al.* 1979. *Coccinia indica in the treatment of patients with diabetes mellitus. Bangladesh Med Res Counc Bull* 5;2:60-6.

311. Kamble, SM *et al.* 1998. *Influence of Coccinia indica on certain enzymes in glycolytic and lipolytic pathway in human diabetes. Indian J Med Sci* 52;4:143-6.

312. Goel, V *et al.* 2004. *Efficacy of a standardized Echinacea preparation (Echinilin) for treatment of the common cold: a randomized, double-blind, placebo controlled trial. Clin Pharm Ther* 29;1:75-83.

313. Henneicke-von Zepelin, H *et al.* 1999. *Curr Med Res Opin* 15;3:214-27.

314. Sharma, RD *et al.* 1990. *Effect of fenugreek seeds on blood glucose and serum lipids in type I diabetes. Eur J Clin Nutr* 44;4:301-6.

315. Madar, Z *et al.* 1988. *Glucose-lowering effect of fenugreek in non-insulin dependent diabetics. Eur J Clin Nutr* 42;1:51-4.

316. Gupta, A *et al.* 2001. *Effect of Trigonella foenum-graecum (fenugreek) seeds on glycaemic control and insulin resistance in type 2 diabetes mellitus: A double blind placebo*

controlled study. *J Assoc Physicians India* 49:1057-61.

317. Raghuram, TC *et al.* 1994. *Effect of fenugreek seeds on intravenous glucose disposition in non-insulin dependent diabetic patients. Phytotherapy Res* 8: 83-6.

318. Sharma, RD *et al.* 1990. *Effect of fenugreek seeds on blood glucose and serum lipids in type I diabetes. Eur J Clin Nutr* 44;4:301-6.

319. Bakhsh, R, Chughtai, MI. 1984. *Influence of garlic on serum cholesterol, serum triglycerides, serum total lipids and serum glucose in human subjects. Nahrung* 28;2:159-63.

320. Ackermann, RT *et al.* 2001. *Garlic shows promise for improving some cardiovascular risk factors. Arch Intern Med* 161;6:813-24.

321. Silagy, C, Neil, AW. 1994. *A meta-analysis of the effect of garlic on blood pressure. The Journal of Hypertension* 12:463-468.

322. Silagy, C, Neil, AW 1994. *Garlic as a lipid lowering agent — a meta-analysis. J R Coll Phys London* 28:39-45.

323. Mader, FH. 1990. *Treatment of hyperlipidemia with garlic powder tablets. Arzneim-Forsh Drug Res* 40:1111-1116.

324. Koscielny, J *et al.* 1999. *The antiatherosclerotic effect of Allium sativum. Atherosclerosis* 144:237-249.

325. Breithaupt-Grogler, K *et al.* 1997. *Protective effect of chronic garlic intake on elastic properties of aorta in the elderly. Circulation* 96:2649-2655.

326. Ou, CC *et al.* 2003. *Protective action on human LDL against oxidation and glycation by four organosulfur compounds derived from garlic. Lipids* 38;3:219-24.

327. Kudolo, GB. 2001. *The effect of 3-month ingestion of Ginkgo biloba extract (EGb 761) on pancreatic beta-cell function in response to glucose loading in individuals with non-insulin-dependent diabetes mellitus. J Clin Pharmacol.* 41;6:600-11.

328. Kudolo, GB *et al.* 2002. *Effect of the ingestion of Ginkgo biloba extract on platelet aggregation and urinary prostanoid excretion in healthy and Type 2 diabetic subjects. Thromb Res.* 108;2-3:151-60.

329. Witte, S *et al.* 1992. *Improvement of hemorheology with ginkgo biloba extract: Decreasing a cardiovascular risk factor. Fortschr Med* 110;13:247-50.

330. Doly, M *et al.* 1992. *Oxidative stress in diabetic retina. EXS* 62:229-307.

331. Lanthony, P, Cosson, JP. 1988. *The course of color vision in early diabetic retinopathy treated with Ginkgo biloba extract: A preliminary double-blind versus placebo study. J Fr Ophtalmol* 11;10:671-4.

332. Lebuisson, DA *et al.* 1986. *Treatment of senile macular degeneration with Ginkgo biloba extract: A preliminary double-blind drug vs. placebo study. Presse Med* 15;31:1556-8.

333. Fies P, Dienel, A. 2002. *Ginkgo extract in impaired vision treatment with special extract EGb 761 of impaired vision due to dry senile macular degeneration. Wien Med Wochenschr* 152;15-16:423-6.

334. Raabe, A *et al.* 1991. *Therapeutic follow-up using automatic perimetry in chronic cerebroretinal ischemia in elderly patients: Prospective double-blind study with graduated dose ginkgo biloba treatment (EGb 761). Klin Monatsbl Augenheilkd* 199;6:432-8.

335. Pittler, MH, Ernst, E. 2000. *Ginkgo biloba extract for the treatment of intermitent claudication: a meta-analysis of randomized trials. Am J Med.* 108;4:276-81.

336. Paick, JS, Lee, JH. 1996. *An experimental study of the effect of ginkgo biloba extract on the human and rabbit corpus cavernosum tissue. J Urol* 156;5:1876-80.

337. Sikora, R *et al.* 1989. *Ginkgo biloba extract in the therapy of erectile dysfunction. J Urol* 141:188A.

338. Sohn, M, Sikora, R 1991. *Ginkgo biloba extract in the therapy of erectile dysfunction. J Sec Educ Ther* 17:53-61.

339. Sohn, M, Sikora, R 1991. *Ginkgo biloba extract in the therapy of erectile dysfunction. J Sec Educ Ther* 17:53-61.

340. Clostre, F. 1999. *Ginkgo biloba extract (EGb 761): State of knowledge in the dawn of the year 2000. Ann Pharm Fr* 57 supl 1:1S8-88.

341. Birks, J *et al.* 2002. *Ginkgo biloba for cognitive impairment and dementia. Cochrane Database Syst Rev* 4:CD003120.

342. Vuksan, V *et al.* 2001. *Konjac-Mannan and American ginseng: emerging alternative therapies for type 2 diabetes mellitus. J Am Coll Nutr* 20;5 supl:370S-380S; discusión 381S-383S.

343. Sotanieme, EA *et all.* 1995. *Ginseng therapy in non-insulin-dependent diabetic patients. Diabetes Care* 18;10:1373-1735.

344. Vogler, BK *et al.* 1999. *The efficacy of ginseng: A systematic review of randomised clinical trials. Eur J Clin Pharmacol* 55;8:567-75.

345. Vuksan, V. 2000. *American ginseng (Panax quinquefolius L) reduces postprandial glycemia in nondiabetic subjects and subjects with type 2 diabetes mellitus. Arch Intern Med* 160;7:1009-13.

346. Vuksan, V *et al.* 2000. *Similar postprandial glycemic reductions with escalation of dose and administration time of American ginseng in type 2 diabetes. Diabetes Care* 23;9:1221-6.

347. Choi, HK *et al.* 1995. *Clinical efficacy of Korean red ginseng for erectile dysfunction. Int J Impot Res* 7;3:181-6.

348. Hong, B. 2002. *A double-blind crossover study evaluating the efficacy of Korean red ginseng in patients with erectile dysfunction: A preliminary report. J Urol* 168;5:2070-3.

349. Kiefer, D, Pantuso, T. 2003. *Panax ginseng.* (Panax ginseng). *Am Fam Physician,* oct 15;68(8):1539-42.

350. Warren, RP *et al.* 1969. *Inhibition of the sweet taste by Gymnema sylvestre. Nature* 223:94-5.

351. Hellekant, G *et al.* 1985. *Effects of gymnemic acid on the chorda tympani proper nerve responses to sweet, sour, salty and bitter taste stimuli in the chimpanzee. Acta Physiol Scand* 124:399-408.

352. Ye, W, Liu, X *et al.* 2001. *Antisweet saponins from Gymnema sylvestre. J Nat Prod* 64;2:232-5.

353. Shanmugasundaram, ER *et al.* 1990. *Use of Gymnema sylvestre leaf extract in the control of blood glucose in insulin-dependent diabetes mellitus.* (La utilización del extracto de las hojas del *Gymnema sylvestre* en el control de la glucosa sanguínea en la diabetes mellitus dependiente de la insulina). *J Ethnopharmacol* 30;3:281-94.

354. Baskaran, K *et al.* 1990. *Antidiabetic effect of a leaf extract from Gymnema sylvestre in non-insulin-dependent diabetes mellitus patients. J Ethnopharmacol* 30;3:295-300.

355. Satdive, RK *et al.* 2003. *Antimicrobial activity of Gymnema sylvestre leaf extract. Fitoterapia* 74;7-8:699-701.

356. Agrawal, P *et al.* 1996. *Randomized placebo-controlled, single blind trial of holy basil leaves in patients with noninsulin-dependent*

diabetes mellitus. Int J Clim Pharmacol Ther 34;9:406-9.

357. Rai V et al. 1997. Effect of ocimum sanctum leaf powder on blood lipoproteins, glycated protein and total amino acids in patients with non-insulin dependent diabetes mellitus. J Nutr Environ Med, 1997;7:113-8.

358. Budinsky, A et al. 2001. Regular ingestion of Opuntia robusta lowers oxidation injury. Prostaglandins Leukot Essent Fatty Acids 65;1:45-50.

359. Frati, AC et al. 1991. The effect of two sequential doses of Opuntia streptacantha upon glicemia. Arch Invest med 22;3-4:333-6.

360. Frati-Munari, AC et al. 1989. Hypoglycemic action of Opuntia streptacantha Lemaire. Study using raw extracts. Arch Invest Med 20;4:321-5.

361. Wolfram, RM et al. 2002. Effect of prickly pear (Opuntia robusta) on glucose- and lipid-metabolism in non-diabetics with hyperlipidemia: A pilot study. Wien Klin Wochenschr 114;19-20:840-6.

Capítulo doce

362. Jamal, GA. 1994. The use of GLA in the prevention and treatment of diabetic neuropathy. Diabetic Med 11:145-149.

363. Feskens, EJM et al. 1991. Inverse association between fish intake and risk of glucose intolerance in normoglycemic elderly men and women. Diabetes Care 14:935-41.

364. Stene, LC et al. 2003. Use of cod liver oil during the first year of live is associated with lower risk of childhood-onset type 1 diabetes: A large, population-based, case-control study. Am J Clin Nutr 78;6:1128-38.

365. Borkman, M et al. 1989. Effects of fish oil supplementation on glucose and lipid metabolism in NIDDM. Diabetes 38:1314-19.

366. Friday, KE et al. 1989. Elevated plasma glucose and lowered triglyceride levels from omega-3 fatty acid supplementation in Type II diabetes. Diabetes Care 12:26-81.

367. Vessby, B, Boberg, M. 1990. Dietary supplementation with n-3 fatty acids may impair glucose homeostasis in patients with non-insulin-dependent diabetes mellitus. J Intern Med 228:165-71.

368. Annuzzi, G et al. 1991. A controlled study on the effects of n-3 fatty acids on lipid and glucose metabolism in non-insulin-dependent diabetic patients. Atherosclerosis 87:65-73.

369. Morgan, WA et al. 1995. A comparison of fish oil or corn oil supplements in hyperlipidemic subjects with NIDDM. Diabetes Care 18:83-86.

370. Popp-Snijders, C et al. 1987. Dietary supplementation of omega-3 polyunsaturated fatty acids improves insulin sensitivity in non-insulin-dependent diabetes. Diabetes Res 4:141-7.

371. Connor, WE et al. 1993. The hypotriglyceridemic effect of fish oil in adult-onset diabetes without adverse glucose control. Ann N Y Acad Sci 683:337-40.

372. Luostarinen, R et al. 1995. Vitamin E supplementation counteracts the fish oil-induced increase of blood glucose in humans. Nutr Res 15:953-68.

373. Dunstan, DW et al. 1997. The independent and combined effects of aerobic exercise and dietary fish intake on serum lipids and glycemic control in NIDDM: A randomized controlled study. Diabetes Care 20:913-21.

374. Farmer, A *et al.* 2001. *Fish oil in people with type 2 diabetes mellitus. Cochrane Database Syst Rev* 3:CD003205.

375. Montori, VM *et al.* 2000. *Fish oil supplementation in type 2 diabetes: A quantitative systematic review. Diabetes Care* 23;9:1407-15.

376. Friedberg, CE *et al.* 1998. *Fish oil and glycemic control in diabetes: A meta-analysis. Diabetes Care* 21;4:494-50

377. Hiroyasu, I *et al.* 2001. *Intake of fish and omega-3 fatty acids and risk of stroke in women. JAMA* 285:304-312.

378. Valagussa, *et al.* 1999. *Dietary supplementation with n-3 polyunsaturated fatty acids and vitamin E after myocardial infarction: Results of the GISSI-Prevention Trial. Lancet* 354:447-455.

379. Christensen, JH *et al.* 2001. *Marine n-3 fatty acids, wine intake and heart rate variability in patients referred for coronary angiography. Circulation* 103:651-657.

380. Albert, CM *et al.* 2002. *Blood levels of long-chain n-3 fatty acids and the risk of sudden death. N Eng J Med* 346:1113-1118.

381. McVeigh, GE *et al.* 1994. *Fish oil improves arterial compliance in non-insulin-dependent diabetes mellitus. Arterioscler Thromb* 14;9:1425-9.

382. Miller, ME *et al.* 1987. *Effect of fish oil concentrates on hemorheological and hemostatic aspects of diabetes mellitus: A preliminary study. Thromb Res* 47,2:201-14.

383. Sheehan, JP *et al.* 1997. *Effect of high fiber intake in fish oil treated patients with non-insulin-dependent diabetes mellitus. Am J Clin Nutr* 66;5:1183-7.

384. Laidlaw, M, Holub, BJ. 2003. *Effects of supplementation with fish oil-derived n-3 fatty acids and g-linolenic acid on circulating plasma lipids and fatty acid profiles in women 1-3. Am J Clin Nutr* 77;1:37-42.

385. Uccella, R *et al.* 1989. *Action of evening primrose oil on cardiovascular risk factors in insulin-dependent diabetics. Clin Ter* 129;5:381-8.

386. Morse, PF *et al.* 1989. *Meta-analysis of placebo-controlled studies of the efficacy of Epogam in the treatment of atopic eczema: Relationship between plasma essential fatty acid changes and clinical response. Br J Dermatol* 121:75-90.

387. Fiocchi A *et al.* 1994. *The efficacy and safety of gamma-linolenic acid in the treatment of infantile atopic dermatitis. J Int Med Res* 22;1:24-32.

388. Arisaka, M *et al.* 1991. *Fatty acid and prostaglandin metabolism in children with diabetes mellitus II: The effect of evening primrose oil supplementation on serum fatty acid and plasma prostaglandin levels. Prostaglandins Leukot Essent Fatty Acids* 43;3:197-201.

389. Jamal, GA. 1994. *The use of gamma linolenic acid in the prevention and treatment of diabetic neuropathy. Diabet Med* 11;2:145-49.

390. Jamal, GA, Carmichael, H. 1990. *The effect of gamma-linolenic acid on human diabetic peripheral neuropathy: A double-blind placebo-controlled trial. Diabet Med* 7;4:319-23.

391. Keen H *et al.* 1993. *Treatment of diabetic neuropathy with gamma-linolenic acid: The gamma-Linolenic Acid Multicenter Trial Group. Diabetes Care* 16;1:8-15.

392. Holman, CP, Bell, AFJ. 1983. *A trial of evening primrose oil in the treatment of chronic schizophrenia. J Orthomol Psychiatr* 12:302-4.

393. Brown, JM, McIntosh, MK. 2003. *Conjugated linoleic acid in humans:*

Regulation of adiposity and insulin sensitivity. J Nutr 133;10:3041-6.
394. Blankson, H *et al.* 2000. *Conjugated linoleic acid reduces body fat mass in overweight and obese humans. J Nutr* 130;12:2943-8.
395. Riserus, U *et al.* 2001. *Conjugated linoleic acid (CLA) reduced abdominal adipose tissue in obese middle-aged men with signs of the metabolic syndrome: A randomised controlled trial. Int J Obes Relat Metab Disord* 25;8:1129-35.
396. Noone, EJ *et al.* 2002. *The effect of dietary supplementation using isomeric blends of conjugated linoleic acid on lipid metabolism in healthy human subjects. Br J Nutr* 88;3:243-51.

Apéndice 1

397. Manson, JE *et al. 1991. Physical activity and incidence of noninsulin-dependent diabetes mellitus in women. Lancet* 338:774-778; Pan, XR *et al.* 1997. *Effects of diet and exercise in preventing* NIDDM *in people with impaired glucose tolerance: The Da Qing IGT and Diabetes Study. Diabetes Care* 20;4:537-44.
398. Helmrich, SP *et al.* 1991. *Physical activity and reduced occurrence of non-insulin-dependent diabetes mellitus. N Engl J Med* 325;3:147-52.
399. Lindstrom, J *et al.* 2003. *Prevention of diabetes mellitus in subjects with impaired glucose tolerance in the Finnish diabetes prevention study: Results from a randomized clinical trial. J Am Soc Nephrol* 14(7 supl 2):S108-13; Knowler, WC *et al.* 2002. *Reduction in the incidence of type 2 diabetes with lifestyle intervention or metformin. N Engl J Med* 346;6:393-403.

400. Tuomilehto, J *et al.* 2001. *Prevention of type 2 diabetes mellitus by changes in lifestyle among subjects with impaired glucose tolerance. N Engl J Med* 344:1343-50.
401. Boule, NG *et al.* 2001. *Effects of exercise on glycemic control and body mass in type 2 diabetes mellitus: a meta-analysis of controlled clinical trials.* JAMA 286:1218-27.
402. Borghouts, LB, Keizer, HA. 2000. *Exercise and insulin sensitivity: A review. Int J Sports Med* 21:1-12.
403. Ivy, JL. 1997. *Role of exercise training in the prevention and treatment of insulin resistance and non-insulin-dependent diabetes mellitus. Sports Med* 24;5:321-36.
404. Braun B *et al.* 1995. *Effects of exercise intensity on insulin sensitivity in women with non-insulin-dependent diabetes mellitus. J Appl Physiol.* 78;1:300-6.
405. Rogers MA *et al.* 1990. *Effect of 10 days of physical inactivity on glucose tolerance in master athletes. J Appl Physiol.* 68;5:1833-7.
406. King DS *et al.* 1995. *Time course for exercise-induced alterations in insulin action and glucose tolerance in middle-aged people. J Appl Physiol.* 78;1:17-22.
407. Ivy, JL. 1997. *Role of exercise training in the prevention and treatment of insulin resistance and non-insulin-dependent diabetes mellitus. Sports Med* 24;5:321-36.
408. Khayat, ZA *et al.* 2002. *Exercise and insulin-stimulated muscle glucose transport: distinct mechanisms of regulation. Can J Appl Physiol* 27;2:129-51; Dela, F *et al.* 1994. *Effect of training on interaction between insulin and exercise in human muscle. J Appl Physiol* 76;6:2386-93.

409. Goodyear, LJ, Kahn, BB. 1998. *Exercise, glucose transport, and insulin sensitivity. Annu Rev Med* 49:235-61.

410. Houmard, JA *et al.* 1991. *Elevated skeletal muscle glucose transporter levels in exercise-trained middle-aged men. Am J Physiol* 261(4 Pt 1):E437-43.

411. Price, TB *et al.* 1996. NMR *studies of muscle glycogen synthesis in insulin-resistant offspring of parents with non-insulin-dependent diabetes mellitus immediately after glycogen-depleting exercise. Proc Natl Acad Sci USA.* 93;11:5329-34.

412. Perseghin, G *et al.* 1996. *Increased glucose transport-phosphorylation and muscle glycogen synthesis after exercise training in insulin-resistant subjects. N Engl J Med* 335;18:1357-62.

413. Ivy, JL. 1997. *Role of exercise training in the prevention and treatment of insulin resistance and non-insulin-dependent diabetes mellitus. Sports Med* 24;5:321-36.

414. Helge, JW, Dela, F. 2003. *Effect of training on muscle triacylglycerol and structural lipids: A relation to insulin sensitivity? Diabetes* 52:1881-1887.

415. Lim, JG *et al.* 2004. *Type 2 diabetes in Singapore: The role of exercise training for its prevention and management. Singapore Med J* 45;2:62-8.

416. Borghouts, LB, Keizer, HA. 2000. *Exercise and insulin sensitivity: A review. Int J Sports Med* 21:1-12. van Baak, MA, Borghouts, LB. 2000. *Relationships with physical activity. Nutr Rev* 58(3 Pt 2):S16-8; Schneider, SH *et al.* 1984. *Studies on the mechanism of improved glucose control during regular exercise in type 2 diabetes. Diabetologia* 26:355-60.

Apéndice 2

417. Scheen, AJ. *Prevention of type 2 diabetes in obese patients: First results with orlistat in the XENDOS study. Rev Med Liege* 2002 57;9:617-21.

Apéndice 3

418. Gutierrez, M *et al.* 1998. *Utility of a short term 25 per cent carbohydrate diet on improving glycemic control in Type 2 diabetes mellitus. J Am Coll Nutr* 17(6):595-600.

419. Brehm, BJ *et al.* 2003 *A randomised trial comparing a very low-carbohydrate diet and a calorie-restricted low-fat diet on body weight and cardiovascular risk factors in healthy women. J Clin Endocrinol Metab* 8;4:1617-1623.

420. Foster, GD *et al.* 2003. *A randomised trial of a low-carbohydrate diet for obesity. New Eng J med* 348;21:2082-2090.

421. Samaha, FF *et al.* 2003. *A low-carbohydrate as compared with a low-fat diet in severe obesity. N Eng J Med* 348:21, 2074-81.

422. Stern, L *et al.* 2004. *The effects of low-carbohydrate versus conventional weight loss diets in severely obese adults: One-year follow-up of a randomized trial. Ann Intern Med* 140:778-785.

423. Westman, E *et al.* 2002. *Effect of 6-month adherence to a very low-carbohydrate diet program. Am J Med* 113:30-36.

424. Yancy, W *et al.* 2004. *A low-carbohydrate, ketogenic diet versus a low-fat diet to treat obesity and hyperlipidemia: A randomised controlled trial. Ann Intern Med* 140:769-777.

Bibliografía

ATKINS, Dr Robert C, *Atkins for Life,* Macmillan, 2003.

ATKINS, Dr Robert C, *The New Carbohydrate Counter,* Vermilion, 2003.

ATKINS, Dr Robert C, *Atkins Diabetes Revolution,* Thorsons, 2004.

ATKINS, Dr Robert C, *Atkins Made Easy : the first 2 weeks,* Thorsons, 2004.

BREWER, Dr Sarah, *Encyclopedia of Vitamins, Minerals & Herbal Supplements,* Robinson, 2002.

BREWER, Dr Sarah, *Eat to Beat High Blood Pressure,* Thorsons, 2003

CLARKE, Dr Charles, *The New High Protein Diet,* Vermilion, 2002.

FOSTER, Helen, *Easy GI Diet*, Hamlyn, 2004.

HILLSON, Dr Rowan, *Diabetes: A new guide*, Optima Positive Health Guide, 1992.

HOLFORD, Patrick y Braly, Dr James, *The H factor*, Piatkus, 2003.

McCULLY, Dr KM, *The Heart Revolution*, Harper Perennial, 1999.

SIMS, Dr Jeremy, *The Calorie, Carb & Fat Bible*, página de la WLR/Penhaligon, www.weightlossresources.co.uk, 2002.

WILLIAMS, Prof G y Pic *of Diabetes* (2a ed.), Blackwell Science, 1999.

Acerca de la autora

Remedios naturales para tratar la diabetes es el primer libro verdaderamente holístico para atacar el problema de la diabetes. Ya sea que padezcas diabetes tipo 1 o tipo 2 o síndrome metabólico, el enfoque de la doctora Sarah Brewer, que combina medicina y nutrición, te ayudará a controlar la enfermedad de manera exitosa. Aprenderás sobre los últimos desarrollos en el tratamiento convencional y la investigación médica más revolucionarias y descubrirás los asombrosos beneficios que se pueden obtener mediante remedios herbales tradicionales, terapia nutricional, suplementos y otras soluciones naturales.

Si padeces diabetes, o si conoces a alguien que la padezca, esta guía muy accesible y autorizada proporciona una fuente de información invaluable.

La doctora Brewer trabajó como médico general antes de dedicarse a la medicina interna. Ganó el premio como la mejor periodista en materia de salud en 2002 y es autora de más de 35 libros, incluyendo *Beating Heart Disease the Natural Way*, *The Daily Telegraph Enciclopedia of Vitamins, Minerals & Herbal Supplements* y *The Osteoporosis Prevention Guide*. Es columnista en materia de salud para varios periódicos y revistas incluyendo *Prima* y *Marie-Claire*.

Remedios naturales para tratar la diabetes se terminó de
imprimir en abril de 2006, en Litográfica Ingramex, S.A.
de C.V. Centeno 162, col. Granjas Esmeralda, C.P. 09810,
México, D.F.